W0065259

Hans-Ulrich Grimm
Annette Sabersky

Mund auf, Augen auf!

Hans-Ulrich Grimm
Annette Sabersky

Mund auf, Augen auf!

DER ERNÄHRUNGSBERATER
FÜR ELTERN UND KINDER

Droemer

Dank

Für die wissenschaftliche Fachberatung bei der Erstellung des Lexikons danken wir Privatdozent Dr. Andreas Hahn und seinen Mitarbeiterinnen Annika Waldmann sowie Daniela Siekmann, Institut für Lebensmittelwissenschaften der Universität Hannover.
Für die Mitwirkung bei der Erarbeitung der Ernährungsempfehlungen danken wir Privatdozentin Dr. Mathilde Kersting, Forschungsinstitut für Kinderernährung, Dortmund.

Besuchen Sie uns im Internet:
www.droemer-weltbild.de

Die Folie des Schutzumschlags sowie die Einschweißfolie sind PE-Folien und biologisch abbaubar.
Dieses Buch wurde auf chlor- und säurefreiem Papier gedruckt.

Copyright © 2002 bei Droemersche Verlagsanstalt
Th. Knaur Nachf., München.
Alle Rechte vorbehalten. Das Werk darf – auch teilweise – nur mit Genehmigung des Verlags wiedergegeben werden.
Fotos im Text: Joachim E. Röttgers/Graffiti
Satz und Umbruch: Wilhelm Vornehm, München
Druck und Bindung: Spiegel Buch GmbH, Ulm
Printed in Germany
ISBN 3-426-27249-0

2 4 5 3 1

Inhalt

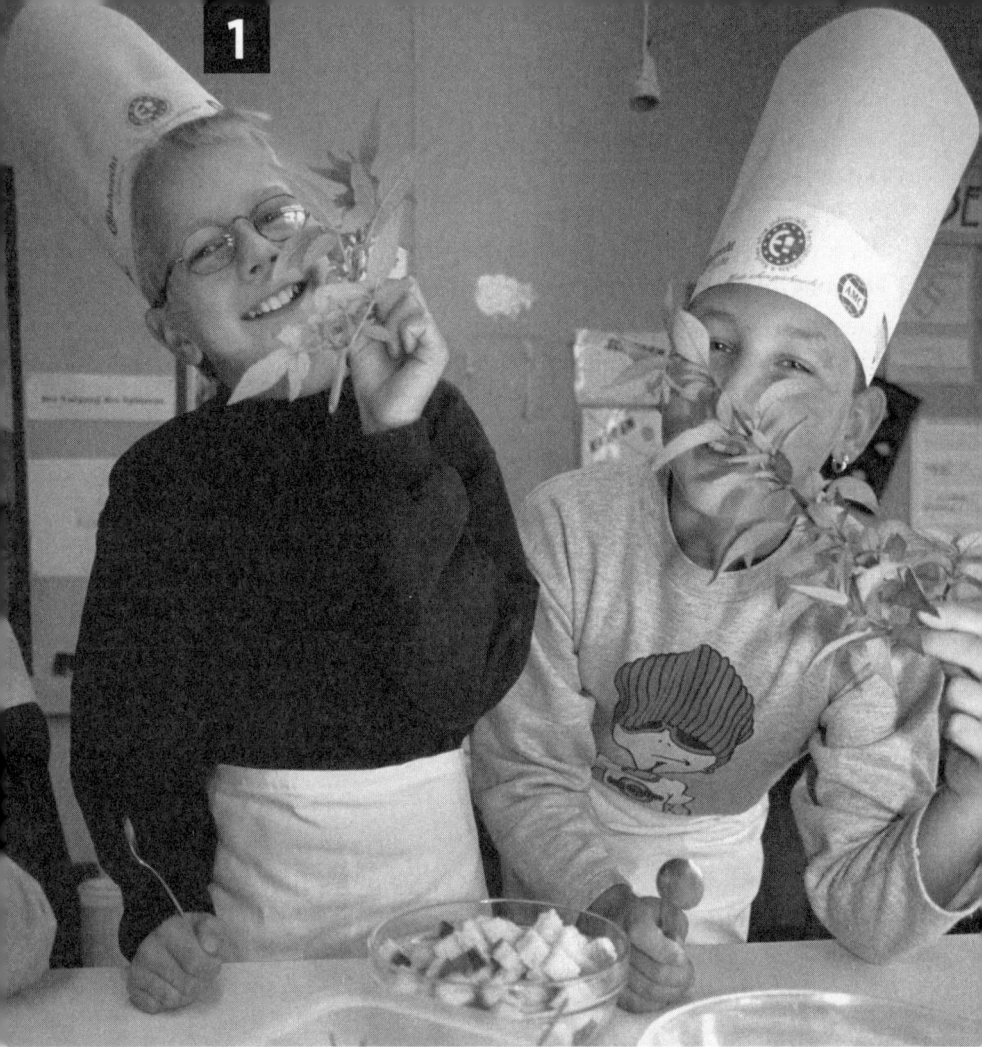

1 Der Club der kleinen Köche
Wie die Kids den Spaß am Essen entdecken

Die Küche als Abenteuerspielplatz | Wenn Kinder gern Karotten schnippeln | Der frische Duft von Kräutern | Tischleindeckdich – aber bitte mit Stil | Silvia findet selbstgemachte Spätzle spitze | Das kleine Einmaleins des Genießens | Vincents Vater war ein vorbildlicher Schlemmer

Wir haben Durscht!« Sechsunddreißig Mädchen und Jungen stürmen in die Küche. Sie tragen Kochmützen, Jacken, Hosen und Halstücher, ganz wie die großen Profis. Erst stärken sich die Miniköche mit Apfelsaft und Mineralwasser. Dann wird der Speisezettel besprochen. Heute gibt es als Vorspeise ein Gemüsecarpaccio aus Kohlrabi, Zucchini und Möhrchen, als Hauptgang wird ein Putengericht mit handgeschabten Spinatspätzle und gerösteten Schupfnudeln zubereitet. Auch das Mixen von Cocktails steht auf dem Plan. Es gibt, kindgerecht, einen Erdbeer-Milchshake. Schließlich soll das korrekte Tischdecken und Serviettenfalten gelernt werden. Und wie man mehr als zwei Teller trägt, ohne dass etwas zu Bruch geht.

Die acht- bis zwölfjährigen »Ostalb Miniköche«, so heißt die kochbegeisterte Bande, besuchen einen Kochkurs der ganz besonderen Art. Zweieinhalb Jahre lang lernen sie den Umgang mit frischen Lebensmitteln aus der Region. Kochen, Mixen, Servieren. Und alles, sagt Hotelchef Jürgen Mädger, »von der Pike auf«. Er leitet den Kurs im Bildungszentrum Bartholomäa im Ostalbkreis, zwei Autostunden von Stuttgart.

Besonders achtet der Chefkoch darauf, dass keine vorgefertigten Lebensmittel zum Kochen verwendet werden. Kräuter kommen aus dem eigenen Garten. Gemüse, Obst, Getreide, Fleisch und Milchprodukte werden bei den regionalen Landwirten eingekauft. Denn: Viele Kiddies wissen heute nicht mehr, dass Grünzeug vom Acker kommt oder Fleisch von echten Tieren. Der Europäische Verband junger Landwirte fand bei einer Umfrage heraus, dass die Mehrheit der befragten 2400 Kinder zwar sagen konnte, dass die Milch von der Kuh stammt. Wie Zucker entsteht, wussten die Kleinen aber nicht. Niederländische und britische Kurze meinten sogar, in ihrem Land wüchsen Oliven und Apfelsinen. Fazit der jungen Landwirte: Die Kinder haben besondere Probleme damit, die Verbindung zwischen Rohstoff und Endprodukt herzustellen.»Den abwechslungsreichen Einkauf auf einem Wochenmarkt mit seinen frischen, regionalen und saisonalen Produkten oder das Ernten von Obst und Gemüse aus dem eigenen Garten kennen viele Kinder nur noch von Erzählungen der Großeltern«, weiß auch Angelika Meier-Ploeger, Professorin an der Fachhochschule Fulda.

Selber ackern macht Spaß

Mädgers Kochkurs, man könnte ihn auch als eine kleine Lebensschule bezeichnen, beginnt deshalb nicht in der Küche, sondern auf dem Acker. Die örtliche Gärtnerei hat den Miniköchen ein Gewächshaus zur Verfügung gestellt. Selbst fräsen sie den Boden, ziehen von Hand Setzfurchen und pflanzen den Salat. Nach sechs Wochen werden die ersten Salatköpfe geerntet. Beim Biobauern wird Weizen gesät, Unkraut gejätet und das reife Getreide eingeholt. Anschließend werden die Körner zum Mahlen weggebracht, das fertige Mehl in Empfang genommen und daraus zum Beispiel selbstgemachte Nudeln hergestellt oder Brot gebacken.»Wenn die Kinder später im Supermarkt eine Tüte Mehl stehen sehen, wissen sie, wie viel Arbeit dahintersteckt«, sagt Mädger.

Ganz ohne Theorie geht es nicht. Bei den monatlichen Treffen steht zunächst eine Stunde Unterricht auf dem Stundenplan. Heute lernen die Kids mit den Kochmützen anhand von Körnern, Mehl und Brot etwas über gesunde vollwertige Lebensmittel. Mit Blick auf die Salatpflanzen erfahren sie auch mehr über biologische Schädlingsbekämpfung. Jedes Kind bekommt seinen eigenen Marienkäfer und Fliegeneier mit, um sie – sehr zu Mutters Freude – zu Hause auszusetzen.

Später im Kochunterricht geht's dann an die Töpfe. Da wird die Sauce zum selbst geernteten Salat bereitet, und aus dem selbstgemachten Getreide werden Spätzle, Nudeln und Schupfnudeln hergestellt und auch ein leckeres Blumentopf-Brot gebacken. Naschen ist verboten, probieren aber erlaubt.

Während die eine Hälfte der Miniköche in der Küche steht, lernt die andere den perfekten Service. In Kellnermontur, weißem Hemd samt eingesticktem »Miniköche«-Logo, Fliege und Bistroschürze deckt die Servicegruppe die Tische ein, an denen das Menü der Küchenmannschaft später gegessen wird. »Da können meine Eltern noch eine Menge von mir lernen«, sagt Minikoch Michael. Zuerst kommt das Besteck auf den Tisch, und zwar in der Reihenfolge, in der später das Essen gegessen wird.

Schön wie bei Oma

Dazu legt er große Messer und Gabeln links und rechts neben den Teller, das Vorspeisenbesteck liegt außen. Dann folgt das »Richtglas« über dem Messer des Hauptgangs und die hübsch gefaltete Serviette als Doppelfächer mit zwei Farben. Gestaltung gelungen, meint Michael: »Schön wie bei Oma«, lobt er sein Werk, den gedeckten Tisch, mit Blumen geschmückt.

Mit seinem Kochkurs will Mädger den Kids ein Stück Ess- und Tischkultur vermitteln, sie aber auch für die Berufe in der Gastronomie begeistern. In Zeiten von McDonald's und Pizzaservice soll den Kleinen der Spaß am Schnippeln, Schneiden, Rühren und Abschmecken vermittelt werden. Wenn Silvia ihre selbstgekochten Spätzle »echt super« findet, ist er zufrieden.

Wenn Kinder wieder mehr über Esskultur erfahren, die Kunst des Genießens von klein auf lernen und Spaß am Kochen entwickeln, dann kann das auch positive Wirkungen auf ihre Gesundheit haben. Denn das Selbstgekochte, mit frischen Zutaten, ohne chemische Zusatzstoffe, ist nach Ansicht von Fachleuten viel gesünder als die in vielen Familien übliche Konservenware, mit der die Kleinen oft schon sehr früh gefüttert werden. Es beginnt mit dem Karottenbrei aus dem Gläschen, geht weiter mit den Fertigmenüs von Alete und Hipp für ältere Kinder. Später gibt es dann Kartoffelpüree aus der Tüte und die schnelle Terrine aus dem Plastiknapf.

1

Die Zunge stumpft ab

Das hat Folgen: Die Geschmacksnerven der Kleinen werden ganz früh auf Industriekost fixiert. Viele Kinder bevorzugen deshalb schon, wie die Köchevereinigung Eurotoques herausfand, den Geschmack des industriellen Produkts. H-Milch schmeckt ihnen besser als frische Vollmilch; Bohnen, Champignons, Ananas nehmen sie am liebsten aus der Dose, und Fertigpizza finden sie genauso gut wie selbstgebackene.

Da liegt mit dem Geschmacksempfinden der Youngsters einiges im Argen, meinen Fachleute. »Ein ständiger übermäßiger Zucker- und Salzverzehr, wie er in unserer heutigen Gesellschaft üblich ist, lässt die Geschmacksempfindlichkeit der Zunge abstumpfen«, sagt die Professorin Angelika Meier-Ploeger aus Fulda. Den Kleinen und Größeren mangele es an einer ausgewogenen Stimulierung und Entwicklung ihrer gesamten Sinnestätigkeit. Sie wachsen in einer passiven multimedialen Welt ohne eigenes Tun auf. Fernsehen und Computerspiele statt Bäumekraxeln, Fischefangen, Äpfelklauen. Sinnlicher ist besser, findet die Professorin.

Um die Geschmacksnerven der Kleinen zu schulen, hat sie ein Projekt mit dem Titel »Fühlen, wie's schmeckt« ins Leben gerufen. Zusammen mit Studenten des Fachbereichs für Ernährung und Haushalt der Fachhochschule Fulda wurde ein »Sinnes- und Geschmacksparcours« entwickelt. Kinder und Jugendliche können hier mit allen fünf Sinnen Lebensmittel neu entdecken. Sie ertasten Nüsse und Kartoffeln in einer »black box«, lassen Knäckebrot und Kekse im Mund krachen und riechen an Kräutern und Gewürzen. Sie nehmen Farben und Formen von Obst und Gemüse bewusst auf, sie schmecken süß, salzig, sauer und bitter auf der Zunge und erfahren, dass mit zugehaltener Nase alles nach nichts schmeckt.

Auch Meier-Ploeger setzt überwiegend auf frische, unverarbeitete Produkte. Beim Knabbern an einer rohen Karotte, beim Schnuppern an frischen oder getrockneten Kräutern können die Kleinen den guten Geschmack natürlicher Lebensmittel wiederentdecken. »Die Geschmacksgewohnheiten vieler Kinder und

Jugendlicher sind heute häufig durch künstliche Aromen und synthetische Farbstoffe geprägt«, kritisiert sie. Industrielle Geschmacksstoffe und knallige Farben würden als normal empfunden, frische Lebensmittel als fremd und ungewöhnlich. Ziel ist es darum, die Zunge der Kinder wieder empfänglicher für den ausgeprägten Eigengeschmack eines Lebensmittels zu machen. Auch sollen sie auf den Genuss gebracht werden und die unterschiedliche Qualität von Lebensmitteln an Geruch und Geschmack beurteilen lernen. Denn der Geschmackssinn ist nicht nur wichtig für Gourmets, sondern lebenswichtig für uns alle. Er dient als Kontrollorgan, zeigt uns, was gut ist – und was ungesund (siehe Kapitel 2, S. 20 ff.). Wenn der Geschmackssinn verkümmert, versagen seine Warnfunktionen – mit weitreichenden Folgen für die Gesundheit.

Und ewig lockt die Chipstüte

Veranstaltungen wie der Sinnes- und Geschmacksparcours können bei Kindern den Spaß am Umgang mit Lebensmitteln wecken und ihnen die Freude am Kochen vermitteln. Doch wenn es bei dem einmaligen Erlebnis bleibt, ist die Wirkung nicht von Dauer: *Fanta* und *Fruchtzwerge*, Chips und Pommes übernehmen wieder die Herrschaft, frische Früchte geraten in Vergessenheit. Meier-Ploeger fordert darum, dass der Geschmacksunterricht und die Beschäftigung mit Essen und Trinken in die Schule gehören sollen wie das kleine Einmaleins. »Es ist an der Zeit, mit guten Konzepten den Geschmackssinn zum Thema zu machen, auch in der Schule«, sagt auch die grüne Verbraucherministerin Renate Künast. »Je mehr die Kids wissen, desto eher können sie dem Akustikdesign einer sich öffnenden Chipstüte widerstehen.«

Doch davon sind die Kleinen weit entfernt. Industriefood steht bei ihnen hoch im Kurs. So geben die Jungen und Mädchen heute zusammen rund 51 Millionen Euro (rund 100 Millionen Mark) jährlich für salzige Knabbereien wie Chips & Co. aus. Noch begehrter sind süße Sachen, für die im Jahr etwa 209 Millionen Euro (410 Millionen Mark) über den Tresen wandern, so die Stu-

13

die »Bravo Jugend Faktor 2«, die die Konsumgewohnheiten der Zwölf- bis Siebzehnjährigen unter die Lupe nahm.

So wertvoll wie ein kleines Steak?

Fragt man nach, wofür sie ihr Taschengeld ausgeben, stehen Naschereien ganz oben auf der Liste der Begehrlichkeiten, stellte die »Kids-Verbraucheranalyse« fest. Das meiste Geld gehe für Süßigkeiten und Schokolade drauf. Nur ein ganz geringer Teil fließe in geistige Nahrung wie Bücher und Kassetten.

Daran ist die Werbung nicht unschuldig. Jeder dritte Reklamespot wirbt heute für Lebensmittel. Die wenigsten Kids können heute zwar Schiller und Goethe zitieren. Auf die Frage, welches Produkt sich hinter dem inzwischen überholten Slogan »So wertvoll wie ein kleines Steak« verbirgt, wissen mehr als 40 Prozent hingegen die richtige Antwort: *Fruchtzwerge* – eine zuckrige, mit Aromastoffen vollgestopfte Milchspeise aus Frischkäse im Minibecher.

Schon knabbern, laut »Ernährungsbericht 2000«, 15 Prozent der Schüler in der Pause eine *Milchschnitte*, 42 Prozent würden es gern tun. Und 41 Prozent der Sechs- bis Achtjährigen glauben sogar, das Ferrero-Erzeugnis sei gesund – bei den Mädchen gar 45 Prozent: ein offenkundiger Erfolg der Werbung.

Sein Wissen bezieht der Nachwuchs vor allem aus dem Fernsehen. Süße Sachen wie Smacks und Cornflakes, Schokoladenprodukte, süße Riegel, Eis und Pralinen sind die am häufigsten umworbenen Produkte. Gesundes wie Gemüse, Obst, Reis, Nudeln und Kartoffeln flimmert hingegen nur selten über den Bildschirm. Mehr als zwei Stunden schauen dicke Kids täglich in die Glotze. Dünne verbringen »nur« rund eineinhalb vor dem Fernseher. Und der läuft bei der Mehrzahl auch noch während des Essens. Immerhin jeder zweite Jugendliche hat ein eigenes Fernsehgerät im Zimmer stehen, so der »Ernährungsbericht 2000« der Deutschen Gesellschaft für Ernährung.

Das bleibt nicht ohne Folgen. Während früher die Mutter bestimmte, was gekauft wird, diktieren heute die Kiddies ihren Erziehungsberechtigten den Einkaufszettel. So bestimmt jedes zweite Kind, welche Limonade, Brause, Schokolade oder welcher Joghurt in den Einkaufswagen wandert. Knapp 50 Prozent der Jugendlichen und Kinder sagen der Mama auch, wo es langgeht, wenn Schokoriegel, Fruchtgummi, Ketchup, Cornflakes, Eis und süße Brotaufstriche eingekauft werden. Nur bei gesunden Sachen wie Früchtetee, Mineralwasser, Gemüse und Haferflocken darf meist die Mutter entscheiden, welches Produkt mitgenommen wird.

Dicke Kinder

Die süße Lust führt dazu, dass 18 Prozent der Sechs- bis Achtzehnjährigen heute zu dick sind. In den vergangenen Jahren habe sich die Zahl der übergewichtigen Kinder und Jugendlichen mehr als verdoppelt, sagt der Diabetesforscher Professor Hans Hauner von der Universitätsklinik Düsseldorf. Klar: Vereinzelte Hamburger-Erlebnisse bei McDonald's richten keinen Schaden an, ein *Mars*-Riegel hin und wieder macht nicht gleich fett. Aber: Fastfood und Schokoriegel sind zum festen Bestandteil des Alltags geworden. Und das hat Folgen. Ärzte diagnostizieren immer häufiger schon bei den Jüngsten Bluthochdruck, erhöhte Cholesterinspiegel, Haltungsschäden und Abnutzungserscheinungen an den Gelenken, weil die Fettmasse auf die Knochen drückt. Rund 80 Prozent der dicken Kids tragen ihr Übergewicht auch als Erwachsene noch mit sich herum und schlagen sich mit den daraus resultierenden Krankheiten herum (siehe Kapitel 8, S. 154 ff.).

Doch auf die ungesunde Ernährung mit industriellen Produkten hat die Lebensmittelindustrie eine Antwort. Fast täglich präsentiert sie neue Fitmacher-Produkte, die Defizite durch nährstoffarme Kost ausbügeln sollen. Vitamine, Mineral- und Ballaststoffe, Pro- und Prebiotika heißen die Wunderstoffe, mit denen Lebensmittel heute angereichert werden.

Die Vitaminbomben

Schon im Mutterleib soll das Ungeborene Gesundheitsstoffe aus den Laboratorien von Nestlé & Co. schlucken. Statt Obst und

Gemüse nimmt die werdende Mama spezielle Vitamin- und Mineralstoffpulver zu sich. Löffelt das Baby den ersten Brei aus dem Gläschen, kommt es um eine Ladung an künstlichen Nährstoffen nicht herum. Denn die Europäische Union schreibt die künstliche Vitaminisierung von Gläschenkost mit Obst und Getreide und Babysäften vor – was viele Experten für unnötig halten. Mit angereicherten Säften, Tees, Keksen und Getreidepulver für Breie geht es weiter bis hin zur speziellen Juniormilch, von der die Herstellerfirma behauptet, sie sei sogar gesünder als normale Kuhmilch (siehe Kapitel 7, S. 128 ff.).

Größere Kinder nehmen mit Extra-Vitaminen und einem Plus an Mineralstoffen aufgepeppte Joghurts und Quarks, Säfte und Softdrinks, Kekse und Süßigkeiten zu sich: So bekommen eher ungesunde Sachen, fett- und zuckerreiche Milchprodukte, süße Getränke und Kekse den Anschein des Gesunden. Dabei mischt die Industrie gerade Nährstoffe dazu, an denen gar kein Mangel besteht, etwa Vitamin C in Joghurt. Innerhalb von zehn Jahren erhöhte sich bei Kindern zwischen zwei und dreizehn Jahren der Konsum derart angereicherter Lebensmittel von 6 auf 9 Prozent der gesamten Energieaufnahme, wie das Forschungsinstitut für Kinderernährung herausgefunden hat. Neuerdings geht der Anteil der Kunstvitamine am täglichen Speiseplan der Kids zwar leicht zurück. Doch von frischem Obst und Gemüse, dem wirklich Gesunden, essen sie immer noch zu wenig. Nur gut 25 Prozent der Kinder unter acht Jahren nehmen Gemüse oder Rohkost mit zur Schule, nicht mal 10 Prozent genehmigen sich in der Pause ein Müsli. Viele bekommen zu wenig von den vielen gesunden Stoffen, die im Obst und Gemüse enthalten sind.

Dabei wissen Kids und Jugendliche eigentlich ganz gut, was sie fit macht und gesund. Schon achtjährige und jüngere Kinder kennen den Zusammenhang zwischen Zucker, Bonbons und kaputten Zähnen, so der »Ernährungsbericht« der Deutschen Gesellschaft für Ernährung. Sie ordnen, wie auch Jugendliche, Obst, Gemüse und Milch als gesund ein, Schokolade hingegen als ungesund. Die Mehrheit der Jugendlichen weiß auch, dass Milch viel Kalzium enthält und Nuss-Nougat-Cremes und Nüsse fettreich sind. Den Juniors ist nicht zuletzt auch bekannt, dass Fett im Essen Übergewicht am meisten fördert.

Das Knistern im Mund

Doch schlägt sich das Wissen nicht im Alltag nieder. »Gesundheitsbezogene Argumente werden von Kindern zwar aufgenommen, haben aber keine nachhaltigen Effekte auf das Essverhalten«, so die Deutsche Gesellschaft für Ernährung in ihrem Bericht. Kinder geben zu, dass sie keine Lust haben, auf ihre Ernährung zu achten. Obwohl seit Jahren Ratgeberbücher, Broschüren und Aktionen in Schulen und Kindergärten das Thema schmackhaft machen, »hat sich das Interesse an Ernährungsfragen in den letzten fünfzehn Jahren kaum verändert«, so der »Ernährungsbericht«.

Den Nachwuchs interessiert es nicht, ob gesund ist, was er isst und trinkt. Gerade Kinder erfahren Lebensmittel mit den Sinnen und nicht mit dem Verstand. Für sie muss sich ein Produkt gut anfühlen. Sie lieben es, wenn das Lebensmittel im Mund knistert und knackt, schön weich ist und das Spielen im Mund erlaubt. Sie mögen es, wenn ein Produkt schön aussieht und die Verpackung etwas hermacht. Klar, dass Kinder auf kunterbuntes Naschzeug wie von Haribo abfahren, braune Kartoffeln aber uninteressant finden.

»Kinder riechen, schmecken, fühlen vielfältiger als Erwachsene. So können manche Kinder, anders als die Großen, eine Farbe quasi schmecken, einen Ton sehen oder ein Bild riechen«, erklärt Ingo Barlovic von der Agentur Iconkids & Youth, die sich speziell mit den Wünschen der Kleinsten beschäftigt. Darum müsse man Kindern auf allen Wahrnehmungskanälen etwas bieten.

Das gilt nicht nur für die Werbung, sondern auch für die Ernährungserziehung. Wenn Mama und Papa mit erhobenem Zeigefinger dozieren, wie gesund Grünzeug und Körner, Milch und Joghurt sind, kommt das nicht an. Ernährungsfachleute sind sich einig, dass Kinder ihre Eltern beim Essen in hohem Maße imitieren. Wenn diese kein Vollkornbrot essen, werden es auch die

Kleinen ablehnen. Wenn sie den Salatteller im Restaurant zur Seite schieben, finden ihn auch die Kids igittigitt. Wenn die Großen das Essen hastig hinunterschlingen, laufen die Kleinen auch lieber mit einer Semmel herum, als ein paar Minuten am Tisch stillzusitzen.

Genussvolles Schwelgen

Wenn die Eltern aber das gute Essen genießen, werden die Kleinen das übernehmen. »Mein Vater hat uns Kindern schon frühzeitig etwas vorgefressen«, erinnert sich Vincent Klink vom Restaurant Wielandshöhe in Stuttgart an seine Kindheit. Für ihn gehörte das genussvolle Schwelgen in guten Speisen zum Alltag einfach so dazu wie das Zähneputzen und Gute-Nacht-Sagen. Heute ist Vincent Klink einer der besten Köche Deutschlands. Sein Spitzenrestaurant mit frischer, saisonaler Küche hält schon seit Jahren den begehrten Michelinstern.

Eltern sollten ihren Kids das genussvolle Essen und Trinken einfach vorleben. Kinder haben einen Hang zur Nachahmung, den müsse man nutzen, erklärt der Spitzenkoch: »Guter Geschmack muss erst gebildet, die Neugierde am Essen und Trinken erst geweckt werden.«

Tipps:
Wie die Kleinen zu großen Genießern werden

▷ Lassen Sie Ihre Kinder beim Kochen mithelfen. Wer die Pizza belegen darf, Kartoffeln schneiden kann, Möhren raspeln oder den Pfannkuchenteig anrühren darf, hat bei Tisch doppelt so viel Spaß am Essen.

▷ Essen Sie mit Ihren Kindern gemeinsam, dann schmeckt's den Kleinen besser, als wenn einer allein am Tisch sitzen muss. Wenn hin und wieder Freunde mit von der Partie sein dürfen, macht den Juniors das Essen auch mehr Spaß.

▷ Gehen Sie mit Ihren Kindern mal beim Bauern einkaufen. Dort können sie erfahren, wie Tomaten aus dem Freilandanbau riechen, sie dürfen Apfelschnitze naschen und am frisch gebackenen Brot schnuppern – Katzen streicheln und Hühner jagen inklusive.

▷ Reden Sie nicht über gesundes Essen, zelebrieren Sie es: Bringen Sie so oft wie möglich knackigen Salat mit knusprig frischem Brot auf den Tisch. Beißen Sie mit Wonne ins Bioschnitzel, und vertilgen Sie ohne viel Worte einen großen Berg Gemüse. Wenn gesundes Essen für Sie selbstverständlich ist, wird's das auch für die Kleinen.

▷ Im Restaurant keinen Kinderteller bestellen: die Kleinen sollen neugierig werden auf das, was den Großen mundet – und nicht mit Kinderkram abgespeist werden, der zwar Mickymausfiguren und Schlümpfe enthält, aber meist »auch nicht besser ist als das Essen bei McDonald's«, wie Fernsehkoch Vincent Klink meint.

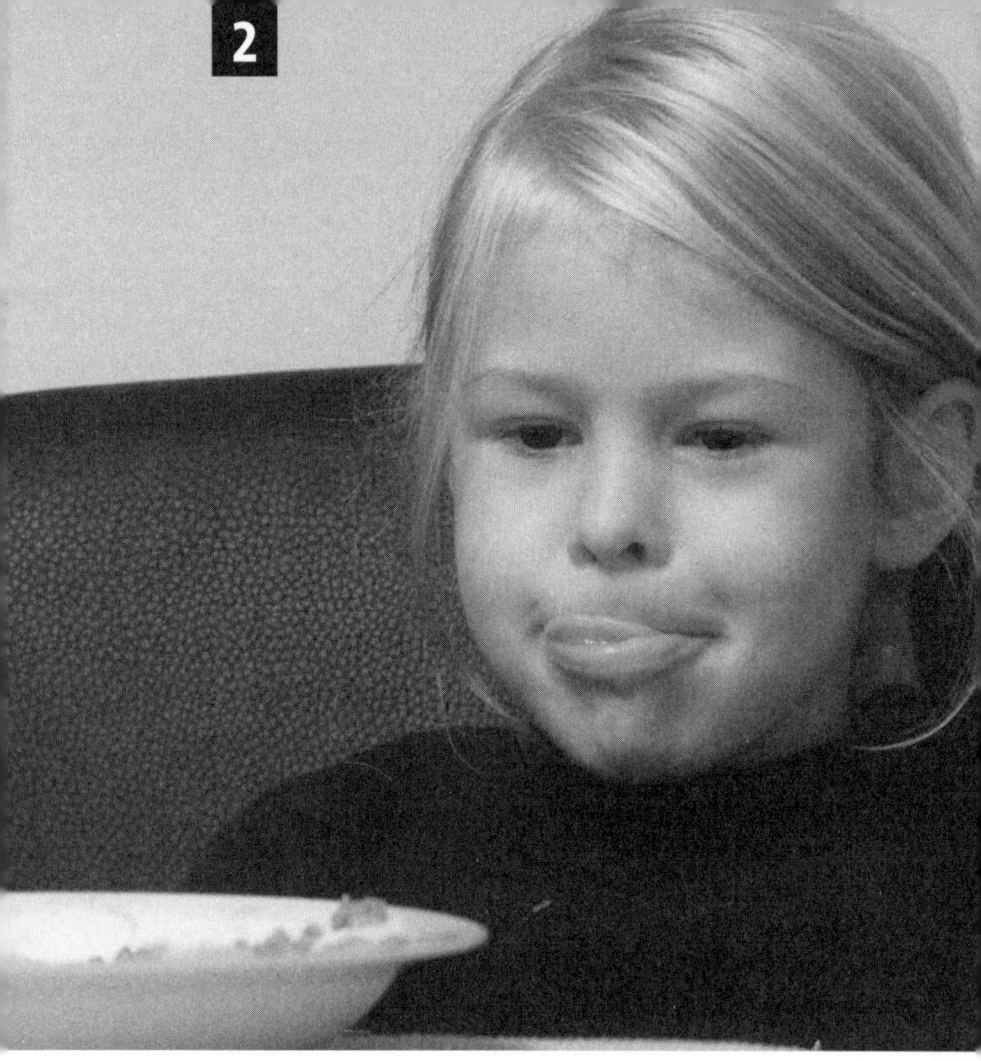

2 Signale aus dem Unbewussten
Die Bedeutung des Geschmacks für die Gesundheit unserer Kinder

Weshalb schon Säuglinge wissen, was gut ist | Der Geschmackssinn als Kontrollsinn | Gesunder Appetit: Wie der Körper bekommt, was er zum Leben braucht | Fruchtzwerge & Co.: Für den Geschmack sorgt die Chemie | Wenn »Aroma« draufsteht, ist immer was faul | Anna mag kein Essen aus dem Plastiknapf

Heute ist Testtag für Kartoffelchips. Die Versuchspersonen knabbern allerdings nicht in launiger Runde mit Bier und Pantoffeln vor dem Fernseher, sondern sitzen jeder für sich in einer hellgrauen Kabine. So können sie sich ganz auf die goldgelben Knabberdinger konzentrieren.

Jetzt hebt sich eine Klappe. Eine Hand schiebt ein Schälchen durch mit einem Aufkleber und einer Zahl: 956. Dann zieht sich die Hand zurück, die Klappe senkt sich wieder.

So nimmt jeder Tester sein Schälchen in Empfang. Der Herr mit Schnauzer riecht erst an seiner Chipsration, die dunkelhaarige Dame wendet sich gleich dem Computer zu.

»Herzlich willkommen zum heutigen Test«, grüßt freundlich der Bildschirm und bittet, die Nummer des Prüfobjekts einzutippen. 956, das ist der Code für die Chipsprobe in diesem Schälchen.

»Bitte bewerten Sie zuerst das Aussehen und den Geruch.« Eine Skala taucht auf, links steht »gefällt nicht«, rechts »gefällt gut«. Mit der Computermaus wird die Wertung abgegeben.

Danach soll der Geschmack beurteilt werden und auch das »Mundgefühl«: »Ob sich das im Mund bröselig oder trocken anfühlt«, erläutert Vize-Laborleiterin Gabi Willging, die Dame hinter der Klappe. Sie ist einstweilen die einzige, die weiß, ob im Schälchen mit der Nummer 956 Chips von Bahlsen sind oder solche von Chipsfrisch.

Der Herr mit dem Schnauzer und die Damen sind allerdings nicht mit einem echten Test befasst. Sie taten nur so, als ob: Die Szene war gestellt, für einen Film des Bayrischen Fernsehens. Bei den echten Produktprüfungen dürfen keine fremden Zeugen dabeisein, denn die Tests hier sind streng geheim.

21

Top Secret

»Wir haben eine Riesenvertraulichkeitsverpflichtung«, sagt Kurt H. Benz, ein freundlicher, grauhaariger Herr mit silbrig glänzender Brille, weißem Hemd und Krawatte. Er ist der Chef des Geschmackslabors hier in München. »Das muss alles ein Geheimnis bleiben, was wir hier herausfinden.« Denn schließlich wirkt seine Firma mit an der Entwicklung neuer Produkte. Und das sei, sagt Benz, ein »Top-Secret-Bereich« bei seinen Auftraggebern.

Die Auftraggeber, das sind Firmen wie Bahlsen und Danone, Ferrero und Langnese, Nestlé, Milupa, McDonald's. Sie wollen wissen, wie ihre Produkte, vor allem die Innovationen, bei den Konsumenten ankommen. Und sie haben verständlicherweise Angst, die Konkurrenz könnte erfahren, welche Geschmackskomposition die Verbraucher bevorzugen – und diese dann einfach nachbauen. Millionen stehen auf dem Spiel, teure Entwicklungskosten, aber auch die erhofften Umsätze – die dann womöglich die Konkurrenz einstreicht.

Der Geschmack entscheidet. Was schmeckt, wird gekauft, was nicht schmeckt, bleibt liegen. Und das meiste bleibt liegen: Von zehn neuen Produkten sind nach einem Jahr nur noch zwei im Regal. Teure Flops, die Millionen kosten – und vermeidbar sind, wenn man vorher weiß, was schmeckt.

Schwer ist es allerdings, den Geschmack exakt zu bestimmen und herauszufinden, weshalb wir etwas lecker finden oder nicht. Dazu durchlaufen alle Produkte zwei Testreihen. Bei der einen dürfen ganz normale Verbraucher, auch Kinder und Jugendliche, beurteilen, ob ihnen die Chips, die Schokoriegel, die Fruchtsäfte schmecken. In einem zweiten Testlauf kommen besonders geschulte Geschmacksexperten zum Einsatz.

Mundgerechtes Design

Das Verfahren erlaubt, »ein Produkt quasi auf dem Reißbrett zu gestalten«, mit gewissermaßen mundgerechtem Design. Ein Produkt, das uns einfach schmeckt – auch wenn wir nicht genau wissen, warum.

Denn: »Alles findet mehr oder weniger im Unbewussten statt«, sagt der freundliche Herr Benz, der die Firma ASAP gegründet hat, die Gesellschaft für sensorische Analyse und Produktentwicklung in München, die das Geschmackslabor betreibt. »Was erlebt der Esser, wenn er etwas mag? Was schmeckt er, wenn er dabei bleibt? Das läuft unbewusst, immer unbewusst.«

Benz hat die aufwendigen Testverfahren der Industrie nahegebracht, mit denen möglich wird, was sonst unmöglich ist: Dass man gewissermaßen »hineinkriecht in den Menschen«, wie Benz es formuliert, seine Geschmacksvorlieben erkennt – und den Grund dafür.

Die Rolle des Unbewussten

Genau hier liegt allerdings das Problem. Denn wenn die Nahrungsmittelindustrie den Zugang hat zu unserem Unbewussten, unseren Geschmacksvorlieben, und vor allem zu den Geschmacksvorlieben unserer Kinder, dann kann das weitreichende Folgen haben – auch für unsere Gesundheit und die Gesundheit unserer Kinder.

Denn es hat einen gewichtigen Grund, dass die Geschmacksbewertung unbewusst stattfindet, im »limbischen System«, jenem Teil des Gehirns, das für Gefühle zuständig ist. Über den Geschmackssinn steuert der Körper die Nahrungsaufnahme. Über den Geschmack wird geregelt, dass der Körper all jenes aufnimmt, was lebensnotwendig ist. Das ist individuell ganz verschieden. Was unser Körper gerade braucht, das hängt von der Jahreszeit ab, von unserer Tagesform, auch davon, ob wir unter Stress stehen, gerade vom Joggen kommen, ob wir eine Grippe überstanden haben. Oder einen Kindergeburtstag mit viel Kuchen – dann steigt der Appetit auf Herzhaftes, ein Wurstbrot vielleicht oder Essiggürkchen.

Wissenschaftler vom Monell Chemical Senses Center im US-Bundesstaat Pennsylvania haben herausgefunden: »Die Auswahl der Lebensmittel, die den Ernährungszustand ja stark beeinflusst, wird zum großen Teil vom Geschmack gesteuert.«

Das verkünden die Geschmacksforscher schon auf ihrer Internet-Homepage (www.monell.org).

Es ist gut, dass dies unbewusst abläuft: Denn wir wären schlicht überfordert, wenn wir beim Einkaufen immer darauf achten müssten, ein paar Milligramm Kalium in den Korb zu legen, einige Millionstel Gramm Zink und Vitamin K. Dazu eine Spur Stearinsäure, ein bisschen Arginin, Histidin, Tyrosin. Wir kämen vor lauter Einkaufen kaum noch zu etwas anderem – und wären nie sicher, ob wir nicht was vergessen haben.

Da ist es doch einfacher, wir kaufen frische Erdbeeren, wenn wir Lust darauf haben – und gerade Erdbeerzeit ist. Erdbeeren enthalten Kalium, Zink und all diese Sachen, die wir zum Teil nur in winzigen Mengen benötigen. Wenn wir also Erdbeeren essen, essen wir all diese Substanzen mit – und brauchen uns um die Details nicht zu kümmern.

Der Geschmack und unser Appetit sagen uns auch, was wir essen können, wenn es gerade keine Erdbeeren gibt, im Herbst oder Winter oder in Grönland. Wir haben ja eine Vielzahl von Lebensmitteln zur Auswahl, die uns das Überleben ermöglichen. »Die Spezies Mensch hat überlebt, weil sie sehr subtil mit den Nahrungsmitteln umgeht und weil sie eine große Vielfalt von Nahrungsmitteln erschlossen hat«, sagt Geschmackslaborchef Benz. Versuche an Ratten haben ergeben, dass sie Ernährungsdefizite durch gezielte Nahrungswahl ausgleichen: Wenn ihnen ein Nährstoff fehlt, dann wählen sie genau diesen aus – und wissen auch instinktiv, in welchem Futter er enthalten ist.

Die Botschaft des Geschmacks

Das ist beim Menschen nicht anders. Und weil das Schmecken also lebensnotwendig ist, sind die nötigen Fähigkeiten früh ausgebildet. Schon der Säugling nimmt über die Muttermilch ein vielfältiges Spektrum an Geschmacksnoten und Geruchseindrücken wahr, die abhängig sind von dem, was die Mutter gegessen hat.

Schon ganz am Anfang können die Babys einige der wesentlichen Botschaften des Geschmacks unterscheiden. Sie kommen mit den Geschmacksrezeptoren für Süß, Bitter und Sauer auf die Welt. Süß signalisiert: Hier steht eine blitzschnell zu verwertende Energiequelle zur Verfügung. Bitter bedeutet: Vorsicht, es könnte sich um Gefährliches oder gar Giftiges handeln. Über die tiefere Bedeutung des Sauren sind sich die Wissenschaftler noch nicht ganz im Klaren. Möglicherweise ist daran Gesundes zu erkennen: Vitamin C beispielsweise ist bekanntlich sauer. Und salziger Geschmack macht auf Mineralien aufmerksam, Salze, die ebenfalls lebensnotwendig sind.

So können die Kinder schon bald entscheiden, was ihnen schmeckt – und was ihnen schadet. Sie zeigen eine Abneigung gegen unangenehme Gerüche, von Fäkalien beispielsweise, aber auch von verwesendem Fleisch. Sie zeigen auch Vorlieben für bestimmte Düfte, von Früchten etwa, aber auch von geröstetem Fleisch oder von Gebäck. Die Kinder haben offenbar eine instinktive Ahnung, was gut ist für ihren Körper, und wählen danach auch die Speisen aus.

Die kanadische Kinderärztin Clara Davis zeigte in mehreren Untersuchungen, wie Kinder auswählen, was für sie wichtig ist. Zunächst untersuchte sie für ihre berühmte Studie, die 1928 im »American Journal of Diseases of Children« erschien, drei Jungs im Alter von sechs bis neun Monaten.

Sie ließ ihnen die freie Wahl zwischen vierunddreißig verschiedenen Lebensmitteln, Äpfeln, Bananen, Fisch, ja sogar Innereien und Knochenmark. Auch Getränke konnten sie sich aussuchen: Wasser, Orangensaft oder Milch.

Das erstaunliche Ergebnis: Die Kinder griffen instinktiv zu dem, was für sie gesund war, und sie glichen sogar automatisch Defizite aus. Ein Kind mit wenig Magensäure aß vorzugsweise Saures, eines mit Rachitis nahm sogar freiwillig Lebertran – jedenfalls so lange, bis die Krankheit abklang.

Die Ergebnisse wurden bestätigt von einer 1939 veröffentlichten Studie, für die sie fünfzehn Kinder bis zu viereinhalb Jahre lang beobachtet hatte. Vier von ihnen waren anfangs unterernährt und in schlechter Verfassung, fünf hatten Rachitis. Alle Kinder erhielten die gleichen Lebensmittel wie die drei Jungs aus der ersten Studie. Und wieder nahmen die Kinder, was sie brauchten.

Von manchen Lebensmitteln futterten die Kleinen zu manchen Zeiten überraschend viel, bei Orangen beispielsweise bis zu 800 Gramm pro Tag, und das eine ganze Woche lang. Danach pendelte sich der Orangenkonsum wieder auf dem vorherigen Niveau ein. Vermutlich hatte der kindliche Körper zeitweise ein gesteigertes Bedürfnis nach den Inhaltsstoffen der Orangen – und der Appetit ließ nach, als dieses Bedürfnis befriedigt war. Den kleinen Versuchsteilnehmern tat das Experiment offenbar gut. Denn das Ergebnis war, so die Ärztin: »Lachende, aktive, glückliche Kinder.«

Besonders aufschlussreich waren ihre Erkenntnisse aus der orthopädischen Station des Kinderkrankenhauses von Chicago. Dort führte sie eine neue Verpflegungsmethode ein: das Büfett auf Rädern.

Essen nach Laune

Die Vorteile: Die Kinder konnten wählen, was sie mochten, es gab mehr Abwechslung. Die Freude am Essen stieg – gleichzeitig sanken die Gesamtkosten, die Betreuungszeiten und die Abfallmenge. Interessant war unter anderem, dass das Verlangen der Kinder nach Süßigkeiten nachließ, das Verlangen nach frischem Obst, Gemüse und Fleisch hingegen zunahm.

Offenbar wissen Kinder nicht nur, was gut ist für sie – auch ihr Verlangen nach Süßzeug hält sich eigentlich in Grenzen.

Der »Trick« bei der appetitgesteuerten Nahrungswahl allerdings sei, meinte Davis, dass die Speisen möglichst unverfälscht dargeboten würden. Die Lebensmittel waren naturbelassen, teils roh, teils gegart, aber immer ungemischt und ungewürzt. Bei komplizierteren Nahrungsmitteln oder industriell verarbeiteten Speisen könnte der Appetit auch »irren«.

Der holländische Professor Egon P. Köster kam aufgrund neuerer Studien zu ähnlichen Schlüssen: Die Kleinen zwischen einem und vier Jahren trafen instinktsicher eine Wahl für die Nahrungsmittel, die für sie wichtig sind. Sie hörten auf zu essen, wenn sie genug Kalorien hatten, nahmen auch Salz nur in zuträglichen Mengen.

Zudem stießen Köster und andere Forscher auf ein kindliches Verhalten, das als »Neophobie« bezeichnet wird, die Angst vor dem Neuen. Volkstümlich ausgedrückt: Was der Bauer nicht kennt, das frisst er nicht. Das ist sehr vernünftig. »Dieses Verhalten«, so formuliert es die Deutsche Gesellschaft für Ernährung, »gilt als angeboren und hat sich im Laufe der Evolution als Schutzmechanismus gegen die Aufnahme toxischer Substanzen herausgebildet.« Will sagen: Die Kinder vertrauen auf das Bewährte, Neues könnte ja giftig sein. »Kinder probieren im Durchschnitt zehnmal, bis sie etwas mögen«, sagt Geschmackslaborchef Benz.

Die Angst vor dem Neuen

»Daher weiß man, dass dieses System noch funktioniert, dieses Vorsichtssystem«, sagt der Geschmacksfachmann. Er weiß auch aus seinen Studien mit Kindern: »Nie entsteht Zuneigung auf den ersten Biss.«

Weil Kinder vernünftigerweise diese Vorsicht an den Tag legen, zum Leben aber eine Vielzahl verschiedener Lebensmittelinhaltsstoffe brauchen, ist es wichtig, dass sie an die Vielfalt langsam herangeführt werden. Wenn sie immer nur Spaghetti und Pommes essen, fehlen einfach viele lebenswichtige Stoffe. Deshalb sollten sie schon von Anbeginn ein möglichst großes Spektrum an Geschmäckern erleben. Das gilt schon für den Säugling. »Das säugende Kind«, meint der Geschmacksexperte Mark I. Friedman vom Monell Chemical Senses Center in Philadelphia im US-Staat Pennsylvania, »genießt schon an der Brust eine reichhaltige Vielfalt von Geschmackserlebnissen, und man wundert sich über die Kinder, denen eine Fertignahrung gegeben wird mit dem gleichen standardisierten Geschmack, Tag für Tag. Sie bekommen nicht die gleiche reichhaltige Geschmackserfahrung.«

Mit der Ausbreitung der industriellen Kindernahrung wächst daher die Gefahr, dass die Kinder von klein auf nur noch mit einer sehr eingeschränkten Geschmackspalette in Berührung kommen – und damit auch nur einen kleinen Ausschnitt aus der Vielfalt der natürlichen Lebensmittel für sich erschließen können. Damit wächst das Risiko von Mangelernährung und Fehlernährung – trotz reichlichen Angebots in den industrialisierten Ländern.

Mit dem, was sie in den ersten Lebensmonaten zu futtern bekommen, werden die Kinder fürs Leben geprägt. Denn es entwickeln sich dabei früh schon dauerhafte Vorlieben, wie eine Studie aus dem Hause ASAP zeigt, dem Münchner Geschmacksinstitut: »Was dem Säugling zuerst gefüttert wird, gehört oft auch zu den bevorzugten Geschmacksrichtungen des Heranwachsenden und des Erwachsenen.« So haben Untersuchungen ergeben, dass Kinder, die früh schon Fertignahrung mit synthetischem Vanillin bekamen, später eine starke Vorliebe für diesen Geschmack entwickelten – viermal häufiger als Kinder, die mit Muttermilch gestillt wurden.

Die Nahrungsmittelkonzerne versuchen verständlicherweise, die lieben Kleinen so früh wie möglich mit ihren Produkten zu beglücken. Dann lieben die Kids auch später den Geschmack von Tüten und Dosen und allerlei chemischen Zutaten.

Der Nahrungsmittelmulti Nestlé hat gar schon ein Pulver entwickelt, das Schwangere und Stillende nehmen sollen und das, so sagt die Firma, besonders gesund sein soll (siehe Kapitel 7, S. 128 ff.). So bekommt der Säugling, wiewohl das Pulver nach Firmenangaben »weitgehend geschmacksneutral« sei, dennoch schon in der Muttermilch eine subtile Nestlé-Note mit. Der Geschmack von Fabrikkost wird zum ständigen Begleiter von klein auf: Bald gibt es Brei von Milupa, dann die Gläschen von Hipp und Alete. Und ab einem Jahr, wenn die Kleinen eigentlich schon mit den Großen am Tisch essen könnten, gibt es allerlei Fertigmahlzeiten aus den Fabriken der Babykostproduzenten. Alles mit dem typischen Geschmack von Konserven, und vieles mit Aroma aus dem Labor.

Hipp beispielsweise serviert *Hipp Märchen-Land* oder *Soo groß*, dazu das Dessert *Soo fein*. Alete kontert mit *Tischlein deck*

Dich. Und Milupa macht Umsatz mit einem Kindersortiment unter dem Familiennamen *Milupino* (siehe Kapitel 7, S. 128 ff.).

Mit diesen Erzeugnissen wollen die Babynahrungsproduzenten »die Mütter möglichst lange in den entsprechenden Abteilungen des Handels« halten, so die »Lebensmittelzeitung«, »bis zum dritten Lebensjahr oder gar ins Kindergartenalter«.

Die Hersteller mühen sich nach Kräften und mit hohem Werbeaufwand, ihre Kindererzeugnisse als besonders gesund darzustellen (siehe Kapitel 5, S. 84 ff.).

Bei Hipp ist alles Bio, so viel ist klar: »Dafür bürge ich«, versichert der Firmenchef auf der Packung. Aber wie schmecken die *Sternchennudeln in italienischem Gemüse & Bio-Hühnerbrustfilet*, Marke *Soo groß?* Oder Hipps *Bunter Gemüsereis & Bio-Hühnchen Nuggets?*

»Ideal für Mikrowelle«, das steht auch auf der Packung. Also: Löcher in die Alufolie, ab in die Mikrowelle, piep, piep, nach einer Minute ist das Essen fertig.

Wo ist die Karotte?

Es riecht ein wenig nach Campingplatz, mittags um zwölf, wenn alle ihre Dosenravioli kochen. Und so ähnlich schmeckt es auch. Anna, vier, probiert ganz vorsichtig. Einen halben Teelöffel nimmt sie von der hellen Substanz im Plastiknapf, noch einen halben von der rötlichen. Dann ist sie fertig: »Mag nicht mehr.« Was sie da wohl gegessen hat? »Wahrscheinlich«, meint sie, seien da »Kartoffeln drin«. Ein Irrtum: Reis war drin, Tomaten auch, Pastinaken und vieles andere. Aber zumeist eben zur Unkenntlichkeit verkocht.

Da können auch Ältere und Erfahrenere bei der Geschmacksbestimmung irren. Zum Beispiel Helene Steinhausen-Kibler. Sie ist die leitende Ernährungswissenschaftlerin bei Hipp. Den Brei im kleinen Fach, farblich zwischen Hellrosa und Orangerot anzusiedeln, identifizierte sie zweifelsfrei: »Das ist Hühnchenpüree.« Aber was ist das im großen Fach?

Die Farbe ist klar: ein dunkleres Rot, von tomatiger Tönung. Sternchennudeln sind zu erkennen, sonst ist die Mischung eher diffus, matschig-undefinierbar in der Zusammensetzung. Was könnte das sein?»Tomatenmark«, sagt Frau Steinhausen-Kibler, das schmeckt sie deutlich,»die Tomate, die fruchtige Säure der Tomate«. Und dann sind Zucchinistückchen drin, schlecht zu sehen, denn »leider verkochen Zucchinistückchen schnell«. Und dann könnten noch Karotten drin sein, meint sie. Ob sie die auch schmeckt?«»Nein«, gesteht die leitende Ernährungswissenschaftlerin. Das ist kein Wunder, denn es sind auch keine Karotten drin. So können selbst Fachleute die undefinierbare Mixtur schwer bestimmen.

Die Schinkennudeln aus der Hipp-Reihe *Schneewittchen*, sie schmecken auch nicht besser. Das Gleiche gilt für die *Kinderteller* und die *Tischlein deck Dich*-Serie von Alete. Auch hier ist alles konturlos durchmischt, die einzelnen Zutaten sind weitgehend verkocht, geschmacklich kaum zu identifizieren.

Kritik an Geschmack und optischer Erscheinung übt auch das Dortmunder Forschungsinstitut für Kinderernährung, das solche Kinderlebensmittel untersucht hat:»In den ermittelten Kleinkindermenüs waren die einzelnen Bestandteile häufig weder für das Auge noch geschmacklich zu unterscheiden. Dies traf besonders für Gemüse und Fleisch zu. Typisch für die Menüs war ferner eine dickflüssige Konsistenz mit hohem Anteil von Sauce, die durch die häufige Verwendung von Tomaten und Karotten meist rötlich gefärbt war.« Und:»Geruch und Geschmack der Menüs waren meist eintönig.«

Nicht unbedingt geeignet, um die Kleinen zu Feinschmeckern zu machen, deren Körper durch Lust und Appetit signalisieren kann, welche Nährstoffe er gerade braucht, findet auch das Forschungsinstitut und fordert:»Kinder sollen die Vielfalt der üblichen Lebensmittel und möglichst auch deren Originalgeschmack kennenlernen.« Bei den Fabrikmenüs hingegen sehen die Forscher»die Gefahr der Prägung auf eine einheitliche Geschmacksrichtung«. Und befürchten,»dass die Kinder keine Möglichkeit haben, die Lebensmittel nach Aussehen und Geschmack unterscheiden zu lernen«.

Zumal der Geschmack hier oft kein Indikator für wichtige

Inhaltsstoffe ist. Denn häufig gilt:»Für den Geschmack sorgt die Chemie«, befand die Stiftung Warentest nach der Analyse von Fruchtzwergen & Co. Bei vielen Kinderprodukten gelte zudem:»Zu süß, zu fett, zu häufig Aromastoffe.«

Ohne Aroma aus dem Labor geht gar nichts bei Fertiggerichten, Schnellmenüs, Tütensuppen, auch bei vielen Kindermenüs. Aroma ist drin in Hipps *Soo groß – Sternchennudeln in italienischem Gemüse und Bio-Hühnerbrustfilet,* Aroma ist auch in Aletes *Puddelino Schokoladenpudding* enthalten, in der *Milupino Kindermilch* von Milupa, auch in den *Milupino Kinder-Flakes Schoko-Honig-Zimt,* und im *Stracciatella Milchbrei* von Humana. Aroma aus dem Labor ist die Leitsubstanz der modernen Lebensmittelproduktion. (Ausführlich dazu: Hans-Ulrich Grimm:»Die Suppe lügt. Die schöne neue Welt des Essens«, München: Knaur.)

Ohne die geheimnisvollen Pülverchen und Säfte, die den Geschmack verbessern sollen, wären die Industrieprodukte im Supermarkt ungenießbar, unverkäuflich. Mehr noch:»Unser reichhaltiger Lebensmittelkorb enthält viele Produkte, die es ohne Aromen gar nicht gäbe«, schreibt ein Experte in einer Publikation des deutschen Aromaproduzenten Dragoco (»Dragoco-Bericht«).»Typische Beispiele sind Limonaden, Brausen, Spirituosen, Knabberartikel, Speiseeis und andere Milchprodukte, Zucker- und Schokoladenwaren, Backwaren, Suppen, Saucen, Wurstwaren, Sauerkonserven, Fertiggerichte und Dessertspeisen.«

Die Aromaproduzenten haben tausende von Aromen im Angebot; nahezu jeder Geschmack, den Mutter Natur hervorgebracht hat, kann mit Chemikalien imitiert werden.

Die Firma Bell Flavors & Fragrances bietet unter anderem ein Mangoaroma an, außerdem Mandarine, laut Prospekt wahlweise»fruchtig« oder mit einer»Saftnote«. Die französische Geschmacksfabrik Aralco lässt virtuell, als Aromaillusion, sowohl Milch als auch Honig fließen. Und es gibt nicht nur Imitate von Obst und Gemüse, sondern auch von fertigen Speisen: Hamburger-Aroma, Pasta-Aroma, Hühnerbrühe-Aroma. Der deutsche Aromaproduzent Dragoco hat sogar den Geschmack von Fleisch mit Champignons und von Gulasch nachgeahmt.

Geschmacksillusionen

Und es gibt Geschmack, den die Natur gar nicht kennt. Dragoco etwa bietet Ananasgeschmack vom Typ »Dosenfrucht«, der Schweizer Aromahersteller Emil Flachsmann hat neben Cola-Aromen auch ein »Techno-Aroma« kreiert, mit dem »typischen Geschmack der trendigen Energy-Drinks«. Bell Flavors & Fragrances sieht sich sogar in der glücklichen Lage, ein »natürliches Aroma« vom »Typ Rinderbraten« anbieten zu können, das so wenig mit einem natürlichen Rind zu tun hat, dass sie es speziell für Vegetarier empfiehlt. Ob dies auch in die Schnellmenüs für Kids kommt, werden wir nie erfahren: Darüber hüllen sich die Hersteller stets in Schweigen. Deshalb wissen wir oft nicht, dass wir Sachen genießen, die es eigentlich gar nicht gibt.

Die Aromaindustrie befreit die Foodfabriken von den Zwängen der Natur, etwa dem Mangel an Rohstoffen. Mit der gesamten deutschen Erdbeerernte von 53 500 Tonnen könnte nicht einmal der Hunger der Deutschen auf Erdbeerjoghurt gestillt werden. Die ganze Welterdbeerproduktion würde lediglich für 5 Prozent des amerikanischen Bedarfs an Erdbeergeschmack reichen.

Und selbst wenn Früchte noch zum Einsatz kommen, mangelt es diesen oft an Geschmack. Er ist im industriellen Verarbeitungsprozess verlorengegangen. Beispielsweise bei den Erdbeeren, die in die »Fruchtzubereitung« für den Joghurt kommen: »Bereits auf dem Transport vom Feld bis zur Verarbeitungsstelle zur Fruchtzubereitung«, so der Aromaproduzent Dragoco, »kann ein Aromaverlust bei den Erdbeeren auftreten.« Zudem wird das Erzeugnis, zwecks längerer Haltbarkeit, pasteurisiert oder nach anderen Verfahren erhitzt. Auch dabei »muss mit Aromaverlusten gerechnet werden. All diese Verluste werden durch gezielte Zugaben von Erdbeeraroma ausgeglichen, damit das Endprodukt, der Erdbeerjoghurt, gut schmeckt.«

Ohne Aroma, sagt der Verkaufsleiter der in Konstanz ansässigen Firma Deutsch-Schweizerische Früchteverarbeitung, die solche

Fruchtzubereitungen herstellt,»schmeckt das wie eingeschlafene Füße«. Ohne Aroma könnte man, so sagt auch ein Qualitätskontrolleur von der bayerischen Großmolkerei Müller,»den Erdbeerjoghurt glatt vergessen«.

Wo bleibt der Nährwert?

Mittels Aromen können die Erzeugnisse auf einen bestimmten, standardisierten Firmengeschmack getrimmt werden:»Aromen tragen dazu bei, dass Markenprodukte für den Verbraucher unverwechselbar werden«, schreibt der»Dragoco-Bericht«.»Durch die gleichbleibende Qualität des eingesetzten Aromas erkennt der Konsument das Produkt an Geruch und Geschmack wieder.« Und er soll das Erzeugnis, wenn es schmeckt, auch immer wieder kaufen. Gerade das halten Kinderernährungsfachleute für bedenklich, weil es dazu führen kann, dass die Kleinen auf die Industrieware geprägt werden und Naturerzeugnisse aus Geschmacksgründen ablehnen. Und weil ihr Körper nicht lernen kann, vom Geschmack aufs Vorhandensein von Nährstoffen zu schließen.

Denn wenn sie auch Geschmack haben, es fehlt den Industrieerzeugnissen einiges an den zugehörigen Nährstoffen. Das liegt schon an den fehlenden Früchten. Ein industrieller Erdbeerjoghurt enthält gerade mal 12 oder 15 Gramm Früchte pro 100 Gramm. Die *Fruchtzwerge* von Danone gar nur 6 Gramm.

Nährwert kommt so nicht auf: Ein *Landliebe*-Joghurt »Erdbeere« und die *Fruchtzwerge* von Danone enthalten nach Analysen des Stuttgarter Labors Wulf Bostel pro 100 Gramm gerade mal 0,1 Milligramm Vitamin C und 0,02 Milligramm Mangan, ein wichtiges Spurenelement. Ein selbstgemachtes Erdbeerjoghurt hat achtmal so viel Vitamin C und sechsmal so viel Mangan.

Was wir schmecken, entspricht bei aromatisierten Industrienahrungsmitteln nicht dem, was wir essen: Geschmack und Gehalt klaffen weit auseinander. Genau deshalb sind die industriellen Aromen gesundheitlich problematisch.

Die verwendeten chemischen Substanzen sind dabei in aller Regel unbedenklich. Oft kommen auch nur unvorstellbar kleine

Mengen zum Einsatz. Das 2-Acetyl-1-Pyrrolin, das für den Geschmack der Weißbrotkruste verantwortlich ist, wirkt schon in einer Dosis von 70 Millionstel Gramm pro Kilo. Ein Stoff namens Menthenthiol löst mit nur 0,2 Milliardstel (0,0000000002) Gramm pro Liter den Geschmackseindruck von frischem Grapefruitsaft aus. Und von Filberton, jenem Stoff, der Joghurt beispielsweise nach Haselnüssen schmecken lässt, genügen winzige 5 Milligramm, um eine Million Liter Wasser zu aromatisieren. Doch ihre verhängnisvolle Wirkung liegt darin, dass sie uns in die Irre führen. Denn immer, wenn »Aroma« draufsteht, ist mit Sicherheit etwas faul. Das beginnt schon bei der Bezeichnung: Eigentlich sind die meisten Aromastoffe künstlich, sie bestehen aus synthetisch hergestellten Substanzen oder wurden mit chemischen Tricks gewonnen. Aber: Die Verbraucher lehnen nach einer unter Verschluss gehaltenen Studie der Firma Knorr »künstliche« Aromastoffe mehrheitlich ab. Die Nahrungsmittelproduzenten bevorzugen deshalb die Vokabel »natürlich«.

Ein »naturidentisches« Aroma hat mit Natur nicht viel zu tun: Es handelt sich lediglich um eine chemische Substanz, die auch in der Natur irgendwo vorkommt – und sei es auf einem Misthaufen, in einem Tierknochen, im Waldboden. Und selbst wenn ein »natürliches Aroma« verwendet wird, etwa im Erdbeerjoghurt, so muss das nicht unbedingt von den Erdbeeren stammen. Manches Erdbeeraroma wird bekanntlich aus Sägespänen hergestellt. Daraus kann auch, mit leicht verändertem Rezept, der Geschmack von Himbeeren, Schokolade oder Vanille imitiert werden. Der darf dann als »natürliches Aroma« bezeichnet werden. Denn Sägespäne entstammen Bäumen – sind also fraglos natürlichen Ursprungs.

Wandelbare Beeren

Dank dieser wundersamen Aromen können Früchte ganz andere Früchte darstellen, gewissermaßen als Schauspieler auftreten. Die Firma Ocean Spray Ingredients, ein Zulieferer der Nahrungsmittelindustrie, nimmt beispielsweise Preiselbeeren, die wir sonst als Marmelade zu Hirsch oder Reh essen, und lässt sie als Erdbeeren erscheinen, als Himbeeren, ja sogar als Orangen und Pfirsiche.

Und das geht so, erläutert der Firmenprospekt: Für die »Fruchtstückchen mit Kirscharoma und anderen natürlichen Geschmacksstoffen« wird »Zuckersirup in hochwertige, in Scheiben geschnittene Cranberries«, also Preiselbeeren, »gespritzt«. Vorteil der Kunststückchen: »Sie haben die Farbe der Früchte, das Aussehen der Früchte, und sie schmecken wie die richtigen Früchte. Aber sie sind viel stabiler und belastbarer als die richtigen Früchte.«

Solche Verwandlungstricks können vor allem für Allergiker fatale Folgen haben. Der Allergologe Professor Brunello Wüthrich vom Zürcher Universitätsspital, der immer wieder mit schweren allergischen Reaktionen etwa auf aromatisierte Bonbons oder auch Haribo-Fruchtgummis zu tun hat, rät deshalb vom Verzehr künstlich umgemodelter und aromatisierter Früchte ab: »Da weiß ich ja nie, was drin ist.« (Siehe Kapitel 8, S. 154 ff.)

Wenn der Geschmackssinn als Kontrollorgan ausgeschaltet wird durch chemische Aromen, dann kann das weitreichende Folgen haben. Das zeigt sich unter anderem bei Tieren, denen ebenfalls Aroma ins Futter gemischt wird – als Masthilfsmittel, damit die Tiere schneller zunehmen.

Ferkel beispielsweise, die sich an Futter mit Erdbeergeschmack laben durften, nahmen nach einer dänischen Untersuchung täglich um 322 Gramm zu – fast 10 Prozent mehr als ohne Aroma. Das ist kein Wunder, denn von dem leckeren Beerenimitat fraß jedes Versuchsferkel verständlicherweise mehr als die Normalköstler, die Futter ohne Aroma bekamen.

Das ist auch bei uns nicht anders. Und es könnte ein Grund dafür sein, weshalb die Kinder immer dicker werden. Auch Menschen können schneller zulegen, wenn sie mit Aromafutter gemästet werden: Eine mögliche Folge des Verzehrs aromatisierter Nahrung ist, wie selbst der deutsche Aroma-Lobbyverband einräumt, Übergewicht.

Die Ursache liegt für Fachleute darin, dass der Körper durch die künstlichen Geschmacksstoffe in die Irre geführt wird. Er stellt sich, angeregt durch den Geschmack, auf Hühnersuppe ein oder auf Rinderbraten. Wenn stattdessen Aroma kommt, dann wird der Körper betrogen. Der Verdauungsapparat ist aktiviert, läuft aber leer. Die reflexhafte Reaktion: weiteressen.

Irregeleitete Rindviecher

Welche Folgen es haben kann, wenn der Geschmackssinn ausgetrickst wird, zeigt sich ebenfalls bei Tieren. Denn das Aroma wird dem Futter auch beigemischt, um den Tieren ein Futter schmackhaft zu machen, das sie sonst womöglich ablehnen würden – weil sie schon am Geschmack erkennen können, dass es ihre Gesundheit gefährdet. Die Aromen übertünchen diese Geschmacksnoten: Das »Spezialaroma« *Bigarol PomaromP* von Haarmann & Reimer etwa »maskiert unerwünschte Futterfett-Noten«, und zwar mit dem Geschmack von Äpfeln. *Bigarol MastaromP* dient laut Prospekt »zur Kaschierung« von »Tier-, Fisch-, Blutmehl«. Manche Aromen schmecken sogar wie artgerechtes Futter. *HerbaromL* etwa »vermittelt den typischen Geruch von frischem Heu einer Kräuterwiese«. Damit das Rindvieh glaubt, es fresse das, was ihm gut tut.

Just jene Zutaten aber, deren verdächtiger Geschmack »maskiert« wird, sind ungesund: Als eine der Ursachen für die Rinderkrankheit BSE gilt bekanntlich der Umstand, dass die Tiere artwidrig Tiermehl bekamen. Und der belgische Dioxinskandal entstand, weil im Tierfutter verseuchtes Fett war.

Solche artwidrigen und riskanten Futtermixturen würden die Tiere also wegen verdächtigen Geschmacks wohl instinktiv ablehnen. Auch wir Menschen und namentlich die Kinder würden, das räumen die Aromaproduzenten ein, viele Nahrungsmittel aus dem Supermarkt nicht essen, weil sie ohne Aroma nicht gut schmecken. Was aber nicht gut schmeckt, ist auch nicht gut. Es ist also sehr wichtig, den Geschmackssinn als Kontrollsinn einzusetzen. Und es wird gut sein, damit früh anzufangen: bei den Kindern.

»Die Haupterziehungsaufgabe ist es, den Kindern das Schmecken wieder beizubringen«, sagt ASAP-Chef Benz.

Tipps:
Wie Kinder auf den Geschmack kommen können

▷ Ermöglichen Sie Ihrem Kind die Erfahrung von echtem Geschmack in seiner natürlichen Vielfalt. Bereiten Sie frische Lebensmittel zu, also knackiges Gemüse und Obst, Kartoffeln, frischen Fisch und Fleisch. Auf den ersten Biss schmeckt Kindern vieles nicht. Bieten Sie den Kleinen darum ungewohnte Speisen immer mal wieder an. Regel: Von allem, was auf den Tisch kommt, muss probiert werden. Mindestens ein Löffel. Wenn's nicht schmeckt, ist's dann fürs Erste genug.

▷ Stillen Sie Ihr Kind mindestens die ersten sechs Monate. Mit der Muttermilch erfährt es erste Geschmackseindrücke.

▷ Achten Sie darauf, dass die Lebensmittel möglichst wohlschmeckend sind. Biolebensmittel sind nicht nur weitgehend frei von Schadstoffen, sondern schmecken auch besser.

▷ Achten Sie darauf, dass Sie nicht zu viele Geschmacksrichtungen auf einmal servieren. Schon der erste Babybrei sollte so wenig verschiedene Zutaten wie möglich enthalten, nämlich nur Kartoffeln, Gemüse, Fleisch und etwas Öl und Obstsaft.

▷ Achten Sie darauf, dass Ihr Kind nicht mit künstlichen Geschmacksstoffen in die Irre geführt wird. Es soll seinen Geschmackssinn als Kontrollsinn ausbilden können. Daneben ermöglicht er auch, Lust beim Essen zu empfinden. Das erhöht die Lebensfreude.

▷ Immer, wenn irgendwo »Aroma« draufsteht, ist etwas faul. Auch »natürliches« Aroma muss nicht aus Früchten, Fleisch oder Gemüse stammen.

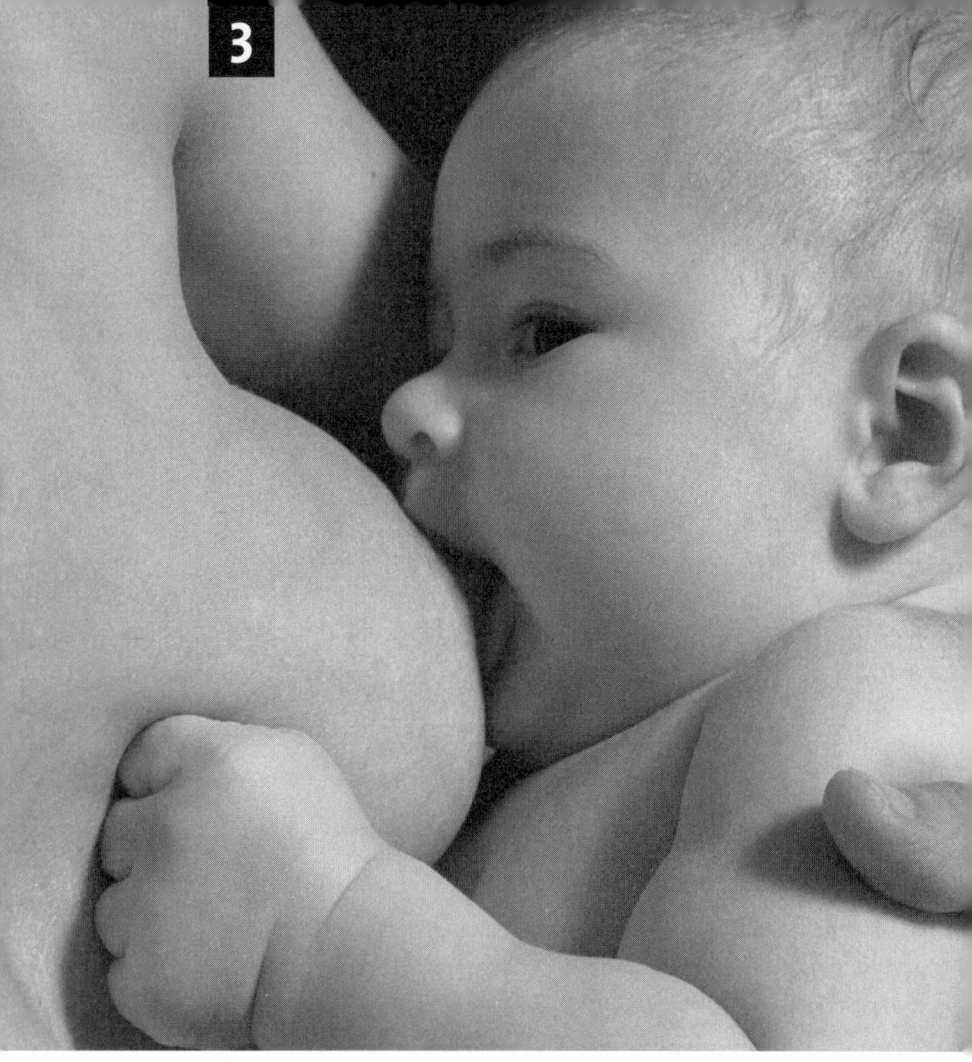

3 Rundum gut
Wundertrank Muttermilch:
Nichts ist besser fürs Kind

Wie das Kind klüger wird und schlanker und gesünder:
Die vielen Vorzüge des Stillens | Stillen als Gesundheits-
risiko? | Das Geheimnis liegt in der Verpackung |
Illegale Werbung von Milupa & Co.? | Weshalb die
Pulvermilch für Säuglinge eigentlich einen Warnhinweis
tragen müsste

Draußen scheint die Sonne, es ist einer der ersten Frühlingstage. In dem lichtdurchfluteten Raum mit gemütlichem Sofa, Klönecke und Kaffeemaschine sitzen fünf Frauen: Martina* ist Architektin, Silke Krankenschwester, Maja leitet die Investmentgruppe bei einer Bank, Barbara ist Stewardess und Anja arbeitet stundenweise als Anwältin. Sie haben sich heute getroffen, um Fragen zu erörtern, die sie gerade bewegen.

Die einjährige Michaela, Tochter von Anja, mag keinen Karottenbrei und streikt auch bei den Obstgläschen. Statt sich damit tagsüber den Bauch vollzuschlagen, will sie nachts alle zwei Stunden an die Brust. Ist das denn normal? fragt die verunsicherte Mutter.

Barbara, die Stewardess, hat eine Allergie gegen Kuhmilch und weiß nicht, ob sie ihrer zehn Monate alten Tochter Grießbrei kochen und Milch zu trinken geben darf. Vielleicht ist das Töchterchen ja auch schon allergisch?

Martina, die eine freche blonde Igelfrisur trägt und große goldene Ohrringe, ist verunsichert, ob Stillen wirklich das Beste fürs Baby ist. Im Fernsehen sei davor gewarnt worden, Babys länger als vier Monate lang die Brust zu geben. Langes Stillen könne schlimme Folgen haben, etwa zu Herzerkrankungen durch Verkalkung der Arterien führen.

Die Frauen sind Teilnehmerinnen einer Stillgruppe. Sie treffen sich einmal im Monat in Kronberg bei Frankfurt, um Fragen rund ums Stillen zu besprechen, aber auch, um zu diskutieren und ein-

---

* Alle Namen geändert

39

fach zu klönen. Zu den Treffen kommen Mütter mit Säuglingen und solche, die schon größere Kinder haben. »Wir wollen Hilfe zur Selbsthilfe geben«, sagt Eva Stroh, die Vorsitzende der La Leche Liga Deutschland. Der Verein bietet bundesweit solche Gruppen an, an denen Frauen kostenlos teilnehmen können (siehe Adresse im Anhang, S. 273 ff.).

Vor allem Mütter, die zum ersten Mal stillen, haben Fragen über Fragen. Da geht es um ganz praktische Dinge: Wie soll ich denn das Baby an die Brust anlegen? Die eine hat Angst, dass das Kind nicht satt wird. Oder dass es sich, wie Michaela, nicht abstillen lassen will. »Es tut aber auch gut, sich einfach auszutauschen«, sagt Anja. Wenn man hört, dass auch andere Mütter sich die Nächte um die Ohren schlagen, sich ausgelaugt und kaputt fühlen oder ständig Heißhunger auf Schokolade und Kuchen haben, fühlt man sich gleich wieder besser.

Heißes Thema: Schwiegermütter

»Ein heißes Thema« seien immer wieder die eigenen Mütter und die Schwiegermütter, findet Martina. Sie selbst hat die leidvolle Erfahrung gemacht, dass die Verwandtschaft immer alles besser weiß, wenn es um das Wohl ihrer kleinen Anna-Lena geht. Die Schwiegermutter meint, das Kind müsse nach einem festen Stundenplan gestillt werden – dabei weiß man doch heute, dass Babys am besten dann an die Brust kommen, wenn sie tatsächlich Hunger haben. Ihre eigene Mutter betont, Martina und ihr Bruder hätten dank Grießbrei am Abend schon mit sechs Wochen nachts durchgeschlafen – und sie solle ihrem Kind endlich etwas »Richtiges« zu essen geben. Doch Martina lässt sich nicht beirren. Jedes Treffen der Stillgruppe gebe ihr Kraft, den gut gemeinten Ratschlägen Paroli zu bieten und ihre Tochter weiter zu stillen.

Das ist auch gut so. Denn die Fachleute sind sich heute einig, dass es keine bessere Nahrung für das Baby gibt als Muttermilch. Sie steckt voller Stoffe, die den Sprössling fit und satt machen und auch seine Immunkraft stärken. Milchzucker zum Beispiel: Er baut in Babys Darm eine gesunde Darmflora auf und kann so die Ansiedlung von krankmachenden Bakterien verhindern. Fettsäuren auch: Sie sind für die Entwicklung des Gehirns wichtig und beugen vermutlich der Zuckerkrankheit (Diabetes) im Erwachsenenalter sowie der Knochenkrankheit Multiple Sklerose vor.

Und Eiweißstoffe: Sie spielen beim Schutz vor Infektionen eine wichtige Rolle. »Die Muttermilch legt sich wie ein Film über die Schleimhäute und schützt die möglichen Eintrittspforten Mund, Magen und Darm sowie Rachen, Speiseröhre und Nase«, erklärt Professor Friedolf Peters, Chefarzt der Frauenklinik am St.-Hildegardis-Krankenhaus in Mainz. Durch diesen frühzeitigen Schutz leiden gestillte Babys später seltener unter Darmerkrankungen wie Morbus Crohn, an Harnwegsinfekten, Mittelohrentzündung, Durchfällen und an der Stoffwechselkrankheit Zöliakie.

Gut für Kinderherzen

Muttermilch ist auch der beste Schutz für Kinderherzen. Zwei Studien aus England und Schottland ergaben, dass Kinder, die mehr als fünfzehn Monate gestillt worden waren, als Jugendliche seltener Risikofaktoren für Herz-Kreislauf-Erkrankungen zeigen als Flaschenkinder. Dazu zählen ein erhöhter Cholesterin- und Blutzuckerspiegel sowie Bluthochdruck. »Breast is best«, so lautet der Slogan der meisten Experten: Die Brust ist am besten. Auch die Weltgesundheitsorganisation propagiert das Stillen: Es gebe einfach keine bessere Nahrung für Neugeborene und Säuglinge. Alle Versuche von Babynahrungsherstellern, den Nährstoffmix der Muttermilch zu imitieren, sind darum auch fehlgeschlagen. Nur die Muttermilch bietet den optimalen Schutz fürs Kind.

Umso irritierter waren die Teilnehmerinnen der Stillgruppe deshalb über eine Studie, von der im »British Medical Journal« und in anderen Medien berichtet wurde: Kinder, die mehr als vier Monate gestillt werden, hätten ein höheres Risiko für versteifte Arterienwände und seien deshalb später anfälliger für Herz-Kreislauf-Erkrankungen.

Stillen als Gesundheitsrisiko? Die Studie »war mit Geldern der Säuglingsnahrungsindustrie bezahlt worden«, kritisiert Eva Stroh von La Leche Liga Deutschland. Und sie sei aufgrund methodischer Mängel nur von beschränkter Aussagekraft. So hätten daran nur 331 Menschen teilgenommen, die auch noch in ein und derselben Stadt wohnten, bemängeln Fachleute. »Die Studie könnte von den Eigenheiten der Menschen in Cambridge beeinflusst worden sein«, kritisiert etwa der Statistiker Mark Hollinsworth. Auch beruhten die Aussagen der Mütter zur Stilldauer nur auf ihren Erinnerungen. Und die lagen immerhin bis zu fünfundzwanzig Jahre zurück.

Unklar sei zudem gewesen, ob die länger gestillten Kinder ausschließlich die Brust bekommen hatten oder ob auch Kunstmilch oder Brei zugefüttert worden war. Wie die Kinder nach dem Abstillen bis hin zum Jugendalter ernährt wurden, war auch kein Thema. Wer also als Kind überwiegend mit fettreichen Pommes und Hamburgern vollgestopft wurde, bei dem können die Arterienwände auch aufgrund dieser ungesunden Kost Schaden genommen haben.

Wundersaft bei Allergien

Wissenschaftlich war die Studie also nicht sehr solide. Kein Wunder, dass selbst deren Autoren letztendlich doch für das Stillen plädieren. Am Ende ihres Berichts schreiben sie, dass die gemachten »Beobachtungen keinen ursächlichen Zusammenhang zwischen Stilldauer und Herz-Kreislauf-Erkrankungen ergeben«. Die Empfehlungen, Kinder bis zu sechs Monate voll zu stillen, blieben bestehen.

Denn schließlich hat das Stillen noch weitere Vorzüge. In den ersten Monaten wirkt Muttermilch wie eine Art natürliche Impfung. Schluck für Schluck erhält das Baby Abwehrstoffe gegen all die Krankheiten, die die Mutter zeit ihres Lebens durchgemacht hat. Wollen sich also die Windpocken beim Baby breit machen, sind möglicherweise schon Immunstoffe da, die die Ansteckung verhindern oder die Ausbreitung vermindern. Kursieren schwere Krankheiten wie Diphtherie oder Masern im

Umfeld der Familie, ist das Baby davor in gewissem Umfang geschützt. Vor allem das Kolostrum, die nährstoffreiche Vormilch der ersten Lebenstage, ist reich an Abwehrstoffen und schützt das Kind beim Start ins Leben.

Beim Schutz vor Allergien ist der weiße Saft unschlagbar. Jedes dritte Kind leidet heute unter der häufig mit starkem Juckreiz, Hautausschlag oder Niesen einhergehenden Krankheit. Muttermilch liefert jede Menge Antikörper, die körperfremde Stoffe erkennen, blockieren und so das Risiko, an einer Lebensmittelallergie zu erkranken, um mehr als 50 Prozent senken können. Dazu muss der Spross allerdings mindestens sechs Monate ausschließlich gestillt worden sein. Vor Mittelohrentzündung, Morbus Crohn und Zöliakie ist er nur dann weitgehend gefeit, wenn er mindestens drei Monate lang ausschließlich die Brust bekommen hat.

Klüger und auch schlanker

Gestillte Kinder sind nach einer US-Studie auch intelligenter. Sie haben einen um bis zu fünf Punkte höheren Intelligenzquotienten als Kids, die mit der Flasche groß geworden sind. Vermutlich wirken bestimmte Fette aus der Muttermilch und auch der innige Kontakt zwischen Mutter und Kind positiv auf die Entwicklung. Weil auch Flaschenkinder schlau sein sollen, werden darum heute einigen Muttermilchersatzprodukten so genannte LCP-Fette zugesetzt. Experten bezweifeln allerdings, ob ein Intelligenzpulver von Milupa so wirksam ist wie echte Muttermilch (siehe Kapitel 7, S. 128 ff.).

Nicht zuletzt macht Muttermilch schlank. Zu diesem Ergebnis kommen Kinderärzte der Universität München. Sie nahmen die Daten von 135 000 Erstklässlern unter die Lupe, die anlässlich der Einschulung gemessen und gewogen worden waren. Sie stellten fest, dass im Durchschnitt von hundert nicht gestillten Kids fünf zu viele Kilos mit sich herumtragen. Von den gestillten Kindern, die sechs Monate lang ausschließlich die Brust bekommen hatten, waren nur halb so viele deutlich übergewichtig. Wurden die Kleinen als Baby länger als ein Jahr gestillt, war sogar nur einer von hundert Erstklässlern »extrem dick«, so die Forscher Rüdiger von Kries und Hubertus von Voss von der Universität München.

Wie schafft die Muttermilch nur diese erstaunlich vielfältigen Wirkungen? »Das Geheimnis liegt in der Verpackung«, meint Udo Pollmer, der wissenschaftliche Leiter des Europäischen Instituts für Lebensmittel- und Ernährungswissenschaften. In dem Buch »Prost Mahlzeit! Krank durch gesunde Ernährung« schreibt er:

»Würde man wichtige Mineralien wie Kalzium und Magnesium auf einmal verabreichen, wären sie für den Körper wertlos. Sulfat würde mit dem Kalzium zu unlöslichem Gips reagieren. Käme Magnesium hinzu, bildeten sich unverdauliche chemische Verbindungen. Und in diesem Zustand kann der Körper des Kindes sie nicht aufnehmen, sie würden mit dem Stuhl ausgeschieden werden. Daher schwimmen die vom Säugling dringend benötigten Mineralien nicht etwa einfach in der Milch herum, sondern sind in kleine Eiweißkügelchen gepackt. Das Sulfat ist dann an einen Transporteur gekoppelt, an die N-Acetylneuramin-Lactose. Erst im Darm des Neugeborenen wird das Sulfat freigesetzt. Auch ein Teil des Kalziums ist vorsorglich an ein Eiweiß gebunden, damit es geschützt die Darmwand des Säuglings passieren kann und vom Blut an die Stellen des Körpers transportiert wird, an denen es gebraucht wird.

Auch Fett ist nicht einfach ›Fett‹, zumindest nicht in der Milch. Hier ist es in kleine Kügelchen verpackt, die von einer Eiweißhülle umgeben sind. Diese schützende Hülle verhindert, dass das Fett zusammenklebt und als großes Fettauge obenauf schwimmt. Sie sorgt aber auch dafür, dass die Nähr- und Spurenstoffe in der Milch gut verpackt sind. Das ist wichtig, denn bei der Verdauung werden die verschiedenen Schichten des Kügelchens erst nach und nach angegriffen. So werden die eingelagerten Spurenstoffe wie Kupfer und Eisen erst dann freigegeben, wenn der Körper sie auch verwerten kann. Ein großer Teil dieser Kügelchen geht jedoch unversehrt vom noch unvollständig ausgebildeten Darm des Säuglings direkt ins Blut über, wo sie andere wichtige Funktionen haben.«

Interessanterweise tun sich die Mütter auch selber Gutes, wenn sie stillen. Sie leiden seltener an Brustkrebs als Frauen, die ihrem Kind die Flasche gegeben haben, so der Bericht des Robert-Koch-Instituts »Stillen in Deutschland«. Und: Je länger die Brust gegeben wird, umso besser sind die Frauen vor Brustkrebs geschützt.

Weniger Schadstoffe

Doch neben den gesunden Sachen findet man in der Muttermilch auch problematische Substanzen – allerdings in sinkender Menge: Schadstoffe, die heute allgegenwärtig sind. Sie werden von der Mutter über das Essen, über die Haut und über die eingeatmete Luft aufgenommen und gelangen auf diesen Wegen in den Körper und in die Muttermilch.

Zu den Schadstoffen zählen Dioxine und Furane, die aus Industrieschornsteinen in die Luft geblasen werden oder beim Verbrennen entstehen. Polychlorierte Biphenyle (PCB) wurden bis vor einigen Jahren industriell eingesetzt, Pflanzenschutzmittel werden in der Landwirtschaft verwendet. Nicht zuletzt können auch Duftstoffe aus Waschmitteln und Parfüms in der Muttermilch landen.

»Die Belastung der Muttermilch mit Schadstoffen hat in den letzten Jahren erheblich abgenommen«, heißt es aus dem Bundesinstitut für gesundheitlichen Verbraucherschutz und Veterinärmedizin (BgVV), der Behörde für alles, was das leibliche Wohl betrifft. So sind heute verschiedene Pflanzenschutzmittel wie das sehr giftige DDT und auch PCB verboten, und verbesserte Filteranlagen in Industriebetrieben haben den Ausstoß an Chemikalien reduziert. Dadurch seien die Gehalte an Dioxinen und anderen Organochlorverbindungen in Muttermilch deutlich zurückgegangen, so das BgVV. Neuere Analysen der chemischen Untersuchungsämter von dreitausend Proben Frauenmilch ergaben, dass die Muttermilch am Anfang des neuen Jahrtausends rund 60 Prozent weniger Dioxine und Furane enthält als noch zehn Jahre zuvor. Auch die Belastung mit PCB hat in den vergangenen zwanzig Jahren um etwa 60 Prozent abgenommen, die Rückstände aus Pflanzenschutzmitteln wie DDT und Hexachlorbenzol sind um bis zu 80 Prozent gesunken, und der Gehalt an dem Duftstoff Moschus Xylol ist ebenfalls deutlich zurückgegangen.

Keine schädlichen Folgen

Wenn das Baby in den ersten vier bis sechs Monaten aber ausschließlich Muttermilch trinkt, werde die von der Weltgesundheitsorganisation (WHO) als unbedenklich angesehene Menge an Schadstoffen dennoch teilweise deutlich überschritten, muss das BgVV einräumen. Eine seit den Neunzigerjahren laufende Studie der Universität Groningen bei gestillten Kids und Flaschenkindern hat außerdem gezeigt, dass ehemalige Stillkinder auch mit acht Jahren noch höhere Schadstoffwerte im Blut haben als die, die mit der Flasche groß geworden sind.

»Nach allem, was man heute weiß, haben diese Rückstände keine schädlichen Auswirkungen auf die Gesundheit der Kinder«, sagt Professor Hildegard Przyrembel von der Nationalen Stillkommission, einem Zusammenschluss aus Kinderärzten, Wissenschaftlern, Krankenschwestern und Hebammen, die beim BgVV angesiedelt ist. Das hätten umfangreiche medizinische Untersuchungen bei den gestillten Kindern der Groninger Langzeitstudie ergeben.

Die Experten kommen darum zu dem Schluss, dass die Aussage »Stillen ist die beste Form der Ernährung des Säuglings« weiterhin gültig ist. Deshalb empfehlen sie Frauen, ihr Baby am besten sechs, mindestens aber vier Monate lang ausschließlich zu stillen.

Werbespots fürs Stillen

Mehr als 90 Prozent der Mütter beginnen nach der Geburt damit, ihr Kind zu stillen. »Doch die Motivation erhält schon in den nächsten Tagen einen Dämpfer«, hat die Deutsche Gesellschaft für Ernährung (DGE) festgestellt. Für den »Ernährungsbericht 2000« hat die DGE eine Studie in Auftrag gegeben, in der unter anderem die Stillsituation in Krankenhäusern unter die Lupe genommen wird. Die Resultate dieser Studie sind ernüchternd: Schon bei der Entlassung aus der Klinik sinke der Anteil der Mütter, die ausschließlich stillen, auf 73 Prozent. Nach vierzehn Tagen ernähren nur noch 60 Prozent, gegen Ende des zweiten Monats 42 Prozent und am Ende des sechsten Monats nur noch 10 Prozent ihr Baby allein mit der Brust, so ein Ergebnis der Umfrage in Krankenhäusern.

Dafür gibt es Gründe. Das Thema Stillen ist in der hiesigen Öffentlichkeit anders als in anderen Ländern kaum ein Thema. In Australien beispielsweise wird das Stillen finanziell belohnt. Frauen, die ihrem Kind die Brust geben und eine Stillgruppe besuchen, haben Vergünstigungen bei Bus und Bahn für die ganze Familie und genießen auch weitere Vorteile. Im niederländischen Fernsehen werden sogar Werbespots für Muttermilch ausgestrahlt.

Hierzulande gibt es keine Werbung für die beste Ernährungsform der Welt. Auch viele Ärzte sind an dem Thema nicht interessiert. »Der letzte Kongress der Deutschen Gesellschaft für Gynäkologie und Geburtshilfe, der diesem Thema einen größeren Raum zumaß, liegt vierzig Jahre zurück«, sagt der Mainzer Professor Friedolf Peters. Leider informieren auch viele Frauenärzte ihre Patientinnen während der Vorsorgeuntersuchungen nicht oder nur ungenügend über die Vorteile des Stillens. Dabei bietet die Nationale Stillkommission den Doktoren inzwischen Merkblätter mit Stillinformationen an, die an die Patientinnen weitergegeben werden können. Doch nur bei 10 Prozent der Ärzte liegen die informativen Zettel aus.

Selbst im Krankenhaus lässt die Unterstützung beim Stillen teilweise zu wünschen übrig. Die DGE- Studie ergab, dass es in vielen Kliniken niemanden gibt, der für die Stillberatung verantwortlich ist. Die Fortbildung bei Hebammen und Krankenschwestern kommt oft zu kurz.

Zu früh mit Schnulli

Das Rooming-in, bei dem sich Mutter und Kind am besten kennenlernen und das Baby nach Bedarf gestillt werden kann, wird zu wenig gefördert. Auch werden den Kleinen zu früh Teefläschchen mit Sauger oder Schnullis in den Mund gesteckt. Das verhindert, dass die Babys das Saugen an der Brust ordentlich lernen, denn mit einem Flaschensauger geht es einfacher und ist weniger anstrengend.

Nicht zuletzt haben Krankenschwestern und Hebammen oftmals keine Zeit, Müttern mit Rat und Tat zur Seite zu stehen. Die alltägliche Routine lässt ihnen nur wenig Luft, den Frauen beim Stillen und bei auftretenden Problemen zu helfen. Rund 40 Prozent der Frauen, die nach der Geburt des Kindes mit dem Stillen begonnen haben, bekommen Schwierigkeiten und geben es gleich wieder auf, so die DGE-Studie.

Die Liste der Probleme, die zum Aufhören führen, ist lang. Am häufigsten beklagen Frauen wunde Brustwarzen oder dass sie eine unangenehme Brustentzündung bekommen haben. Oder sie befürchten, dass das Kind nicht satt wird, weil zu wenig Milch da ist. Oder sie haben im Gegenteil zu viel von dem weißen Saft, was unangenehm sein und zu einem Milchstau führen kann. Auch Trinkprobleme bei den Kleinen werden als Gründe genannt, zur Kunstmilch zu greifen.

Doch diese Probleme sind nicht unlösbar:»Mit einer kompetenten Information und Beratung hätten die meisten Schwierigkeiten vermieden oder behoben werden können«, so das Fazit der DGE-Studie.

Tatsächlich können nur etwa 5 Prozent der Frauen nicht stillen, sagt Eva Stroh von der La Leche Liga Deutschland. Zu den medizinischen Gründen, die gegen das Stillen sprechen, zählt etwa eine Brustoperation. Wenn dabei die Milchgänge durchtrennt werden, kann keine Milch mehr fließen. Weitere Gründe: Haben

Frauen in der Pubertät kein oder nur wenig Brustdrüsengewebe gebildet, wird keine Milch produziert oder die Milchmenge ist zu gering. Nicht zuletzt gibt es Krankheiten, bei denen das Stillen nicht erlaubt ist, etwa wenn die Mutter HIV-positiv ist oder Drogen nimmt. Die Diagnose Mammakarzinom spricht ebenfalls gegen das Stillen.

Zehn Schritte zum Stillen

Eine Initiative von WHO und UNICEF will den Stillservice in Krankenhäusern nun verbessern. Zehn Schritte wurden von den Fachleuten erarbeitet, um die Frauen beim Stillen von Anfang an optimal zu unterstützen. Um die Auszeichnung »Stillfreundliches Krankenhaus« zu erhalten,

- muss das gesamte Mitarbeiterteam in Theorie und Praxis geschult werden und
- das Pflegepersonal schriftliche Richtlinien zur Förderung des Stillens erhalten.
- Frauen, die in einem stillfreundlichen Krankenhaus entbinden wollen, sollen schon vor der Geburt über die Vorteile des Stillens informiert werden.
- Sie müssen die Möglichkeit bekommen, ihr Kind direkt nach der Geburt anzulegen.
- Ihnen soll gleich im Kreißsaal und auch später auf der Wochenstation das korrekte Anlegen gezeigt werden.
- Außerdem sollen sie erfahren, wie die Milchproduktion in Gang kommt und aufrechterhalten werden kann.
- Neugeborenen darf weder Flüssigkeit noch sonstige Nahrung gegeben werden, außer es ist aus gesundheitlichen Gründen angesagt.
- Auch Rooming-in, bei dem Mutter und Kind vierundzwanzig Stunden zusammen sind, um das Kleine nach Bedarf stillen zu können, muss zum Service gehören.
- Den Babys darf kein Schnuller oder Gummisauger in den Mund gesteckt werden.
- In den Kliniken soll es Stillgruppen geben, um den Austausch unter Gleichgesinnten zu ermöglichen.

Inzwischen gibt es fünfzehntausend so genannte »Stillfreundliche Krankenhäuser« in hundertfünfundzwanzig Ländern. In Deutschland können sich bislang allerdings erst vierzehn Kliniken mit der Auszeichnung schmücken, die vom Kinderhilfswerk der Vereinten Nationen UNICEF seit 1992 verliehen und regelmäßig kontrolliert wird.

Milupa & Co.: Illegale Werbung?

Eine wesentliche Bedingung für die Anerkennung als »Stillfreundliches Krankenhaus« ist, dass dort keinesfalls für künstliche Säuglingsnahrung geworben werden darf oder Mütter kostenlose Produktproben erhalten. Denn: »Werbung für Muttermilchersatznahrung trägt dazu bei, dass Frauen das Stillen bald wieder aufgeben«, kritisiert Eva Stroh von La Leche Liga Deutschland.

Doch die Werbung für Flaschenkost ist allgegenwärtig. Milchpulver, Fläschchen und Schnuller werden in Zeitschriften wie »Eltern«, »Ja zum Baby« oder »Mein Baby«, aber auch in Fachzeitschriften für Ärzte und Hebammen angepriesen. Werbesprüche wie »Heute ist der Papa dran...« (Milupa) oder »Sooo nah an der Muttermilch...« (Humana) suggerieren den Eltern, dass es gar nicht nötig sei, das Kind zu stillen. Beim Frauenarzt, in der Klinik und bei Kinderärzten liegen Milchpulverprobepackungen herum, die Mütter und Väter kostenlos mitnehmen können. Drogeriemärkte präsentieren in Sonderaktionen alles rund um die Babykost. Das ist klar: Alle wollen daran verdienen. Und von der Muttermilch profitiert niemand – außer Mutter und Kind.

Zwar heißt es im »Säuglingsnahrungs-Werbegesetz«, dass es außer in Fachzeitschriften verboten ist, »Werbung für Säuglingsanfangsnahrung oder Folgenahrung zu betreiben, die die Verbraucher durch Verteilung von Proben, Abgabe kostenloser oder verbilligter Erzeugnisse oder andere indirekte Kaufanreize zum Kauf anregt«. Das Gesetz gilt schon seit 1994. Doch in den Krankenhäusern wird regelmäßig dagegen verstoßen – von allen namhaften Firmen. Von Sanktionen oder Strafen ist bislang nichts bekannt geworden.

Es ist ein Leichtes für die Firmen, es mit dem Gesetz nicht so genau zu nehmen. Denn es wird nicht kontrolliert. Lebensmittelkontrolleure haben keinen Zutritt zu Praxen und Kliniken. Firmenvertreter, die für das Personal Kaffee und Kuchen mitbringen, sind hier hingegen gern gesehene Gäste.

Nach Recherchen der Aktionsgruppe Babynahrung (AGB) »erfolgen bis heute Proben- und Produktabgaben an Mütter«, sagt Sprecher Frank König. Die AGB und andere stillfördernde Einrichtungen nehmen regelmäßig Geburtsabteilungen in Kliniken, Kinderarzt- und Frauenarztpraxen unter die Lupe und kontrollieren, ob gegen das deutsche Säuglingsnahrungs-Werbegesetz verstoßen wird oder auch gegen den strengeren »Internationalen Kodex zur Vermarktung von Muttermilchersatzprodukten«. Auf diesen Kodex hat sich die Weltgesundheitsorganisation bereits im Jahr 1981 geeinigt, um das Stillen weltweit zu schützen, zu fördern und zu unterstützen.

Von vierundsiebzig befragten Frauen gab mehr als die Hälfte an, in der Klinik Milchpulverprobepackungen erhalten zu haben. Sie wurden ihnen zwar nicht direkt von Firmenvertretern von Hipp, Humana, Nestlé-Alete oder Milupa überreicht, sondern via Mitarbeiter im Krankenhaus. Teilweise waren die Proben auch Bestandteil von Geschenksets für die frischgebackene Mama: 33 Prozent der befragten Mütter erhielten solche Pakete, die gemäß dem Internationalen Kodex in Kliniken aber gar nicht verteilt werden dürfen. Die Päckchen enthielten etwa Informationsbroschüren mit Produktwerbung, Servicenummern der Babynahrungsfirmen, Anforderungsscheine für Produktproben und weitere Infos rund ums Baby, Autoaufkleber, Babypässe, teilweise auch Pflegeprodukte und vieles mehr. Milupa-Pressesprecher Rainer Siewert betont dennoch:»Milupa hält sich an die bestehenden Gesetze und Wettbewerbsregeln.« Nestlé-Alete äußerte sich zu den Vorwürfen nicht. Und der Aufwand lohnt sich: 90 Prozent der Frauen bleiben der Kunstmilchmarke treu, mit der sie in der Klinik vertraut gemacht wurden, heißt es in einer AGB-Pressemitteilung. Ursache hierfür sei die versteckte »Empfehlung« durch das medizinische Personal.

Mit freundlicher
Unterstützung von Nestlé-Alete

Gleichzeitig wird auch unterschwellig für die Kunstmilchnahrung geworben. Im Krankenhaus tragen Kinderbettchen, Wanduhren, Rooming-in-Schilder, Flaschenwärmer, Keks- und Kaffeedosen, Rutschhunde und Schaukelpferde, ja sogar das Sofa im Wartezimmer und die Bilder an der Wand den Schriftzug von Milupa, Nestlé-Alete, Hipp oder Humana. Auch Kreißsaalausstattungen und Hebammenpraxen, Fortbildungsveranstaltungen für Frauen- und Kinderärzte, Krankenschwestern und Hebammen werden mit freundlicher Unterstützung der Industrie finanziert.

Nach dem Säuglingsnahrungs-Werbegesetz ist es den Firmen untersagt, ihre Produktverpackungen so zu gestalten, dass die Flaschenernährung idealisiert wird. Zum Beispiel durch selig schlafende Babys. Doch das ist ganz einfach zu umgehen: Bei *Milumil HA 1* beispielsweise schläft selig ein Bärchen mit rosa Schleifchen, und bei der *Humana Anfangsmilch PRE* wirbt eine glückliche Storchenfamilie mit zwei süßen kleinen Storchenkindlein auf der Packung.

Am pfiffigsten nutzt Nestlé-Alete die Gesetzeslage: Bei *Aletemil PRE* Milchanfangsnahrung (»Geeignet von Geburt an«) ist auf der Packung eine idyllische Szene abgebildet: Ein blendend weißes Babybettchen vor einem blühenden Baum, dahinter ein strahlend gelbes, reifes Kornfeld und ein süßes Entchen. Ein Kind allerdings ist, ganz gesetzesmäßig, nicht zu sehen. Vermutlich ist das romantische Bettchen, ein altmodischer Stubenwagen, vollkommen leer.

So wird mit idyllischen Assoziationen suggeriert, die künstliche Ersatznahrung sei zu bevorzugen. Denn: »Dies könnte signalisieren: Friedlicher Schlaf des Babys, wenn es mit dieser Nahrung gefüttert wird«, kritisieren die Rechercheure, die solche Packungen untersucht haben, in einem »Report über die Verstöße gegen den Internationalen Kodex zur Vermarktung von Muttermilchersatzprodukten in Deutschland«.

Um die Vorteile des Stillens angemessen herauszustellen, hat die Aktionsgruppe Babynahrung einen ausführlichen Informationstext für Produktpackungen und Werbung entworfen. Darin heißt es:

»Muttermilch ist die beste Nahrung für Babys. Sie enthält alles, was das Baby braucht, in optimaler Zusammensetzung. Sie ist keimfrei, trinkfertig und optimal verpackt. Babys sollen mindestens sechs Monate ausschließlich gestillt werden. Das Stillen kann bis ins zweite Lebenshalbjahr und darüber hinaus fortgesetzt werden, zusätzlich zur angemessenen und guten Beikostgabe. Die Ernährung des Babys mit künstlich hergestellter Säuglingsmilchnahrung innerhalb der ersten sechs Monate sollte nur dann erfolgen, wenn in bestimmten Ausnahmesituationen keine oder nicht ausreichend Muttermilch vorhanden ist. Künstlich ernährte Säuglinge bedürfen einer regelmäßigen Überwachung durch das Gesundheitspersonal.«

Dieser Text stieß bei Milupa & Co. allerdings bislang nicht auf Zustimmung. Das ist kein Wunder: Sie wollen schließlich ihre Kunstmilch verkaufen und dabei nicht allzusehr auf die Vorzüge der Muttermilch hinweisen.

Die Brust ist das Beste: Wenn die Muttermilch zahlreiche gesundheitliche Vorteile hat fürs Kind, dann hat die Flaschennahrung logischerweise auch Nachteile. Am deutlichsten wäre es deshalb, wenn die Kunstmilchproduzenten per Aufdruck auf den Packungen vor den Folgen ihrer Produkte warnen würden: »Achtung! Dieses Erzeugnis erhöht das Risiko für Allergien und Übergewicht bei Ihrem Kind. Es kann das Immunsystem schwächen, die geistige Entwicklung beeinträchtigen und die Anfälligkeit für Krankheiten erhöhen. Es sollte nur in medizinisch begründeten Ausnahmefällen verabreicht werden.« In diesen Ausnahmefällen sind die Ersatzprodukte empfehlenswert – aber auch nur dann.

Die Risiken sind in zahlreichen wissenschaftlichen Studien beschrieben – weswegen die Packungen für *Aletemil PRE*, *Humana Anfangsmilch PRE* und andere Erzeugnisse auch stets den korrekten Aufdruck enthalten: »Stillen ist die beste Ernährung für Ihr Baby« – allerdings nur in etwa zwei Millimeter großen Buchstaben auf der Rückseite.

Flaschenkinder sind öfter krank

Dabei schadet die Kunstmilch dem Baby nicht unmittelbar, vorausgesetzt sie wird hygienisch einwandfrei zubereitet. Während noch vor achtzig Jahren Flaschenkinder fünfmal häufiger starben als Stillkinder, gibt es diese Unterschiede heute nicht mehr. Dennoch müssen die Kinder, die mit Kunstmilch ernährt wurden, öfter zum Arzt, verglichen mit jenen, die Muttermilch bekamen. Das zeigt eine Analyse aus Schottland und den USA bei 1588 Kindern. Untersucht wurden die Gesundheitskosten für Erkrankungen der unteren Atemwege, von Mittelohr- und Magen-Darm-Entzündungen bei flaschen- und bei muttermilchernährten Kindern. Bei den Flaschenkindern waren 2033 mehr Arztbesuche, 212 Tage mehr Krankenhausaufenthalte und 609 mehr Verschreibungen nötig als bei gestillten Kindern (bezogen auf tausend Kinder).

Es gibt allerdings seltene Fälle, in denen die Fütterung mit den industriellen Ersatzprodukten angeraten ist: Für jene Minderheit der Frauen, die aus gesundheitlichen Gründen nicht stillen können und zufüttern müssen, seien die im Labor entwickelten Produkte »eine gute Alternative zur Muttermilch«, betont Mathilde Kersting vom Forschungsinstitut für Kinderernährung. Zwar fehlen in der Milch aus der Packung unter anderem Immunstoffe, so dass sie in punkto Krankheitsvorbeugung nicht die Qualität der Muttermilch erreichen kann. Die ernährungsphysiologische Zusammensetzung entspreche aber, soweit das technisch möglich ist, den Bedürfnissen des Kindes, so Ernährungsexpertin Kersting.

Dafür ist ein hoher konstruktiver Aufwand nötig. Kunstmilch für Babys wird am Reißbrett konstruiert, die Basis ist Kuhmilch.

Damit sie dem Säugling auch bekommt, müssen aber der hohe Eiweißgehalt verringert und das Milchfett teilweise durch pflanzliche Öle ersetzt werden. Außerdem setzen die Lebensmittelchemiker dem Pulver Vitamine und Mineralstoffe wie Eisen und Folsäure zu, die in Kuhmilch nur in geringer Menge enthalten sind.

Die Erstlingsdrinks für die Kleinen wie *Milumil* von Milupa, *Aletemil* oder *Ki-Na* von Nestlé-Alete, auch jene von Hipp und Humana, unterscheiden sich nicht wesentlich voneinander. Alle enthalten um die dreißig Zutaten, von Molkenpulver über pflanzliche Öle und Fette bis hin zu einem Mix aus Vitaminen, Mineralstoffen und Spurenelementen. Hipp wie auch das schweizerische Unternehmen Holle Babyfood und die Firma Sunval verwenden immerhin Milch aus kontrolliert biologischer Erzeugung. Allerdings stelle sich die Frage, wie natürlich die »Bio«-Produkte noch seien, wenn der Milch Fett entzogen und der Eiweißgehalt vermindert werde, sagt Frank König von der Aktionsgruppe Babynahrung.

Produkte mit der Bezeichnung »Pre« sind sehr dünnflüssig und enthalten nur Milchzucker als Kohlenhydrat. Sie seien für das Baby in den ersten sechs Monaten als alleinige Nahrung ausreichend und können auch darüber hinaus als Ergänzung zur Beikost gegeben werden, sagt Kinderernährungsexpertin Mathilde Kersting. Tatsächlich erhalten Babys nach ihrer Erfahrung aber schon nach vier bis sechs Wochen Säuglingsanfangsnahrung mit der Zusatzbezeichnung »1«. Aus Angst, dass das Kind nicht satt wird, füttern Eltern ihr Baby mit der sättigenden, sämigeren »1«-Milchnahrung, die Stärke und teilweise auch unnötigen Kristallzucker enthält.

Folgenahrung nicht ohne Folgen

Doch die Industrie hält noch weitere Pülverchen parat, so genannte Folgenahrung. Der Muttermilchersatz mit der Bezeichnung »2« darf erst im fünften Lebensmonat ins Fläschchen kommen. Andernfalls wird die Niere des Kindes zu stark durch die Mixtur belastet. Diese Produkte enthalten meist mehr Eiweiß und Mineralstoffe als »Pre«- und »1«-Nahrung, außerdem weitere Kohlenhydrate und teilweise auch überflüssigen Kristallzucker.

Inzwischen haben alle Firmen auch »3«er-Pulver im Sortiment. Diese Produkte, die ebenso in die Kategorie Folgenahrung fallen, sind zum Teil noch mit Traubenzucker und Aromastoffen (siehe Kapitel 7, S. 128 ff.) aufgepeppt.

Die Firma Hipp behauptet sogar, dass ihre »Hipp 3«-Nahrung für Kinder auf jeden Fall besser geeignet sei als »unverdünnte Kuhmilch«, so Sprecherin und Hipp-Ernährungsfachfrau Helene Steinhausen-Kibler.

»Kinder brauchen keine Folgenahrung«, sagt hingegen Mathilde Kersting. Zum Ende des ersten Lebensjahres können sie normale Kuhmilch trinken. Vorher sei sie in kleinen Mengen für die Zubereitung des Milch-Getreidebreis erlaubt. Schließlich hat sie auch einen großen Vorteil: Herkömmliche Milch ist wesentlich preiswerter als Kunstmilch. Weshalb also teure und unnütze Imitate kaufen?

Tipps: So fängt das Leben gut an

▷ Muttermilch ist die beste Nahrung für Ihr Baby. Stillen Sie es möglichst sechs Monate lang, mindestens aber vier Monate. Auch darüber hinaus können Sie Ihrem Kind als Ergänzung zur Beikost die Brust geben, und zwar so lange, wie Sie und Ihr Nachwuchs sich dabei wohl fühlen.

▷ Für den Fall, dass Sie mal nicht da sind und Ihr Baby nicht selbst stillen können, sollten Sie sich einen kleinen Vorrat zulegen: Im Gefrierfach Ihres Kühlschranks lässt sich Muttermilch prima einfrieren.

▷ Legen Sie das Kind möglichst schon in der ersten Stunde nach der Geburt an. Der Saugreflex ist dann am größten, und das Baby kann sich schon einmal mit der Brust vertraut machen. Es ist übrigens ganz normal, wenn das Kleine in den ersten zwei bis drei Tagen nur Minimengen trinkt. Die Vormilch, das Kolostrum, ist sehr gehaltvoll, und der Appetit stellt sich erst allmählich ein. Zusätzliche Getränke wie Tee, Wasser, Zuckerlösung oder gar Muttermilchersatzprodukte brauchen gesunde Babys nicht.

▷ Stillen Sie Ihr Baby »nach Bedarf«. Das bedeutet: Ihr Kind bestimmt, wann es trinken möchte, wird also nicht nach einem Stundenplan gefüttert. Das heißt aber nicht, dass das Kleine bei jedem Schreien Hunger hat. Auch wenn es müde ist, oder eine volle Windel hat, wenn ihm zu warm oder kalt ist, macht es sich bemerkbar.

▷ Wunde Brustwarzen, Brustentzündung (Mastitis), Milchstau, zu viel Milch, Flach- und Hohlwarzen sind zwar unangenehm. Sie können diese Probleme aber, auch mit Hilfe einer Hebamme, in den Griff bekommen. Auch wenn Sie zu wenig Milch haben, ist das kein Grund zum Abstillen oder zum Zufüttern. Das Angebot richtet sich nach der Nachfrage: Je häufiger Sie das Kleine anlegen, umso mehr Milch wird gebildet. Insbesondere bei Wachstumsschüben (etwa zwischen siebtem und vierzehntem Lebenstag, vierter und sechster Woche, drittem und viertem Monat) will es vermutlich zwei Tage lang teilweise stündlich trinken.

▷ Nach einer britischen Studie bei 272 Frauen kann es beim gestillten Baby zu Blähungen und starken Koliken kommen, wenn die Mutter Kohl oder Zwiebeln isst und Kuhmilch trinkt. Hebammen und Stillberaterinnen beobachten zudem, dass manche Kinder es nicht vertragen, wenn die Mutter Hülsenfrüchte wie Bohnen, Linsen und Erbsen verzehrt oder Fruchtsäfte und Mineralwasser trinkt. Dennoch müssen Sie auf diese Produkte nicht von Anfang an verzichten. Sollte das Kind unter Blähungen leiden, können Sie immer noch ausprobieren, welche Nahrungsmittel es nicht mag. Neben der Ernährung können auch Stress, Überforderung, Angst und Überbesorgnis der Eltern eine Rolle spielen und dazu führen, dass das Baby stundenlang schreit und sich verkrampft. Übrigens: Auch Flaschenkinder leiden unter Koliken.

▷ Krankenhäuser mit dem Prädikat »stillfreundliches Krankenhaus« (Adresse siehe S. 273 ff.) unterstützen Frauen besonders beim Stillen. Dort erhalten Sie mit Sicherheit keine Proben mit Säuglingsnahrung.

▷ Jede Frau hat nach der Entbindung Anspruch auf die Betreuung durch eine Hebamme zu Hause, die auch beim Stillen hilft. Die Krankenkasse übernimmt die Kosten für mindestens zehn Tage; wenn Sie gesundheitliche Probleme haben, auch länger.

▷ Manche Frauen können nicht stillen oder dürfen es aus medizinischen Gründen nicht. Wer nach dem Mutterschutz wieder arbeiten gehen muss, kann auch gezwungen sein, zuzufüttern. Verwenden Sie dann in den ersten vier bis sechs Monaten Säuglingsnahrung mit dem Zusatz »Pre«. Diese dünnflüssige Milch entspricht von der Konsistenz her am ehesten der Muttermilch und kann nach Bedarf gefüttert werden. Säuglingsnahrung mit dem Zusatz »1« wie auch Folgenahrung (Bezeichnung »2«, »3«) hält das Forschungsinstitut für Kinderernährung für überflüssig.

▷ Stellen Sie keine »alternative« Säuglingsnahrung selbst her, wie es in manchen Ratgeberbüchern empfohlen wird. Rein pflanzliche Milchgetränke wie Mandel-, Reis oder Getreidemilch liefern zu wenig Kalorien und Vitamine, und die Qualität des Eiweißes stimmt nicht. Reine Ziegenmilch enthält zu wenig Folsäure. Milchpulver auf Ziegenmilchbasis für Babys sind hingegen meist mit diesem Vitamin angereichert und empfehlenswert. Ob sie einen Schutz vor Allergien darstellen, wie die Hersteller behaupten, wurde bislang nicht ausreichend untersucht.

▷ Sind Sie, Ihr Partner oder die Geschwister des Kindes Allergiker, ist Stillen das Beste. Ist dies nicht möglich, lassen Sie sich vom Kinderarzt beraten, welche Ersatznahrung geeignet ist.

Adressen:
La Leche Liga Deutschland e.V., Postfach 65 00 96, 81214 München, Infoline: 06851/25 24; Versand von Infomaterial: Dannenkamp 25, 32479 Hille, Tel.: 0571/4 89 46.
Arbeitsgemeinschaft Freier Stillgruppen, Rüngsdorfer Str. 17, 53173 Bonn, Tel.: 0228/3 50 38 71. E-Mail: geschaeftsstelle@afs-stillen.de, Internet: www.afs-stillen.de
Berufsverband Deutscher Laktationsberaterinnen IBCLC e.V., Saarbrückener Str. 172, 38116 Braunschweig, Tel.: 0531/2 50 69 90. E-Mail: bdl-sekretariat@t-online.de, Internet: www.bdl-stillen.de

Bund Deutscher Hebammen e.V., Postfach 1724, 76006 Karlsruhe, Tel.: 0721/98 18 90. E-Mail: info@bdh.de, Internet: www.bdh.de

Verein zur Unterstützung der WHO/UNICEF-Initiative Stillfreundliches Krankenhaus, Homburger Str. 22, 50969 Köln. Internet: www.stillfreundlich.de

Verstöße von Babymilchproduzenten gegen internationale Vorschriften und Konventionen oder gegen das Deutsche Säuglingsnahrungs-Werbegesetz: www.ibfan.org (Englisch)

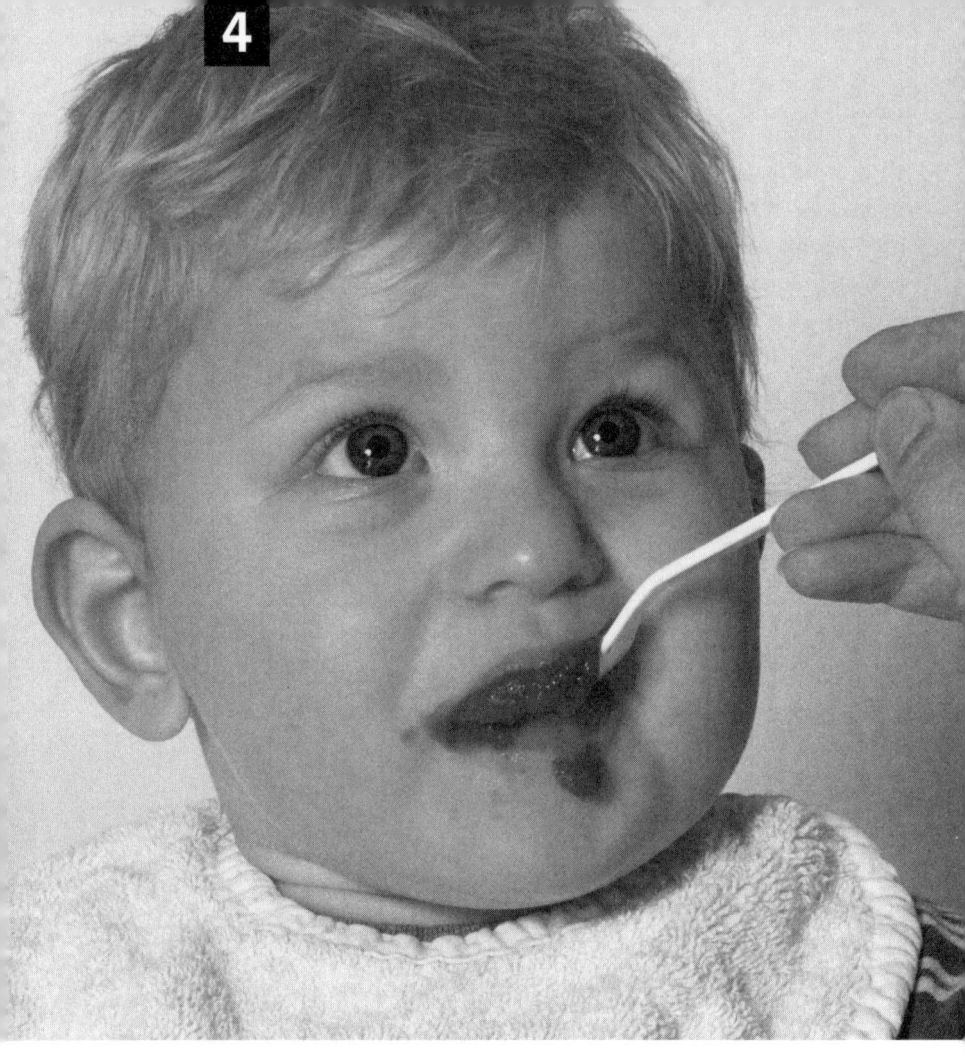

4 Konserven fürs Kind
Wie gut ist der Brei aus dem Gläschen?

Die vier Nachteile der Schnellkost von Hipp & Co. |
Paul guckt schon sehnsüchtig nach dem Essen der
Großen | Licht ist gut, auch im Apfel-Bananen-Püree |
Weshalb strenge Hygiene auch ihre Schattenseiten hat |
Es fehlt an Vitaminen und am Eisen, dem Baustoff
fürs Gehirn

Paul ist fünf Monate alt. Und ein ganz hungriger Kerl. Kaum beginnt Sabine, seine Mutter, etwas zu essen, verfolgt er ganz aufmerksam, was sie da tut. Der kleine Kopf wandert mit jeder Bewegung mit, die sie von ihrem Teller zum Mund und zurück macht – und Paul beginnt zu meckern. Vielleicht, überlegt Sabine, ist es langsam an der Zeit, dem Kleinen seinen ersten Brei zu servieren. Bislang gab es für Paul nur Muttermilch.

Fachleute empfehlen, im fünften Lebensmonat, besser noch im siebten, dem Baby seinen ersten Brei zu geben. Vorher kann das Baby die ungewohnte Nahrung noch nicht richtig verdauen und bekommt möglicherweise Bauchschmerzen. Bis zum fünften beziehungsweise siebten Lebensmonat ist das Kind darum mit Muttermilch bestens versorgt oder, falls Stillen nicht möglich ist, auch mit einer Ersatznahrung. Doch was kommt danach? Bei vielen Kindern sind es die Gläschen mit Gemüse. Zum Beispiel Karotten.

Die Eltern vertrauen darauf, dass die Hersteller den Inhalt der Gläschen streng kontrollieren und sie damit die Garantie haben, nur das Allergesündeste zu verfüttern. Und tatsächlich treiben die Hersteller allen nur denkbaren Aufwand, um den Inhalt der Gläschen so hygienisch und schadstoffarm wie möglich herzustellen. Bei Hipp etwa, dem Marktführer, ist das Überwachungssystem perfekt. Zum Beispiel für die Karotten.

Die rasen in hohem Tempo heran, über ein Rüttelband, dann wohlgeordnet weiter, in vierundfünfzig Reihen, damit jede Einzelkarotte erfasst werden kann von mehreren hoch empfindlichen Kameras. Denen entgeht nichts, nicht der kleinste Makel.

Wenn da nur ein schwarzer Fleck ist, reagiert das System:»Dann wird die Düse aktiviert und die Karotte nach unten weggeschossen«, sagt Heribert Göbel, stellvertretender Produktionsleiter bei der Babynahrungsfirma Hipp in Pfaffenhofen, eine Stunde nördlich von München.

Eine idyllische Gegend ist das hier und eine fruchtbare dazu: Dörfer mit Zwiebeltürmen, stattliche Bauernhöfe, blühende Rapsfelder, Getreidefelder, Hopfengärten. Am Waldrand hat der Imker seinen Bienenwagen abgestellt, auf Wiesen grasen Kühe, Bauern kurven mit Traktoren herum. Gemüsefelder, Gärtnereien.

Doch die Karotten, die kommen zumeist nicht von hier.»Wir verwenden so viele Karotten, dass wir mit dem Acker neben dem Haus gar nicht hinkämen«, sagt Helene Steinhausen-Kibler, die leitende Ernährungswissenschaftlerin der Firma. Etwa 9000 Tonnen Karotten verarbeitet das Unternehmen jedes Jahr, alles in Bioqualität, versteht sich. Die kommen aus ganz Deutschland und aus anderen europäischen Ländern. Hipp ist der größte Bioverarbeiter Europas, und wenn so viele Biokarotten, Bioerbsen, Biorindfleischstücke in einer Fabrik verarbeitet werden, können die nicht alle aus der Nähe kommen.

Aber selbst wenn tausende von Gläschen in der Minute über die Abfüllanlage rasen und mitunter über 100 Tonnen Karotten an einem einzigen Tag verarbeitet werden, herrscht äußerste Sorgfalt. Nichts wäre schlimmer, als wenn in die Gläschen Schmutz gelänge, Schadstoffe, Krankheitserreger gar. Denn damit wirbt die Firma, dass alles strengstens kontrolliert und größtmögliche Sicherheit gewährleistet ist.

Darum wird alles mehrfach gesäubert, geputzt, erst im Vorwäscher, dann im Stein- und Sandabscheider, im Dampfschäler, im Bürstenschäler. Überall hängen Reinigungs- und Desinfektionspläne. Viele Maschinen werden sogar regelmäßig komplett zerlegt. Die Gläschen werden bei 85 Grad gewaschen und wiederum optoelektronisch überwacht, von vier Kameras, denen kein Staubkörnchen entgeht. Mehrfach wird das Gemüse gegart, am Schluss sogar noch sterilisiert, in riesigen Druckbehältern, die wie U-Boote aussehen, bei 120 Grad. »Damit wird das Glas lager-fähig«, sagt Vize-Produktionsleiter Göbel.

Das ist der Vorteil der industriellen Großproduktion: Hygiene-technisch ist sie dem Haushalt weit überlegen. Doch sie hat auch Nachteile: Die Zutaten sind längst nicht mehr frisch, sie werden vollkommen zerkocht, oft gehen Vitamine und Nährstoffe verlo-ren. Es sind eben: Konserven.

Essen aus Gläschen, Tüten und Kartons ist sehr beliebt bei Mama und Papa: Drei Viertel aller Eltern füttern den Nachwuchs mit den industriellen Beikostprodukten, wie die Sachen genannt werden, die das Baby ab dem fünften beziehungsweise siebten Monat zusätzlich zur Muttermilch oder Kunstmilch kriegt. Das hat das Forschungsinstitut für Kinderernährung in Dortmund im Rahmen der so genannten DONALD-Studie (Dortmund Nutritio-nal and Anthropometric Longitudinally Designed Study) heraus-gefunden. Ist das Kind erst einmal neun Monate alt, machen sogar mehr als 90 Prozent der Mütter und Väter ein Fertigpro-dukt auf. Darüber können sich spanische und italienische Müt-ter nur wundern. In südlichen Gefilden wird Babys Essen fast immer von der Mama selbst gekocht.

Hierzulande haben Eltern die Qual der Wahl unter rund fünfhun-dertvierzig verschiedenen Beikostprodukten. Es gibt allein etwa hundert herzhafte Breie mit Gemüse, Kartoffeln, Nudeln oder Reis und Fleisch, Geflügel oder Fisch, die dem Baby als erste Mahlzeit angeboten werden.

Kampf ums Gläschen

Hipp ist König der Gläschen. Im Kampf um Umsatzprozente auf dem Markt für Babykost hat sich das bayerische Unternehmen inzwischen vor Nestlé-Alete auf Platz eins geschoben. Es bietet Fertigbreie aus Karotten, Kürbis und Kartoffeln an, Menüs mit Nudeln, Tomatensauce und Fleisch, Reis mit Geflügel und neu-erdings auch Fisch. Als süße Variante werden Obstpürees, Voll-kornbreie, Puddings und Gute-Nacht-Breie wie zum Beispiel Grieß oder Milchreis von den Pfaffenhofener Köchen serviert. Fast alles gibt's in Bioqualität.

Konkurrent Nestlé-Alete hat ein ähnlich breites Sortiment zu bieten. Doch in Zeiten von BSE und Schweinepest scheinen die Eltern dem Bio-Pionier Claus Hipp ihr Vertrauen zu schenken – obwohl Alete auch auf Bio setzt. Am Umsatz von über 204 Millionen Euro (mehr als 400 Millionen Mark) allein für die Gläschensparte hält Alete nur einen Anteil von rund 30 Prozent. Hipp kann sich etwa 50 Prozent vom großen Kuchen abschneiden, berichtet die »Lebensmittelzeitung«. Der Babykosthersteller Milupa hat den Kampf ums Gläschen Ende 2000 aufgegeben und konzentriert sich jetzt auf Säuglingsmilch, Babybreie und Juniorprodukte für größere Kinder (siehe Kapitel 7, S. 128 ff.).

Lass knacken

Babykost aus dem Glas ist praktisch. Gläschen auf, ins Wasserbad oder in die Mikrowelle stellen, umrühren – fertig. Gerade unterwegs wollen Eltern die fertigen Mahlzeiten aus dem Glas nicht missen. Und meist gibt es aus Bequemlichkeitsgründen auch zu Hause nichts anderes. Schließlich ist industriell hergestellte Babynahrung dank der strengen Kontrollen praktisch frei von Schadstoffen und Pflanzenschutzmitteln und bietet Eltern somit eine gewisse Sicherheit. Rückstände von Pestiziden, die Untersuchungsämter, Testmagazine und Verbraucherinitiativen vor einigen Jahren in Schlecker-Produkten und anderen Gläschen gefunden hatten, sind heute kein Thema mehr.

Alles Bio oder was?

Weil Eltern »Alles Gute für ihr Kind« (Alete-Werbeslogan) wollen, und BSE, Hormone im Kalbfleisch und Antibiotika im Schweinekotelett den Appetit auf das »Stück Lebenskraft« vermiest haben, setzten die großen Babykostköche auf »Bio«. Firmenchef Claus Hipp bürgt »mit seinem Namen« auf jedem Glas für die Bioerzeugung von Gemüse, Früchten, Getreide, Milch und Fleisch. Bei Alete kennzeichnet das hauseigene »Alete-Bio-Siegel« Produkte mit Biozutaten. Und bei den Naturkost- und Reformhausfirmen Sunval und Martin Evers Naturkost steht der

Firmenname Pate. Hier kommen traditionell ausschließlich biologisch erzeugte Zutaten in den Kochtopf.

»Bio«, das heißt, es werden nur Rohstoffe aus kontrolliert ökologischem Anbau beziehungsweise biologischer Erzeugung verwendet. Gemüse, Obst und Getreide werden ohne synthetische Pflanzenschutzmittel und künstliche Düngemittel angebaut, fernab von stark befahrenen Straßen. Fleisch und auch Milch stammen von Tieren aus artgerechter Tierhaltung, die Biofutter fressen und ohne Masthilfsmittel und Hormone groß werden. Doch selbst bei Claus Hipp ist nicht alles Bio. Nur 80 Prozent der Zutaten stammen aus echter Bioerzeugung, verriet Marketingdirektor Reiner Tafferner der »Lebensmittelzeitung«. Die Obstgläschen *Aprikosen mit Banane, Banane und Pfirsich in Apfel* oder *Früchte-Dessert* beispielsweise haben keinen blauen Punkt, der bei Hipp für Bioproduktion steht. Auf verschiedenen Getränken wie etwa *Fencheltee mit Apfelsaft* oder *Hibiskustee mit Traubensaft* sucht man das blaue Öko-Label ebenfalls vergebens.

Und selbst wenn »Bio« draufsteht, wird zuweilen bei den Kontrollen geschludert, wie Rechercheure des Magazins »Max« bei Biobananen für Hipp ermittelt haben wollen. In den fernen Lieferländern Mittelamerikas seien die Kontrolleure der Hipp-Lieferanten völlig damit überfordert, die sprunghaft gestiegenen Produktionsmengen bei zahlreichen Bauern zu kontrollieren: Allein bei einer Lieferfirma sollen die Mengen von 550 Tonnen im Jahr 1994 auf 6000 Tonnen im Jahr 2000 gestiegen sein. Mangels unabhängiger Kontrolleure übernehme Hipps Lieferfirma kurzerhand selbst die Kontrollen, behauptet die Zeitschrift. »Das ist so ähnlich, als würde man sich die TÜV-Plakette selbst ans Auto kleben«, schreiben die »Max«-Rechercheure.

Zudem steht der naturnahe Bioanbau, der auf Kunstdünger und Spritzmittel verzichtet, den industriellen Erfordernissen von Fabriken wie bei Hipp eigentlich entgegen, die auf gleichbleibend hohe Liefermengen angewiesen sind. »Ökologisch-biologischer Anbau ist mit hohem Ertragsrisiko verbunden«, sagte Agrarexperte Uwe Meier von der Biologischen Bundesanstalt für Land- und Forstwirtschaft in Braunschweig:»Der Ertrag ist für den Produzenten von Bananenmus kaum kalkulierbar. Er weiß nie, wieviel Ware er bekommt. Er ist aber auf gleichmäßige Produktqualität und kalkulierbare Mengen angewiesen. Das sind auch Faktoren, die einem ökologisch-biologischen Bananenbau im Wege stehen.« Überdies könnten die Produktionsmengen eigentlich gar nicht so schnell gesteigert werden: Schließlich müssen die Felder langsam auf Bio umgestellt werden, die Früchte müssen wachsen und reifen – und diese natürlichen Faktoren laufen den industriellen Bedürfnissen zuwider.

Hipp weist die Vorwürfe »mit aller Vehemenz« zurück: Die Kontrolle der Biobauern erfolge »in einem vierstufigen Verfahren«: Mit internen Kontrolleuren der costaricanischen Lieferfirma, einer Kontrollfirma in Costa Rica, die »drei feste Mitarbeiter« hat, dem Landwirtschaftsministerium von Costa Rica und schließlich von Hipp selbst, im Labor in Deutschland und in Costa Rica von Stefan Hipp, dem Besitzer der costaricanischen Lieferfirma und Sohn von Claus Hipp.

Auch bei Alete ist nicht alles Bio.»Bioobst und -gemüse stehen nicht unbegrenzt zur Verfügung«, erklärt Gundula Schuster vom Alete-Elternservice. Alete greift deshalb auf Rohstoffe aus »kontrolliertem Vertragsanbau« zurück. Das bedeutet: Gemüse und Obst dürfen bei der Erzeugung mit verschiedenen Pflanzenschutzmitteln gespritzt werden, die bei echtem Biogemüse und -obst tabu sind. Den fertigen Brei dürfen sie aber nicht verderben. Denn die so genannte Diätverordnung schreibt für alle Babylebensmittel vor, dass sie quasi schadstofffrei sein müssen.

Billig, billiger, am billigsten

Den Eltern scheint's egal zu sein. Sie greifen immer häufiger zu Billigprodukten. So kletterte der Marktanteil der beiden wichtigsten Preiswertprodukte *Bebivita* und *Milasan* zwischen 1999 und 2001 von 12 auf fast 16 Prozent. Während Hipp für die Tochter Somalon *Bebivita* produziert, kommt *Milasan* aus der Nestléküche. Für diese Gläschen werden ebenfalls Zutaten aus »streng kontrolliertem Vertragsanbau« verwendet.

Öko, Bio oder streng kontrolliert? Da blickt kaum noch jemand durch, kritisiert die Aktionsgruppe Babynahrung. »Flüchtige Leserinnen dieses Hinweises auf dem Etikett verwechseln prompt den ›streng kontrollierten Vertragsanbau‹ mit dem kontrollierten ökologischen Landbau, für den es die (strenge) EG-Bioverordung gibt«, sagt Pressesprecher Frank König.« Die Göttinger Gruppe spricht darum auch von »irreführender Werbung« und fordert ein Ende des Begriffswirrwarrs.

Doch ob Bio oder nicht: Die Gläschen sollten für Eltern in jedem Fall nur zweite Wahl sein. Denn gegenüber dem Selbstgekochten haben die industriell produzierten Gläschen erhebliche Nachteile.

Erster Nachteil: Es fehlt an lebenswichtigen Nährstoffen. Denn bei den teuren Zutaten sparen die Babynahrungsproduzenten. Etwa beim Fleisch.

Fleischbreie fast ohne Fleisch

Zwischen 1989 und 1999 sei der Fleischgehalt in herzhafter Gläschenkost um bis zu 30 Prozent gesunken, fand das Forschungsinstitut für Kinderernährung im Rahmen der DONALD-Studie heraus. Das ist folgenreich, denn Fleisch ist ein wichtiger Lieferant für Eisen, das die Kinder unter anderem für den Aufbau des Gehirns brauchen. Und mit dem Fleischschwund im Gläschen, so die Dortmunder, habe sich in diesem Zeitraum die Eisenversorgung der untersuchten Babys verschlechtert.

Bis vor einigen Jahren stand das Wort »Fleisch« an erster Stelle auf dem Etikett. »Rindfleisch mit Kartoffeln und Karotten« hieß es beispielsweise. Heute liegt die Betonung auf Gemüse: »Feinen Mais mit Kartoffelpüree und Bio-Pute« gibt es bei Hipp. Alete macht »Karotten mit Reis und Bio-Pute« schmackhaft. Aus gutem Grund. Nach der EU-Richtlinie für Beikost müssen Gläschen, bei denen Fleisch an erster Stelle auf dem Etikett steht, 10 Prozent von dem Eisenspender enthalten. Wird an erster Stelle Gemüse genannt, etwa »Karotten mit Rindfleisch und Nudeln« müssen nur 8 (!) Prozent Fleisch im Gläschen sein. In einem Gemüsegläschen mit Fleisch (190 Gramm) sind somit gerade mal 15 Gramm Geflügel, Rind oder Schwein zu finden. Im Juniormenü (220 Gramm) für größere Babys nur 18 Gramm je Portion. Die Ernährungsexperten aus Dortmund empfehlen hingegen, dass bei der herzhaften Mahlzeit 20 bis 30 Gramm Fleisch auf den Tisch kommen sollten. Sonst sei die Versorgung mit Eisen nicht gewährleistet. Das ist gerade in diesem Alter prekär.

Babys erstes Mahl

Im zweiten Lebenshalbjahr gehen die Reserven an Eisen in dem kleinen Körper langsam zur Neige. Die Speicher müssen aufgefüllt werden. Das Forschungsinstitut für Kinderernährung hat einen »Ernährungsplan für das erste Lebensjahr« entwickelt. Darin empfiehlt es, dem Baby als erstes Mahl einen herzhaften Brei mit Fleisch anzubieten – eben wegen des Eisens, von dem das Baby sechsmal mehr braucht als die Erwachsenen. Es wird aus natürlichen Lebensmitteln wie Fleisch besser vom Körper aufgenommen als aus damit angereicherten Produkten. Um das Eisen auch bei vegetarischer Ernährung in ausreichender Menge bereitzustellen, sollte, so Mathilde Kersting vom Forschungsinstitut für Kinderernährung, ein fleischloser Brei etwa aus Gemüse und Kartoffeln mit Hafer aufgewertet werden, der viel Eisen enthält. Dazu einige Teelöffel Obstsaft, und das Eisen aus dem Getreide und Gemüse wird vom Körper gut aufgenommen.

Simpler geht's nicht

Das Rezept, das die Dortmunder Ernährungsexperten für den ersten Brei empfehlen, ist denkbar einfach. Es besteht nur aus fünf Zutaten, nämlich Gemüse, Kartoffeln, Fleisch, etwas Fruchtsaft und Butter oder Öl. Um zu überprüfen, ob das Baby diese Mischung verträgt, sollte es mittags zunächst einige Löffel Karottenbrei pur essen. Einige Tage später wird das Gemüse mit Kartoffeln gemischt, bis das Kind schließlich den kompletten Brei erhält. Bekommt dem kleinen Esser diese Mixtur, kann er auch andere Gemüsesorten, etwa Kürbis, Pastinake, Blumenkohl oder Kohlrabi probieren. Statt Kartoffeln kann es hin und wieder Vollkornnudeln oder Naturreis geben. Mehr als diese wenigen Zutaten sollte der Brei aber nicht enthalten. Sonst wird Babys noch empfindlicher Körper zu sehr strapaziert. Außerdem brauchen Babys nicht dieselbe Abwechslung wie größere Kinder.

Was die Industrie serviert

Die Hersteller bieten eine breite Palette an herzhaften Gläschen an. Ein Teil enthält nur die von den Dortmunder Fachleuten empfohlenen wenigen Zutaten wie Gemüse, Kartoffeln, Fleisch, etwas Öl und Fruchtsaft und ist damit im Prinzip als herzhafte Mahlzeit geeignet, sobald das Kind mit Muttermilch oder Ersatznahrung allein nicht mehr satt wird. Doch allzu oft versuchen sich die Breiköche mit raffinierten Kreationen gegenseitig zu übertreffen. Da bietet Nestlé-Alete zum Beispiel schon »nach dem vierten Monat« *Pasta Piccolini* an, einen Brei aus Spaghetti und Zucchini in Sahne mit insgesamt fünfzehn (!) Zutaten. Hipp hat für die jüngsten Esser *Pasta Bambini* gekocht – Spaghetti mit Brokkoli und weiteren acht Zutaten, Sahne, Zwiebel und Liebstöckel inklusive.

Mehr als fünf Zutaten im Brei sind nicht nötig, sagt das Forschungsinstitut für Kinderernährung. Anders ausgedrückt: Zu viele Zutaten, und das ist **der zweite Nachteil,** können dem Baby möglicherweise sogar schaden. Sahne und Magermilchpulver beispielsweise erschweren die Aufnahme von Eisen in den Körper. Der Mineralstoff ist aber wichtig für den Aufbau der Muskulatur und den roten Blutfarbstoff. Das Milcheiweiß jedoch strapaziert unnötig Nieren und Leber, die noch nicht so reibungslos funktionieren wie beim Erwachsenen. Nicht zuletzt leisten Milchprodukte Allergien Vorschub. Da Babys einen sehr feinen Geschmackssinn haben, sollten auch Gewürze und geschmacksgebende Zutaten wie Zwiebeln und Gewürze tabu sein.

Doch, und das ist **der dritte Nachteil** der Gläschen: Viele Fertigbreie machen nicht satt. »Ein auffallendes Merkmal der so genannten Gläschenkost ist der im Vergleich mit den Rezepten des ›Ernährungsplans‹ geringe Fett- und Energiegehalt«, schreibt das Forschungsinstitut für Kinderernährung in einer

Veröffentlichung. Für die DONALD-Studie nahm es Ende der Neunzigerjahre eine ganze Palette an Beikostprodukten unter die Lupe.

Babys müssen ihr Fett wegkriegen. Anders als Erwachsene und größere Kinder benötigen die ganz Kleinen besonders viel von dem Kraftstoff, damit sie groß und stark werden. Außerdem sind in Ölen lebenswichtige Fettsäuren enthalten, die der Körper nicht selbst herstellen kann. Bekommt das Kind zu wenig Fett, kann es zu Entwicklungsstörungen kommen. Im ersten Lebensjahr sollte Babys Essen darum bis zu 45 Prozent der Kalorien in Form von Fett enthalten, rät die Deutsche Gesellschaft für Ernährung.

Gläschenkost aber liefert meist weniger Fett und Kalorien, als der Zwerg pro Mahlzeit benötigt. Er bekommt schnell wieder Hunger, fängt an zu quengeln und will erneut essen. Das freut zwar die Firmen, die mit einer Reihe von Fruchtdesserts, Puddings, Obstdrinks und Babykeksen für zwischendurch aufwarten. Doch im »Ernährungsplan« der Dortmunder Forscher sind solche Zwischenmahlzeiten nicht vorgesehen. Denn wenn schon die ganz Kleinen zwischendurch Süßes essen, gewöhnen sie sich auch daran und setzen die ungesunde Gewohnheit fort, sobald sie größer sind. Mit der Folge, dass sie später möglicherweise dick und rund werden.

Doch das wichtigste Manko der industriellen Gläschenkost ist, ironischerweise, eine direkte Folge der strengen Hygieneregeln in den Fabriken. Weil jeder Krankheitserreger sofort im Keim erstickt werden muss, werden die Rohstoffe immer wieder erhitzt und schließlich sterilisiert, bei 120 Grad Celsius. Schließlich muss so ein Erzeugnis im Supermarktregal bis zu drei Jahre halten.

Das führt zum **vierten Nachteil** der Gläschen: Sie enthalten zu wenig Vitamine.

Konserven fürs Baby

»Industriell hergestellte Gläschenkost ist nichts anderes als Konserven«, sagt Professor Antal Bognár. Er ist Direktor und

Professor des Instituts für Chemie und Biologie bei der Bundesforschungsanstalt für Ernährung und hat zahlreiche Konserven auf ihren Gehalt an Nährstoffen untersucht.

Für dieses Buch hat der Professor errechnet, dass industrielle Gemüsegläschen in Sachen Vitamine sicherlich schlechter abschneiden als selbstgekochte Breie. »Ein Möhren-Kartoffel-Rindfleisch-Brei aus dem Glas enthält nur etwa halb so viel Vitamin C wie ein schonend gedünsteter, selbst zubereiteter Brei. Auch die Mengen an Vitamin B_1 sind deutlich geringer«, lautet das Fazit seiner Arbeit.

Für seine Berechnungen legte Professor Bognár die durchschnittlichen Vitaminverluste durch Sterilisieren und im Vergleich die Werte eines hausgemachten Gemüsebreis zugrunde, wie er vom Forschungsinstitut für Kinderernährung empfohlen wird, also eine Mischung aus Karotten, Kartoffeln, Fleisch, Öl und einem Schuss Obstsaft.

Mit dem Vitaminschwund konfrontiert, behauptet Gundula Schuster vom Alete-Elternservice schlicht und pauschal: »Gläschen sind vitaminreicher.« Wer selbst kocht, koche das Gemüse tot. Ähnlich argumentiert Hipp.

Wissenschafltiche Vergleichsuntersuchungen, die Professor Antal Bognárs Berechnungen zum Vitaminschwund widerlegen und die Vorzüge der Gläschen beweisen könnten, kann Hipp allerdings nicht vorlegen, und auch Alete-Pressesprecherin Lilian Susan Wilke räumt ein: »Genaue Daten zu Vitaminverlusten bei industrieller Beikostproduktion werden von uns nicht erhoben.« Empfindliche Vitamine, die im Zuge der Herstellung verlorengehen, würden allerdings »je nach Vorkommen in den Lebensmitteln« nachträglich wieder zugesetzt, sagt die Alete-Sprecherin.

Dies aber trifft nur für süße Obstpürees und Vollkorn-Getreide-Breie aus dem Alete-Gläschen zu. Von den herzhaften Alete-Menüs wie *Feines Butter-Gemüse mit Kartoffeln und Bio-Hühnchen* und *Schinken-Nudeln mit Gemüse* erhält keines einen Zusatz an Vitamin C oder Vitamin B_1. Das kann man in der »Alete-Produktinformation« nachlesen.

Babys Abendmahl

Paul ist vitaminmäßig gut versorgt, er isst gern seinen hausgemachten Brei. Seitdem er mittags Gemüse mit Kartoffeln und etwas Fleisch bekommt, sei er nachmittags zufriedener, findet Sabine. Seit vier Wochen erhält der Kleine darum nun schon zu Mittag ein herzhaftes Mahl. Neuerdings giert er allerdings nach allem, was die Großen essen. Beim Abendessen, wenn Sabine, ihr Mann Michael und der große Bruder sich die Käsebrote in den Mund schieben, verlangt Paul lautstark, etwas abzubekommen. Fürs Käsebrot ist er aber noch zu klein, weswegen Sabine beschließt, dem sechs Monate alten Jungen nun auch abends einen Brei zu geben.

Fragt sich nur: welchen?

Gute-Nacht-Breie von Alete & Co.

Für das Abendmahl bietet die Industrie eine ganze Palette von Breien an. Da gibt es Flocken und Pulver, die einfach in heiße Milch eingerührt und mit etwas Obstpüree verfeinert werden. Des weiteren sind Breie zum Anrühren mit Wasser erhältlich, die Getreide, Milchpulver und getrocknetes Obst in sich haben. Außerdem gibt's Produkte mit Obst, die noch mit Milch angerührt werden müssen. Die Hersteller halten auch eine Fülle von Gute-Nacht-Gläschen parat. Diese Breie sind bereits fix und fertig gekocht und können direkt aus dem Gläschen gefüttert werden.

In den Broschüren der Hersteller, die auf Anfrage erhältlich sind, wird – wie auch vom Forschungsinstitut für Kinderernährung – geraten, dem Kind den Milch-Getreide-Brei frühestens im sechsten Monat zu geben. Warum ein Teil der Milchfertigbreie auf der Packung aber den Hinweis »nach dem vierten Monat« trägt, das liegt auf der Hand: Wenn die Mitbewerber solche Produkte anbieten, kann keiner zurückstehen.

Also gibt's bei Hipp schon »nach dem vierten Monat« *Milchbrei Babykeks* oder *Grießbrei Bourbon-Vanille* aus dem Gläschen. Zum Anrühren hält der Pfaffenhofener Babykoch *Feinen Milchbrei Apfel-Vanille* und *Banane-Pfirsich* bereit. Alete serviert für diese Altergruppe einen Gute-Nacht-Brei mit *Apfel und Zwieback* aus dem Glas. Außerdem gibt's *Babys ersten Milchbrei Banane* und *Frischmilchbrei Grieß* zum Anrühren. Humana offeriert *Bananen-Milchbrei* und *Birnen-Reis-Milchbrei*. Nicht zuletzt hat auch Milupa gleich eine ganze Palette von Milchbreien zu bieten. »Nach dem vierten Monat« gibt es zum Beispiel *Milubrei Banane Milchbrei* und *Milubrei Birne-Zwieback.*

Zuckrige Angelegenheit

Fast alle Milchfertigbreie zum Anrühren sind gesüßt, stellte das Forschungsinstitut für Kinderernährung fest, als es für die DONALD-Studie diese Produkte unter die Lupe nahm. Die Süße kommt häufig einfach via »Kristallzucker«, also mit dem üblichen Haushaltszucker in die Tüte. Aber auch Breie »ohne Kristallzuckerzusatz« schmecken oftmals süß. Süßungsmittel verbergen sich auf der Zutatenliste nämlich auch hinter den Begriffen »Saccharose«, »Glucose«, »Fruktose« und »Honig«. Eine rühmliche Ausnahme sind nur reine Getreideflocken. Sie enthalten gar keinen Zucker und werden vom Forschungsinstitut für Kinderernährung für die Zubereitung des Abendbreis empfohlen.

Künstliche Vitamine

Gang und gäbe ist es zudem, Getreidebreie mit Nährstoffen aufzupeppen. Als das Forschungsinstitut für Kinderernährung vor einigen Jahren Milch-Getreide-Breie aus Gläschen und Tüten prüfte, stellte es fest: »Die Nährstoffanreicherung ist insbesondere bei Milchfertigbreien weit verbreitet.« Fast alle Abendbreie enthielten zugesetzte Vitamine und Mineralstoffe. Während man in Gemüsegläschen nur selten Nährstoffzusätze findet – hier waren nur 10 Prozent der Produkte mit einem Nährstoff angereichert –, enthalten Milch-Getreide-Breie bis zu neunzehn verschiedene zugesetzte Nährstoffe.

Am liebsten mixen die Hersteller Vitamin C und Jod in den Brei. Während Fachleute einen Zusatz an Jod oder auch Folsäure durchaus sinnvoll finden, gibt es für andere Nährstoffbeigaben keine Notwendigkeit. Trendanalysen wie etwa die schon zitierte DONALD-Studie zeigten, dass bei allen Vitaminen, außer Folsäure und Vitamin E, mit normalen, frisch eingekauften Lebensmitteln »die Empfehlungen erreicht werden«, betont Ernährungsexpertin Mathilde Kersting (siehe Kapitel 7, S. 128 ff.).

Europäisches Breierlei

Darum ist auch problematisch, was die Richtlinie der Europäischen Union für »Getreidebeikost« neuerdings fordert: einen hohen Gehalt an Vitamin B_1. Das sei zwar »grundsätzlich zu begrüßen«, sagt Kersting. Doch die Mengen, die die Eurokraten für die Milchfertigbreie vorschreiben, seien so hoch, dass selbst Vollkornflocken, die von Natur aus vor Vitamin B_1 strotzen, die Vorschriften der EU nicht erfüllen und angereichert werden müssen. Selbst die Anbieter von Naturkost, die Nährstoffzusätze eigentlich ablehnen, sind nun gezwungen, ihren vollkörnigen Produkten Vitamin B_1 zuzusetzen.

Schoko, Zimt und Stracciatella

Milch-Getreide-Breie für ältere Babys haben jede Menge überflüssige, zum Teil sogar problematische Zutaten in sich. Hipp offeriert *Junior Milchbrei mit Stracciatella* und *Milchbrei Früchte-Pops*. Alete will den Kleinsten *Milchbrei Schoko mit Banane* und *Mango-Apfel mit Milchreis* schmackhaft machen, Milupa hält einen *Milchbrei Schoko-Nuss* bereit und Humana *Apfel-Grieß Milchbrei mit Zimt*.

»Nüsse, Kakao, Schokolade, Aromastoffe und Gewürze sind nicht nötig und sollten aus Gründen der Allergievorbeugung vermieden werden«, betont Kinderernährungsexpertin Kersting. Erinnern wir uns: Nach dem Dortmunder Ernährungsplan für Säuglinge reichen drei Zutaten für den Milch-Getreide-Brei: Vollmilch, Getreideflocken und Saft oder Obstmus.

Also kriegt der kleine Paul wieder nichts von den knallbunten Produkten von Hipp und Alete. Besser für ihn ist das, was das Forschungsinstitut für Kinderernährung für die »feste« Mahlzeit am Abend empfiehlt: ein Brei aus Getreideflocken, Vollmilch und etwas Obstsaft oder Obstmus. Dieser Milch-Getreide-Brei soll das Baby vor allem mit Kalzium versorgen. Der Mineralstoff ist wichtig für das Wachstum und die Festigung von Knochen und Zähnen.

Aus gutem Grund raten die Dortmunder Ernährungsexperten, dem Baby den leicht süß schmeckenden Abendbrei erst im sechsten Lebensmonat zu geben. Wird er als erste Mahlzeit gefüttert, also vor dem Gemüsebrei, akzeptiert das Baby den herzhaften Gemüse-Fleisch-Brei möglicherweise nicht und möchte nur noch süße Sachen schlabbern.

Muss es einmal schnell gehen, haben die Ernährungsfachleute nichts dagegen, dass ein Milchfertigbrei in den Teller kommt. Allerdings gibt es bislang kein Produkt, das dem einfachen Rezept aus Dortmund entspricht.

Babys dritter Brei

Das gilt auch für den Zwischenbrei am Nachmittag, nach dem Paul neuerdings begehrt. Er ist jetzt sieben Monate alt. Tagsüber mag er nicht mehr so gern an die Brust wie früher. Nachmittags, wenn Sabine mit ihm auf dem Spielplatz ist, beobachtet der kleine Bursche lieber die Kinder auf der Schaukel, guckt in die Bäume und lässt sich durch jedes noch so kleine Geräusch ablenken. Auf dem Heimweg ist er dann quengelig, weil er kaum etwas getrunken hat. Sabine beschließt, dem jungen Mann nun auch nachmittags einen Brei zu geben.

Kommerzielle Obst-Getreide-Breie teilweise mangelhaft

Frühestens im siebten Lebensmonat kann das Baby nachmittags einen Obst-Getreide-Brei bekommen. Er sollte aus Vollkorngetreide, Obst und etwas Fett bestehen, raten die Dortmunder Ernährungsforscher. Milch ist darin tabu, weil der weiße Saft die Aufnahme von Eisen aus Getreide in den Körper behindert.

Es ist dasselbe wie beim Milchbrei: Ein Teil der Gläschen mit Getreide und Obst wird von den Firmen zu früh empfohlen, nämlich »ab dem sechsten Monat«. Auch sparen die Hersteller bei der Nachmittagsmahlzeit mit Fett, fand das Forschungsinstitut für Kinderernährung heraus. Nicht zuletzt enthalten drei Viertel der schnellen Mahlzeiten aus dem Glas eine Ladung Zucker. Selbst wenn die Kleinen noch keine Zähne haben, richten die weißen Kristalle Unheil an: Sie nisten sich im Kiefer ein und gehen auf die Zähne los, sobald diese durchkommen. Außerdem wird das Baby unnötigerweise an süße Sachen gewöhnt. Dass es auch ohne geht, zeigen Produkte aus dem Bioladen und Reformhaus. Für einen Obstbrei mit Apfel werden hier nur die süßesten Früchte ausgewählt. So sei ein Zuckerzusatz überflüssig, erklärt Jürgen Köhler vom Biokostanbieter Sunval.

Vitamine: Mal mehr, mal weniger

Wer den Nachmittagsbrei selbst zubereitet, kann ganz auf die Zuckerspritze verzichten. Getreideflocken mit heißem Wasser verrühren, Banane zerdrücken oder einen kleinen Apfel pürieren, etwas Butter oder Öl dazugeben, alles mischen – fertig.

Mehr noch: Auch in Sachen Nährstoffe hat der selbstgemachte Brei viel zu bieten. Denn Bananen oder süße Äpfel müssen nicht erhitzt werden, so dass Vitamine, die keine Wärme mögen, geschont werden. Kommerzielle Breie können da nicht mithalten. Denn die Bananen etwa für Hipp kommen schon zerkocht und püriert und aseptisch als Mus in großen Tonnen aus Mittelamerika. Bereits bei der Herstellung bleiben eine Menge Vitamine auf der Strecke. Und dann wird es noch einmal im Gläschen erhitzt, damit es jahrelang haltbar ist.

Bei diesen Früchtebreien zeigen sich denn auch die Qualitätsunterschiede zwischen Fabrikbrei und dem selbst zubereiteten Brei am deutlichsten. Bislang waren diese Unterschiede wissenschaftlich nur schwer nachzuweisen. Neue Messmethoden, bei denen minimale Lichtmengen in den Lebensmitteln nachgewiesen werden, zeigen erhebliche Differenzen. Die Lichtmessungen waren bisher in der Fachwelt umstritten. Mittlerweile aber gewinnen diese so genannten Biophotonen weltweit an Bedeutung, die deutsche Bundesregierung fördert die Forschung mit knapp 128 Millionen Euro (250 Millionen Mark) über einen Zeitraum von zehn Jahren; auch Firmen wie Nestlé oder Bahlsen erproben die Methode.

Bei Analysen, die eigens für dieses Buch vom Pionier der deutschen Biophotonenforschung, Professor Fritz-Albert Popp, im nordrhein-westfälischen Neuss vorgenommen wurden, zeigte sich die qualitative Überlegenheit des selbstgemachten Breis eindrucksvoll: Mit hochempfindlichen Messgeräten, die noch den Schein einer Kerze in zwanzig Kilometer Entfernung wahrnehmen könnten, wurde beim Apfel-Bananen-Püree von Hipp ein Wert von knapp über 300 Lichteinheiten gemessen, bei Alete waren es etwa 600 – und beim selbstgemachten Apfel-Bananen-Brei waren es 20 000 (siehe Anhang, S. 270).

Je mehr von den minimalen Lichtmengen feststellbar sind, so die Biophotonenforscher, desto hochwertiger, frischer und auch gesünder sind die betreffenden Lebensmittel.

Einige Mängel von Industriekonserven sind auch mit herkömmlichen biochemischen Methoden nachzuweisen, etwa die Vitaminverluste. Besonders empfindlich ist Vitamin C. Es reagiert sauer, wenn ihm Wärme, Licht und Sauerstoff zusetzen. Das wissen auch die Industrieköche – und mixen in den Obst-Getreide-Brei künstliche Ascorbinsäure, so der chemische Name für Vitamin C. Damit schlagen sie gleich zwei Fliegen mit einer Klappe: Die Säure verhindert zum einen, dass sich Früchte wie Bananen, Äpfel und Birnen braun verfärben, was von den Eltern als »unappetitlich« empfunden werde, wie Gundula Schuster vom Alete-Elternservice sagt. Gleichzeitig soll der Obstbrei das Baby auch mit Vitamin C versorgen. Bei der Anreicherung mit dem Vitamin komme es aber zu Ungereimtheiten, kritisierten die Verbraucherzentralen der neuen Bundesländer schon vor einigen Jahren, als sie diverse Fertigbreie aufs Korn nahmen. Es gebe kein einheitliches Vorgehen beim Untermixen von Vitamin C. So rührt Alete bis zu 20 Milligramm Vitamin C in 100 Gramm Babybrei, Hipp und die von Hipp produzierten *Bebivita*-Produkte spendieren sogar bis zu 30 Milligramm per 100 Gramm. Verglichen die Eltern die Etiketten, führe dies zu Unverständnis und

Verunsicherung, schreiben die Verbraucherzentralen in ihrem Bericht »Richtig ernährt – von Anfang an«.

Schimmelpilze im Getreidebrei

Während ein paar Milligramm Vitamin C mehr oder weniger dem Baby nicht schaden, können Schimmelpilze den Appetit gewaltig verderben. »Bei der Untersuchung von getreidehaltiger Kleinkindernahrung wie zum Beispiel Getreidebrei und Maisgrieß verschiedener Hersteller haben die Landesbehörden wiederholt hohe Belastungen mit Fusarientoxinen nachgewiesen«, warnte das Bundesinstitut für gesundheitlichen Verbraucherschutz und Veterinärmedizin (BgVV). So stieß die Landesuntersuchungsanstalt Südbayern im Jahr 2000 in fünf von dreiundzwanzig untersuchten Proben Babynahrung auf das Schimmelpilzgift Deoxynivalenol (DON). Die Landesuntersuchungsanstalt Sachsen fand im selben Jahr in allen dreiundfünfzig untersuchten Proben Säuglings- und Kleinkindnahrung DON.

Deoxynivalenol gehört zur Gruppe der so genannten Trichothecene, die von Fusarien gebildet werden. Diese Schimmelpilze befallen überwiegend lebende Getreidepflanzen. Trichothecene haben eine zellschädigende Wirkung. Sie sind giftig für die Haut und greifen zunächst den Verdauungstrakt an, beeinträchtigen aber auch das Nervensystem, die Blutbildung und das Immunsystem. DON ist zwar als »nicht krebserzeugend« eingestuft, doch nach Verzehr hoch belasteter Produkte können beim Menschen Erbrechen, Durchfall und Hautreaktionen auftreten.

In sechs Proben fanden die Behörden DON-Mengen, die weit über dem von der EU für die tägliche Aufnahme tolerierten Wert lagen – bei einem angenommenen Verzehr der empfohlenen Tagesration des entsprechenden Erzeugnisses. Nach der Empfehlung des Forschungsinstituts für Kinderernährung beträgt die tägliche Verzehrmenge vierzig Gramm Getreide. Bei den Berechnungen mussten allerdings Richtwerte zugrunde gelegt werden, die für Erwachsene gelten – wenn der besonders empfindliche kindliche Organismus berücksichtigt würde, lägen die Grenzwertüberschreitungen noch weit höher.

»Die erhöhten Konzentrationen deuten darauf hin, dass die Chargen nicht hinreichend auf Fusarientoxine geprüft wurden«, stellte das BgVV weiter fest. »Aus Gründen des vorbeugenden Verbraucherschutzes« forderte die Behörde die Firmen damals auf, »die Gehalte an Fusarientoxinen, insbesondere bei der Erzeugung von Säuglings- und Kleinkindnahrung, so weit wie möglich zu reduzieren«.

Doch als das Verbrauchermagazin »Öko-Test« ein Jahr nach Bekanntwerden der Problematik elf Getreidebreie auf Schimmelpilzgifte untersuchte, fand es immerhin in vier Produkten das Gift DON, »zum Teil in bedenklicher Menge«. In einem *Milasan*-Brei steckte doppelt so viel DON wie von der EU für die tägliche Aufnahme erlaubt ist. Bei drei weiteren Breien wurde immerhin die Hälfte der EU-Werte erreicht. Doch Grenzwerte hin oder her, »Schimmelpilze gehören nicht in Lebensmittel hinein«, sagt Bernd Schlegel von der Landesuntersuchungsanstalt in Dresden. Schon gar nicht, wenn es sich um gesundheitlich sehr bedenkliche Substanzen handelt, die schon in kleinsten Mengen krank machen können.

Tipps:
So wird's ein Prachtkind

Babybrei selbst kochen, das geht ganz einfach:
Gemüse-Kartoffel-Fleisch-Brei
>   25 g Fleisch
>   90 g Gemüse
>   40 g Kartoffeln
>   30 g Obstsaft, z. B. Orangensaft, oder Obstpüree
>   8 g Fett (Butter und Rapsöl im Wechsel)

Das Fleisch in wenig Wasser weich kochen, kleinschneiden und pürieren. Das Gemüse waschen und kleinschneiden, zusammen mit den geschälten und kleingeschnittenen Kartoffeln in wenig Wasser oder in Brühe (vom Fleisch) weich dünsten. Das Fleisch unter die

Gemüse-Kartoffel-Mischung rühren, aufkochen, mit dem Obstsaft pürieren und das Fett unterrühren. Eventuell noch etwas Wasser zugeben.

Vegetarischer Gemüse-Kartoffel-Getreide-Brei
  100 g Gemüse
  50 g Kartoffeln
  10 g Haferflocken
  30 g Saft oder Obstpüree
  20 ml Wasser
  8 g Öl

Das Gemüse putzen und kleinschneiden. Die Kartoffeln schälen, kleinschneiden und mit dem Gemüse in wenig Wasser weichkochen. Die Haferflocken zufügen und mit Saft oder Obstpüree und Wasser pürieren. Das Öl in den Brei einrühren.

Vollmilch-Getreide-Brei
  200 ml Vollmilch, 3,5 % Fett
  20 g Vollkorngetreideflocken
  20 g Obstsaft oder Obstpüree

Die Milch mit den Getreideflocken aufkochen beziehungsweise bei Verwendung von Instantflocken entsprechend den Hinweisen auf der Verpackung zubereiten. Den Obstsaft oder das Obstpüree unterrühren.

Getreide-Obst-Brei
  20 g Vollkorngetreideflocken
  90 ml Wasser
  100 g Obst
  5 g Butter

Die Getreideflocken mit Wasser aufkochen beziehungsweise bei Verwendung von Instantflocken entsprechend den Hinweisen auf der Verpackung zubereiten. Das Obst pürieren und mit der Butter unterrühren.

(Alle Rezepte laut Forschungsinstitut für Kinderernährung, Dortmund)

▷ Ob Sie für Ihr Baby den Brei selber kochen oder auf fertige Gläschen und Tüten zurückgreifen, müssen Sie gut abwägen. Selbst zubereitete Babykost bietet eine größere Geschmacksvielfalt, hat oft mehr Vitamine und Nährstoffe, sie ist frei von überflüssigen Zusätzen wie Salz, Zucker und Gewürzen. Jedoch ist die Herstellung etwas aufwendiger, und Sie wissen nicht, ob Schadstoffe im Brei stecken. Fertigkost ist schnell zubereitet, und quasi schadstofffrei. Viele Gläschen sind jedoch fettarm, haben zu wenig Kalorien, das Kind muss deshalb mehr essen. Oder man muss noch (einen Teelöffel) Öl darunter mixen, damit die Kalorienbilanz stimmt. Und: Die wichtigen Inhaltsstoffe wie etwa Eisen sind zu wenig enthalten. Besser versorgt sind die Kinder daher mit dem Selbstgekochten. Und billiger ist es meistens auch.

▷ Wollen Sie Babys Breie selbst kochen, verwenden Sie Gemüse, Obst, Getreide, Milch, Fette und Fleisch aus kontrolliert biologischer Erzeugung. Bio-Obst und -Gemüse enthalten nachweislich weniger Nitrat als »normale« Lebensmittel und auch weniger Rückstände von Pflanzenschutzmitteln. Und sie schmecken besser.

▷ Praktisch ist es, wenn Sie gleich mehrere Portionen auf Vorrat kochen und in Gläsern einfrieren. Der Brei ist bei minus 18 Grad etwa zwei Monate haltbar. Wollen Sie Gläschen verwenden, wählen Sie sie nach dem Motto aus: So wenig Zutaten wie möglich. Die Zutatenliste auf der Verpackung gibt Auskunft.

▷ Nach dem Ernährungsplan der Dortmunder Ernährungsforscher sollten Sie dem Baby frühestens im fünften Lebensmonat mittags einen Gemüse-Kartoffel-Fleisch-Brei geben. Begonnen wird mit einer Gemüseart, zum Beispiel Karotten, Kürbis oder Pastinaken. Verträgt das Baby das Gemüse, kommen Schritt für Schritt Kartoffeln und Fleisch dazu. So können Sie am besten feststellen, was dem Kind bekommt. Im sechsten Monat gibt's abends den ersten Milch-Getreide-Brei, im siebten Monat nachmittags den Getreide-Obst-Brei. Zu den übrigen Mahlzeiten wird das Kleine zunächst weiter gestillt oder bekommt Kunstmilch. Frühestens ab dem zehnten Monat, wenn die ersten Zähne da sind, kann das Baby etwas zum Kauen bekommen. Eine Mahlzeit aus Brot und Milch ersetzt Milchbrei. Frisches Obst und Brot lösen den Obst-Getreide-Brei langsam ab. Stillen können Sie, solange Sie und das Baby sich dabei wohl fühlen.

▷ Schreit Ihr Kind beim Füttern mit dem Löffel und mag gar nichts von der festen Nahrung essen, ist es vielleicht noch nicht so weit. Dann macht es keinen Sinn, es mit anderen Gemüsesorten oder gar einem süßen Brei zu überlisten. Versuchen Sie es einfach nach einigen Wochen erneut. Ein gutes Indiz, dass das Baby »reif« ist für feste Kost, ist das Interesse am Essen der »Großen«.

▷ Vorsicht vor Begriffsverwirrung! Wenn auf einem fertigen Brei steht »nach dem vierten Monat«, bedeutet das, der Brei ist für ein fünf Monate altes Kind gedacht. Produkte »ab dem sechsten Monat« können hingegen im sechsten Lebensmonat gegeben werden. Doch aufgepasst: Viele Produkte werden von den Firmen zu früh angeboten. Maßgeblich sind die Empfehlungen des Forschungsinstituts für Kinderernährung.

▷ Wenn Sie mit dem Füttern beginnen, geben Sie dem Baby die ersten Löffel Brei am besten vor dem Stillen oder der Milchflasche. So ist der Hunger da und auch das Interesse am Essen. Anfangs spucken die Kleinen meist alles wieder aus. Das heißt aber nicht, dass sie den Brei nicht mögen. Sie müssen das Essen vom Löffel erst üben.

▷ Spezielle Babylebensmittel wie Puddings, Kekse, Obstbreie zum Trinken, Kartoffelbrei und Saucen aus der Tüte, Joghurt- und Quarktöpfchen sind unnötig. Nach dem Ernährungsplan des Forschungsinstituts für Kinderernährung benötigt das Baby erst ab dem zehnten Lebensmonat eine Zwischenmahlzeit. Geben Sie dem Baby dann Vollkorn- oder Knäckebrot aus fein gemahlenem Mehl, reifes Obst und später auch Rohkost.

▷ Als Getränke sind stilles Mineralwasser, lose Früchte- und Kräutertees oder Teebeutel aus Bioerzeugung geeignet. Möchten Sie Ihrem Baby Saft zu trinken geben, verdünnen Sie ihn im Verhältnis 1:1. Spezielle Babysäfte sind übrigens nicht nötig. Verwendet werden können zum Beispiel Direktsäfte ohne Vitaminzusatz, die es in Naturkostläden und Reformhäusern gibt. Auch »Babywasser«, das von verschiedenen Firmen angeboten wird, ist unnötig. Normales Trinkwasser tut es auch, vorausgesetzt, der Nitratgehalt liegt nicht über 50 Milligramm pro Liter Wasser (Wasserwerk fragen). Andernfalls können Sie zum Teekochen und Anrühren von Fertigmilch stilles Mineralwasser mit dem Hinweis:»Geeignet für die Zubereitung von Säuglingsnahrung« verwenden.

▷ Vollmilch gibt's anfangs noch nicht als Getränk, weil sie die Aufnahme von Eisen in den Körper behindert. Außerdem wird ein Zusammenhang zwischen dem Auftreten der Zuckerkrankheit und Kuhmilch diskutiert. Für die Zubereitung des Milch-Getreide-Breis kann aber Milch verwendet werden. Die geringen Mengen (200 Milliliter) halten Ernährungsfachleute für unbedenklich. Verwenden Sie pasteurisierte Vollmilch. Rohmilch oder Vorzugsmilch können zu viele Keime oder den gefährlichen EHEC-Erreger enthalten und sind damit ungeeignet. Haben Sie oder die Geschwister des Kindes eine Allergie, sollte der Brei nicht mit Kuhmilch, sondern mit einer so genannten HA-Nahrung angerührt werden (siehe Kapitel 7, S. 128 ff.).

▷ Babys können auch vegetarisch ernährt werden. Statt Fleisch sollte man an Eisen reiches Getreide nehmen, zum Beispiel Haferflocken, um den hohen Bedarf an dem Spurenstoff zu decken. Ein Schuss Vitamin-C-reicher Obstsaft dazu, und das Getreideeisen wird optimal verwertet. Möchten Sie Gläschen füttern, sind vegetarische Gemüse-Vollkorn-Breie richtig, die es vor allem in Naturkostläden und Reformhäusern gibt. Auch hier ist es sinnvoll, wenn Sie ein wenig Obstsaft oder Obstpüree zugeben.

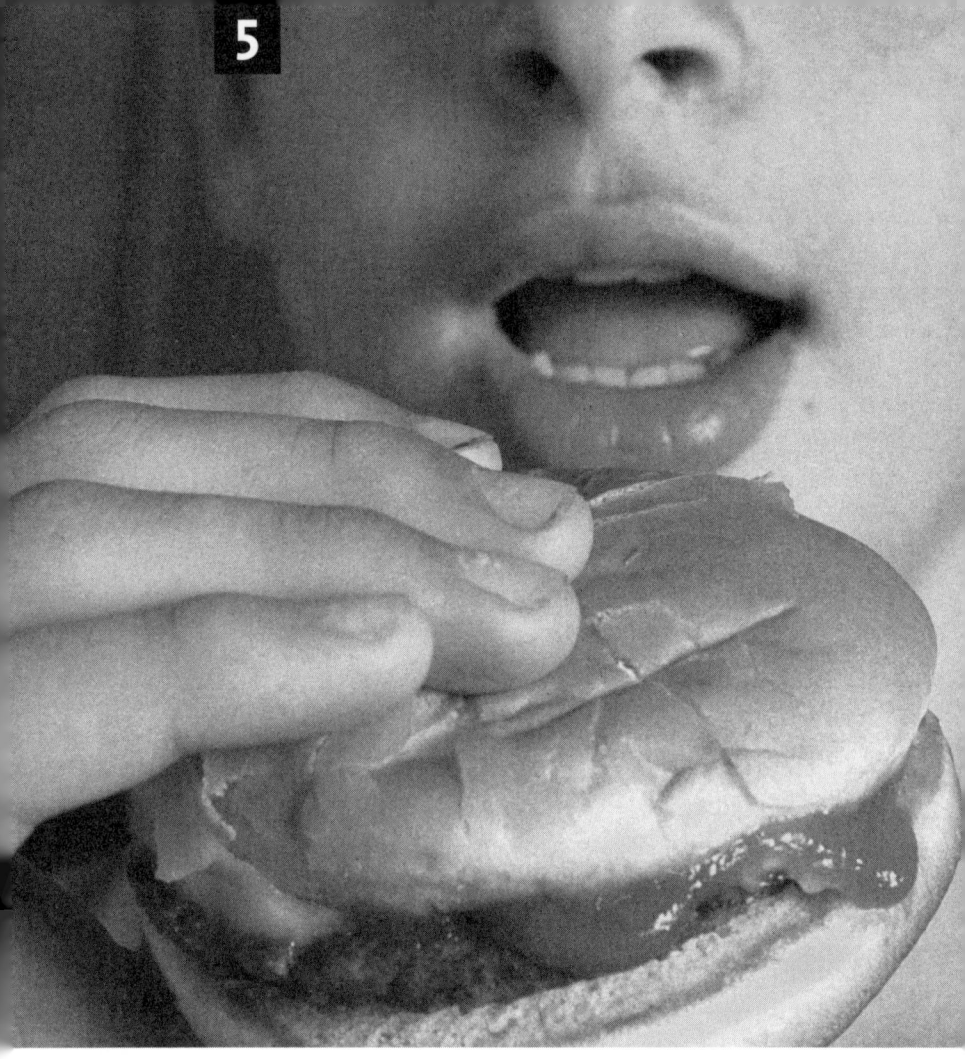

5 Die Wahrheit über Käpt'n Iglo
Was die Industrie alles auftischt

Jeden Tag zu McDonald's? Lieber nicht, rät McDonald's |
Hokuspokus mit Keksen von Nestlé | Auf der Suche
nach der Milch in der Milchschnitte | Ist denn Honig
in der Wurst gut? | Juniormenüs machen dick |
Knallbunte Kalorienbomben

Alles ist blitzsauber hier. Matt glänzen die stählernen Maschinen. Schön kühl ist es auch. Viel Fleisch ist zu sehen, blassrosa liegt es in großen gelben Behältern, abgedeckt mit blauen Planen. Einige Menschen arbeiten an der Anlage. Manche tragen Mundschutz, einige einen Helm. Einer ist eben auf eine Leiter gestiegen. Urgun Vadettin heißt er, und er drückt auf diverse Knöpfe. Was macht er da? »Durchwolfen«, sagt der Mann; er ist nicht leicht zu verstehen, denn es ist recht laut hier.

Pfft pfft, klack klack, ratter ratter. Tsch tsch.

Alles, was bei McDonald's in Deutschland an Hühnerprodukten verkauft wird, läuft über diese Anlage in der McDonald's »Foodtown« in Duisburg-Rheinhausen. Heute sind es die Formstücke für *McChicken* und *Chicken McNuggets*. Das Fleisch wird durch den Wolf gedreht, zu Hack zerstückelt, gepresst, geformt, paniert, frittiert und schließlich tiefgekühlt.

Weiter hinten wird es noch lauter. Heißer auch, an der Riesenfritteuse, und dann wieder eiskalt, beim Schockfroster. Dort steigert sich der Lärm ins Ohrenbetäubende. Fünf Frauen stehen in der eisigen Zone in dicken Pullovern, mit grünen Schürzen und grünen Handschuhen, an ihnen vorbei rasen kleine gelbe Fleischklümpchen, die jetzt schon tiefgekühlt sind, knallen auf Stahl, fallen auf Fließbänder und werden schließlich abgefüllt in kleine braune Kartons.

Insgesamt zwanzig Millionen Hühner werden für McDonald's pro Jahr geschlachtet; sie stammen aus Deutschland, Frankreich, Spanien, Ungarn und Polen. Und alle sind von gleicher Güte, betont die Firma. Natürlich kommen die Hühner nicht lebend angeflattert, sondern nur deren Fleisch, das ausschließlich von Brust und Keule stammt. Es kommen dann noch einige Pülverchen dazu, die liegen neben den Maschinen in großen blauen Plastiksäcken mit der Aufschrift »Griffith Laboratories«. Was da drin ist, ist Betriebsgeheimnis. Immerhin: Was hinterher in den Nuggets alles drin ist, das wird noch verraten. Später.

Lieber nicht täglich

Einer fischt sich immer ein paar von den goldgelben Dingern heraus, legt sie auf den Herd in seiner kleinen Küche nebenan und nascht dann davon. Er heißt Johannes Richter und trägt einen grünen Helm. Das bedeutet: Er arbeitet in der Qualitätssicherung, ist sogar der Chef. »Wie oft ich das esse? Jeden Tag«, sagt Richter. Er muss das tun, denn zusätzlich zu den vielen Laborkontrollen muss auch immer ein Mensch die Sachen prüfen. Das ist ihm eine angenehme Pflicht: »Obwohl ich es probieren muss, esse ich es auch gerne.«

Die heikle Frage ist: Wieviel kann man davon essen, ohne dass es der Gesundheit schadet? Von den *Chicken McNuggets*, vom *Big-Mäc*, den Milchshakes, den Pommes? Und: Kann ich das jeden Tag essen oder gar meinen Kindern zumuten?

McDonald's selbst sagt: Lieber nicht.

Weil der Firma sehr an der Gesundheit unserer Kinder gelegen ist, hat sie Unterrichtsmaterialien für Schulen entwickelt und sogar eine Zeichentrickserie fürs Fernsehen. »Futter dich fit!«, mit dem kleinen Willie Weißwas als knuffiger Sachverständiger. In einer Episode baut Willie mit seinen Freunden ein Baumhaus. Das macht natürlich hungrig. »Arbeit macht hungrig«, sagt Freund Lukas: »Ich hätte jetzt gern einen Hamburger mit Pommes frites!« Sicherheitshalber fragt er aber noch den Experten: »Darf man so was eigentlich jeden Tag essen?« Willie rät ab. Hamburger seien »toll«, sagt er, »aber das esse ich nicht jeden Tag«.

Sehr vernünftig, dieser Willie. Denn was dabei herauskommt, wenn man sich zu oft an Hamburgern labt, führen uns die Amerikaner vor.

Jeder vierte Amerikaner geht jeden Tag in eine Fastfood-Filiale. Schöner sind sie dadurch nicht unbedingt geworden. »Anfang der Siebzigerjahre explodierte der Fastfood-Konsum in den USA, und seitdem ist die Zahl übergewichtiger Kinder um über das Doppelte gestiegen. Heute gibt es nirgendwo so viele Dicke wie in Amerika. Mehr als jeder zweite Erwachsene und etwa jedes vierte Kind leiden dort unter Übergewicht und Fettsucht«, schreibt der Amerikaner Eric Schlosser in seinem Buch »Fast Food Gesellschaft«. Und: »Weil sich immer mehr Menschen in aller Welt so ernähren wie Amerikaner, sehen sie allmählich auch so aus.«

In Deutschland kommen jeden Tag 1,92 Millionen Menschen in die McDonald's-Filialen. Im Durchschnitt knapp 31 Euro (60 Mark) gibt jeder Bundesbürger dort im Jahr aus. McDonald's richtet sich – mit seiner Werbung und mit Aktionen wie Kindergeburtstagen – auch an Kinder und Jugendliche. Wie oft die allerdings in die Filialen kommen, behält die Firma für sich: »Das wird nicht veröffentlicht«, sagt eine Unternehmenssprecherin.

Der Kampf um die Kids wird mit harten Bandagen ausgefochten. Mit Milliardenaufwand werden die kleinen Konsumenten – und ihre Eltern – umworben, damit sie ihr Geld für Hamburger, *Happy Hippo Snacks*, *Milchschnitte*, *Fruchtzwerge*, grellbunte Drinks und knusprige Kekse ausgeben.

Die Warnungen vor übermäßigem Genuss kommen dabei leider zu kurz: Auch der vernünftige Willie Weißwas von McDonald's wurde wieder aus dem Fernsehen verbannt – die Werbung aber läuft weiter.

Und geworben wird nicht nur für Hamburger, *Chicken McNuggets* und Cola, sondern auch für jede Menge anderen Schnickschnack, etwa für die *Schokostarken Zauberkekse* aus dem Haus Nestlé: »Hmm, schön knusprig schokoladig«, heißt es verführerisch in der Werbung. Und man kann sie schlabbern: »Heiße Milch in die Tasse, vier bis fünf Zauberkekse rein ...Hokuspokus... die Kekse lösen sich auf, und Du hast einen leckeren, schokostarken Nesquik-Kakao.« Die runden, mit

Buchstaben versehenen Schokokekse haben einen Boden aus weißer Schokolade und sind mit Vitaminen und Kalzium aufgepeppt.

Trendiger Cola-Joghurt

Der Milchproduktehersteller Ehrmann bietet Kindern einen »lustigen Knister-Spaß«. Der Joghurt enthält acht Gramm Brauseperlen, »die auf der Zunge so richtig losknistern«, und schmeckt auch noch nach Fruchtgummi. Wer auf den Geschmack gekommen ist, für den gibt es die weiteren »Trendsorten« Joghurt mit Colageschmack oder mit Bubblegum-Aroma.

Mit einem lauten Törööö will auch der Kuchen- und Tortenhersteller Coppenrath & Wiese die Herzen der Kleinsten erobern. Er hat eine kunterbunte *Erdbeer-Schoko-Sahnetorte* gebacken, für die der Kinderliebling Benjamin Blümchen wirbt. Bevor es mit der Nascherei losgeht, müssen sich die Kids aber gedulden. Die Torte ist tiefgefroren und muss erst drei bis vier Stunden auftauen.

Süße Sachen für Zwerge

Lebensmittel für Kids sind in. Extrawürste für die Kleinen, Süppchen, Fischstäbchen, und immer mehr Fertiggerichte, Spaghetti mit Sauce, Märchenteller, Ravioli. Vor allem Molkereiprodukte füllen Kühltheken und Supermarktregale und lassen mit rund 64 Millionen Euro (125 Millionen Mark) jährlich die Kassen klingeln. Es gibt Joghurts und Joghurtdrinks, Quarkspeisen, Puddings, Milchgetränke und süße Riegel. Frühstücks-Crips, Crunchys und Flakes, Kekse, süße Brotaufstriche und Getränke sind ebenfalls für Kunde Kind gemacht. »Die meisten speziell für Kinder gedachten Nahrungsmittel schmecken süß«, sagt Ernährungsexpertin Mathilde Kersting vom Forschungsinstitut für Kinderernährung, die das Angebot unter die Lupe nahm – und nicht viel Empfehlenswertes fand.

74 Prozent der Eltern kaufen regelmäßig Kinderprodukte, ergab eine Umfrage der Verbraucher-Zentrale Nordrhein-Westfalen

und des WDR vor einigen Jahren. Doch »irgendwann greift jede Mutter einmal zu Kinderlebensmitteln«, vermutet Silke Biester von der »Lebensmittelzeitung«. Spätestens wenn die Kleinen mit einkaufen gehen und ihre Wünsche quengelnd, notfalls auch lautstark anmelden, kommen die Eltern nicht mehr an den bunten, mit lachenden Tieren, Comicfiguren oder Zwergen aufgemachten Produkten vorbei.

Gesunde Argumente

Knapp 36 Prozent der Eltern glauben nach der Studie von Verbraucher-Zentrale und WDR, dass Kinderlebensmittel für die Jüngsten besonders geeignet sind. Schließlich enthalten die Verpackungen neben bunten Bildchen doch meist auch eine Gesundheitsinformation für Mutti und Vati. So sei das Produkt *Hohes C Multivitamin* »reich an natürlichem Vitamin C und mit neun weiteren Vitaminen angereichert«, schreibt die Firma Eckes-Granini auf ihren kleinen Tetrapacks. Das Kakaopulver *Nesquik* von Nestlé enthält laut Verpackung »Vitamine und Traubenzucker«, die *Milchschnitte* von Ferrero sei »ohne Zusatz von Farbstoffen, Alkohol und Konservierungsstoffen« hergestellt, dafür aber »mit Milch und Honig«. Die *Fisch Minis* von Appel enthalten »viel Eiweiß, ungesättigte Fettsäuren und Mineralstoffe«. Und die *Fruchtzwerge – weniger süß – mit verbesserter Nährstoffkombination* wurden eigens zusammen mit einem »Expertenarbeitskreis Kinderernährung« erarbeitet, heißt es auf den Minibechern.

Klingt gut. Doch ist das, was die Industrie speziell für die Kleinsten herstellt, tatsächlich gesund?

Gutes wird verschandelt

Fangen wir mit dem Frühstück an. Müsli, Haferflocken, Cornflakes – wie steht's damit? Getreide ist grundsätzlich etwas Gutes: »Getreide ist weltweit das wichtigste Grundnahrungsmittel und eine gute, preiswerte Energiequelle«, sagt die Deutsche Gesellschaft für Ernährung. Denn es liefert wertvolle Kohlenhydrate, Ballaststoffe, Eiweiß, lebenswichtige Fettsäuren, B- und E-Vitamine, Folsäure und Mineralstoffe. Doch nur Produkte aus dem vollen Korn bersten vor den gesunden Stoffen. Werden die äußeren Randschichten und der Keimling abgetrennt, bleibt nur das weiße, nährstoffarme Korn übrig. »Mindestens die Hälfte der täglich gegessenen Getreidemenge sollte deshalb aus Vollkornprodukten bestehen«, empfiehlt das Forschungsinstitut für Kinderernährung.

Doch die Industrie bietet kaum spezielle Lebensmittel für Kinder aus dem vollen Korn an. Zwar sind die meisten normalen Produkte wie Müsli und Vollkornbrot auch für Kids geeignet. Doch die sehen eben nicht so poppig-bunt aus wie die Extrarationen für Kinder.

Nährstoffe fehlen

Dabei wäre es leicht, die Kleinen mit witzig aufgemachten Körnerkidsprodukten auf den korngesunden Geschmack zu bringen. Doch Fehlanzeige. So gibt es zwar Cornflakes mit und ohne Schokolade, knusprige Ringe mit Fruchtaroma oder Honig, *Smacks*, *Frosties* und *Crispies* aus Weizen, Mais oder Reis – doch zumeist nicht als Vollkornprodukte, und so fehlen ihnen wertvolle Nährstoffe. Nur Produkte aus dem Naturkostladen und einige Packungen des umfangreichen Sortiments von Kellogg's oder Nestlé bestehen aus dem vollen Korn.

Fast immer strotzen die Knusperprodukte dagegen vor Zucker. Während die klassischen *Corn Flakes* »nur« zwischen 1 und 9 Prozent Zucker enthalten, so das Verbrauchermagazin »Öko-Test«, steckt in anderen Produkten wie *Smacks*, *Pops* oder *Loops* erheblich mehr. »Manche Sorten bestehen bis zur Hälfte daraus«, fanden die Frankfurter Tester heraus. Zucker liefert zwar schnelle Energie. Doch er wandert sofort ins Blut, wird umgehend verbraucht und macht Kinder nach einem kurzen Leistungshoch schlapp und hungrig.

Auch »Crunchy«-Müslis sind zu süß. Dahinter verbirgt sich eine Müslimischung aus Getreideflocken, Trockenobst, Nüssen und Kernen, die mit Zucker und Fett geröstet wird. So entsteht der knusprig-süße nussige Geschmack, der bei Klein wie Groß beliebt ist. Zwischen 10 und 30 Prozent Zucker (und bis zu 22 Prozent Fett) fand das Verbrauchermagazin »Öko-Test« darin, als es 20 Crunchys unter die Lupe nahm. Bioanbieter verwenden statt Zucker Honig. Der ist zwar naturbelassener als die weißen Kristalle und liefert eine Fülle von Geschmacksstoffen. Doch auch Honig bleibt an den Zähnen kleben und macht sie kaputt.

»Gezuckerte Frühstücksprodukte sind eher Süßigkeiten als ein gesundes Frühstück«, urteilt Mathilde Kersting vom Forschungsinstiut für Kinderernährung. Sie empfiehlt darum, den Kleinen morgens ein Müsli mit Milch oder Joghurt zuzubereiten. Süß wird es durch Äpfel, Bananen oder – im Sommer – durch Erdbeeren, Kirschen und Birnen.

Viele Produkte, die speziell für Kinder gemacht sind oder die von den Kleinen gerne gegessen werden, sind zu süß (siehe auch Kapitel 6, S. 108 ff.). Sie enthalten zu viel Fett und Eiweiß, aber zu wenig Ballaststoffe. Meistens sind sie stark industriell verarbeitet, wobei Vitamine und Geschmack auf der Strecke bleiben. Viele werden deshalb mit Aromen schmackhaft gemacht – womit der Körper in die Irre geführt wird (siehe Kapitel 2, S. 20 ff.). Oder sie enthalten Extravitamine – aber häufig die falschen (siehe Kapitel 7, S. 128 ff.). Und die vielen Zusatzstoffe sind ein Risiko nicht nur für Allergiker.

Eigentlich schade, dass die Lebensmittelmacher viele Produkte, die gesund sind und die Kinder für ihr Wachstum brauchen, so verändern, dass sie mit gesunder Nahrung nur noch wenig zu tun haben.

Wobei sie schon schmecken. Zum Beispiel: *Nutella.* Das mögen die Kids. Zwar wissen mehr als 80 Prozent der Jugendlichen um den hohen Fettgehalt von Nuss-Nougat-Cremes, berichtet die Deutsche Gesellschaft für Ernährung im »Ernährungsbericht 2000«. Doch als die Stiftung Warentest vor einigen Jahren Kinder und Jugendliche zwischen zehn und neunzehn Jahren verschiedene Nuss-Nougat-Aufstriche kosten ließ, bekamen *Nutella* von Ferrero und *Belnussa* von Zentis die besten Noten. Am schlechtesten schnitten die Cremes aus dem Bioladen ab.

Nutella: Süß und fettig

»Nuss-Nougat-Cremes sind Kalorienbomben«, urteilte streng die Stiftung Warentest. Sie enthielten zwischen 503 und 677 Kilokalorien je 100 Gramm. Kinder zwischen vier und neunzehn Jahren, die daran vor allem Gefallen finden, strichen davon in der Regel etwa 50 Gramm aufs Brot oder Brötchen – macht etwa 300 Kalorien. Nutella beispielsweise enthält 54,3 Prozent Zucker und 31 Prozent Fett, doch Hersteller Ferrero wirbt nicht mit diesen Hauptinhaltsstoffen, sondern »mit dem Besten aus ⅓ Liter Milch«. Den gestrengen Warentestern imponiert das nicht: »Das hört sich beeindruckend gesund an. Doch die Zugabe von 30 Gramm Magermilchpulver trägt selbst bei der üppig bemessenen 50-Gramm-Portion zur notwendigen Calciumversorgung so gut wie nichts bei.«

Wer seinen Kindern Milch geben will, soll ihnen Milch geben, meinen die Fachleute. Und nicht jene Produkte namentlich von Ferrero, die die Milch im Namen tragen oder auf der Packung zeigen, aber doch recht wenig davon enthalten, und das auch noch in fester Form, als gestaltetes, gezuckertes, gefettetes Pulver. Die *Milchschnitte* beispielsweise gilt als gesund, wegen der Milch und vielleicht auch wegen des abgebildeten Korns auf der Packung. Doch Vollkorn enthalten die rechteckigen süßen Riegel gar nicht und Milch nur wenig. »Auch wenn die *Milchschnitte* im Kühlregal neben den Milchartikeln liegt, hat sie mit einem herkömmlichen Milchprodukt wenig zu tun«, urteilen die Autoren des Ratgebers »Gesundheitskost – gesunde Kost?« der Verbraucher-Zentrale Nordrhein-Westfalen. Eine *Milchschnitte* von 30 Gramm enthält nämlich gerade mal die einem Esslöffel entsprechende Menge Milch (12 Gramm). Erst siebzehn dieser Schnitten würden ein Glas Milch (0,2 Liter) ergeben – doch hätte man mit diesen siebzehn Milchschnitten über 2000 Kalorien gegessen – das Glas Milch hat nur 130 Kalorien.

Wenn der kleine Hunger kommt, ist es Zeit für die *Fruchtzwerge*. Die sind ja auch so gesund, oder?

Milchprodukte wie Joghurt, Quark, Milch und Käse sind bedeutende Kalziumquellen. Der Mineralstoff ist für das Knochenwachstum und die Zähne wichtig. Damit die Kleinen groß und stark werden, benötigen sie jeden Tag ein Glas (200 Milliliter) Milch und einen Becher (150 Gramm) Naturjoghurt. Joghurts, die speziell für Kinder angeboten werden, bestehen meist aus Vollmilch, einer Fruchtzubereitung, Zucker und Aromastoffen. Fast immer werden noch Traubenzucker, Fruchtzucker, Vitamine und Kalzium zugegeben. Kinderquarks enthalten neben Quark ebenfalls eine Fruchtzubereitung, Vitamine, Kalzium und Aromastoffe. Und wieder: Zucker.

Aroma plus Zucker

»In einem 125-Gramm-Becher können bis zu sieben Stücke Würfelzucker stecken«, sagt Ursula Tenberge-Weber, Kinderernährungsexpertin bei der Verbraucher-Zentrale Nordrhein-Westfalen. Auch wenn es sich um Trauben- oder Fruchtzucker handelt: Das ist, selbst wenn es die Werbung behauptet, keine »Nervennahrung« und liefert, wie normaler Zucker auch, nur kurzfristig Energie. Fruchtzucker kann in größeren Mengen sogar abführend wirken.

Spezielle Kinderquarks enthalten neben Zucker auch viel Fett. Sie sind darum meist noch kalorienreicher als Kinderjoghurts (siehe die Liste der Dickmacher im Anhang, S. 259 ff.). Gleichzeitig liefern sie weniger Kalzium – und werden darum oftmals mit dem Mineralstoff angereichert. So stecken in einem Vollmilchjoghurt Natur (125 Gramm) mit Erdbeeren (60 Gramm) nur 111 Kalorien. Er liefert 5 Gramm Fett, 166 Milligramm Kalzium und 40 Milligramm Vitamin C. In einem handelsüblichen Kinderquark sind hingegen fast doppelt so viele Kalorien enthalten, zweimal so viel Fett, 113 Milligramm Kalzium und nur fünf Milligramm (zugesetztes) Vitamin C.

Dass man den Kindern etwas besonders Gutes tut, wenn man ihnen Kinderjoghurts gibt, ist ein Irrtum. In den grellbunten Verpackungen steckt »letztlich nichts anderes als in den größeren Bechern für Erwachsene«: Joghurt oder Quark, eine Fruchtmischung, Zucker und Aromastoffe. Das stellte die Stiftung Warentest fest, als sie vierundzwanzig Molkereiprodukte für

Kinder unter die Lupe nahm. Nur dass die »Produkte für die Großen meist deutlich preiswerter sind«.

Der Klassiker unter den Milchsnacks sind die *Fruchtzwerge*. Marktführer Gervais-Danone brachte die »wohl kleinste Lieblingsmahlzeit der Welt« bereits vor fast zwanzig Jahren in Frankreich heraus, schreibt die Zeitschrift »Lebensmittel Spezial«.

Siegreiche Zwerge

Was bei den Franzosen *Petit Gervais* heißt, wurde hier *Fruchtzwerge* getauft und trat 1981 den Siegeszug an. In den Zwergenbechern – wie auch in ähnlichen Produkten – stecken Frischkäse, eine Fruchtzubereitung, Aromastoffe und wieder: Zucker. Das Ganze wird meist noch mit Kalzium und Vitaminen aufgewertet. Doch die fruchtigen Zwerge sind keine »kindgerechte Zwischenmahlzeit«, auch wenn die Danone-Ernährungswissenschaftlerin Maria Airainer dies in der Werbung behauptet.

Eine Übersicht zum Thema Kinderlebensmittel, die Experten des Dortmunder Forschungsinstituts für Kinderernährung erstellt haben, kommt zu dem Ergebnis, dass ein Becher (50 Gramm) eines Frischkäseprodukts den Kindern als Zwischenmahlzeit zu wenig Kalorien liefert. Die Kids müssten zwei Becherchen löffeln, um genügend Energie zu tanken. Doch damit essen sie auch mehr Fett als nötig. Und das macht dick und schlapp statt fit. Außerdem liefern die Produkte wiederum viel Zucker. Unter dem süßem Zeug leiden die Zähne, wenn es nach dem Essen nicht weggeputzt wird. Und welches Kind geht schon mit der Zahnbürste in den Kindergarten oder in die Schule und bearbeitet sofort nach dem süßen Snack die Beißerchen?

Kids sollten zwischen den Mahlzeiten etwas zu essen bekommen, das sie munter macht, bis zur nächsten Mahlzeit fit hält und kleine Leistungstiefs auffängt. Gut geeignet sind Obst, Rohkost wie Karotten oder Gurken, ein dünn mit Käse oder Wurst belegtes Vollkornbrot oder Naturjoghurt mit frischem Obst, sagen die Dortmunder Ernährungsexperten.

Milchpulverschnitten

Und wie steht es mit der *Milchschnitte*, die doch so gesund sein soll zwischendurch? Sie steckt voll »Milch und Honig«, heißt es auf der Verpackung. Wie es um die »Extraportion Milch« steht, haben wir bereits beschrieben: Gerade mal ein Esslöffel Milch ist drin. Hingegen liefert das Ferrero-Erzeugnis wieder mal reichlich Zucker, etwa drei Stück Würfelzucker, dazu laut Zutatenliste pflanzliche Öle, Weizenmehl, Magermilchpulver, Honig, Butterreinfett, Volleipulver, Weizenkeime, Kakao und verschiedene Zusatzstoffe. Durch den Zusatz von 5 Prozent Honig wird das Produkt, das aus zwei Scheiben Schokokuchen mit einer Cremefüllung besteht, auch nicht gesünder.

Nun aber etwas Herzhaftes. Am besten eine Wurst, eine Extrawurst für Kinder. *Bärchens Beste* heißen die Cocktailwürstchen im Glas mit Bärendekor, das, wenn die Würstchen verputzt sind, als Spardose verwendet werden soll. Die Firma Reinert bietet *Bärchen Salami* und *Bärchenwurst mit Kalzium* an. Beim Wursthersteller Feldhues gibt's *Billy Alien*-Brühwurstpastete mit Truthahnfleisch, flott mit einem farbigen Außerirdischen-Muster dekoriert. Und die westfälische Fleischwarenfabrik Stockmeyer hat für ihr *Ferdi-Fuchs*-Sortiment *Miniwürstchen, Pünktchen-Pelle-Leberwurst, Dino-Schinkenwurst, Lyoner mit Power Spinat* und anderes mehr kreiert.

Wurst mit Honig

Auch wenn's um die Wurst geht, versuchen die Hersteller den Gaumen der Jüngsten zu kitzeln. »Alle Produkte sind auf den kindlichen Geschmack abgestimmt, das heißt weniger Salz, weniger Gewürze, milder Geschmack«, erklärt Gerd Schmidle von der Absatzberatung Nahrungs- und Genussmittel, die für die Öffentlichkeitsarbeit der Firma Stockmeyer zuständig ist. Gleichzeitig müssen sie dem Wunsch der Eltern nach gesunder Nahrung gerecht werden. Darum werden manchen Wurstwaren Vitamine und Mineralstoffe zugesetzt, teilweise wird auf den Zusatzstoff Phosphat verzichtet. *Bärchens Beste* Cocktailwürstchen werden hingegen mit einem Schuss Honig angereichert.

Der lässt die Wurst leicht süß schmecken und verleiht dem Produkt gleichzeitig ein gesundes Image. Und *Billy-Alien*-Brühwurstpastete enthalte neben Truthahnfleisch auch Gemüse, nämlich Brokkoli, Erbsen und Spinat, berichtet das Fachblatt »Lebensmittelzeitung«.

»Bei genauerem Hinsehen unterscheiden sich Wurstprodukte für Kinder kaum von normalen«, sagt Ursula Tenberge-Weber von der nordrhein-westfälischen Verbraucher-Zentrale. Zwar enthalten manche Wurstsorten für Kinder einen Zusatz an Kalzium. Doch der sei nicht notwendig, wenn die Kinder genug Milch trinken und Joghurt, Käse und Quark essen. Die Verbraucher-Zentrale hält nichts davon, Lebensmittel künstlich mit Vitaminen und Mineralstoffen aufzupeppen. Kinder sollten vielmehr lernen, in welchen Lebensmitteln welche wichtigen Nährstoffe von Natur aus drin sind.

Die meisten Kinderwurstwaren enthalten zudem reichlich Fett. So können in einem Brühwurstaufschnitt bis zu 20 Prozent, in Leberwurst und Würstchen bis zu 30 Prozent und in Salami sogar bis zu 40 Prozent Fett stecken. »Wurstwaren mit einem hohen Anteil an versteckten Fetten sollten höchstens ab und zu gegessen werden«, rät das Forschungsinstitut für Kinderernährung. Magere Wurstsorten wie Schinken ohne Fettrand, Cornedbeef und Aspikaufschnitt seien für Kinder besser geeignet.

Und wie steht's mit Fisch? Der ist doch schön mager. Zumindest manche Sorten.

In den USA heißen sie »Fishstick«, in England »Fishfinger«: Fischstäbchen machen den Löwenanteil in den Tiefkühltruhen der Supermärkte aus, zumindest bei den Fischprodukten. Fast 30 000 Tonnen Fischstäbchen lassen sich die Deutschen im Jahr schmecken, hat das Deutsche Tiefkühlinstitut herausgefunden.

Fisch schön eckig

Vor allem Kinder stehen auf die rund 30 Gramm schweren Rechtecke. Fischstäbchen seien für sie »Fisch in schönster Form«, weiß das Deutsche Tiefkühlinstitut. Die knusprigen Riegel bestehen aus Seefisch, einer Panade aus Semmelbröseln, Öl,

Mehl, Wasser, Stärke und Salz, und, je nach Produkt, verschiedenen Zusätzen.

Zuerst die gute Nachricht: Zermuste Fischabfälle sind in den Stäbchen nicht enthalten, ergaben Untersuchungen des »Öko-Test-Magazins«. Zwar hält sich hartnäckig das Vorurteil, dass unter der Panade auch allerlei Unappetitliches wie Gräten, Knochen und Haut stecke. Doch die von den Testern geprüften sechzehn Fischstäbchensorten waren »praktisch grätenfrei«. Das deutet darauf hin, dass für die Kinderlieblingsspeise nur Fischfilet verwendet wird. Jedoch: Besonders mager sind die eckigen Fische nicht: Rund 7 Prozent Fett stecken von vornherein darin. Beim Braten mit Öl in der Pfanne saugt die Panade weiteres Fett auf, so dass schließlich fast 10 Prozent Fett daraus triefen. Wenn Kinder Fisch nur als Stäbchen akzeptieren, sollte man sie im Ofen backen und nicht in der Pfanne braten, rät das Forschungsinstitut für Kinderernährung. So gelingen die panierten Riegel etwas fettärmer.

Problematisch sind bei vielen Industrieprodukten die Zusatzstoffe. So fand das Magazin »Öko-Test« in vielen Leckereien, die Kinder gern essen, etwa Fischstäbchen, Tiefkühlpizza und Chips, den Geschmacksverstärker Glutamat. Der künstliche Stoff steckt auch in vielen Fertiggerichten für Erwachsene und soll Aromen, die wegen geschmacksarmer Zutaten fehlen oder im Zuge der Herstellung verlorengehen, wieder auferstehen lassen. Glutamat ist »unbedenklich«, das ergab ein »Konsensgespräch« namhafter Forscher an der Universität Hohenheim, auf das Firmen wie Nestlé seither gern verweisen. Es gebe allerdings »einige wenige Menschen«, die auf Glutamat »überempfindlich« reagieren«. Diese sollten den Zusatzstoff »meiden«, empfehlen die Konsens-Experten. Dazu zählen etwa Allergiker, bei denen Asthmaanfälle ausgelöst werden könnten.

Die Manipulationen am Geschmack haben jedoch auch andere Folgen: Weil dadurch Geschmack vorgetäuscht wird, der im Lebensmittel nicht vorhanden ist, gewöhnen sich die Kids an eine Geschmacksintensität, die es so nicht gibt. Mit der Folge, dass natürliche Lebensmittel als fade und langweilig empfunden werden. Oder dass zu viel gegessen wird – und die Kinder nehmen zu. Den gleichen Effekt können auch die industriellen Aromen haben, die in zahlreichen Kinderlebensmitteln enthalten sind: zum Beispiel in den *Milupino Kinder-Flakes Schoko-Honig-Zimt*, im *Alete Puddelino Schokoladen-Pudding*, dem *Soo fein! Caramel-Dessert* von Hipp und auch in Hipps *Soo groß! Sternchennudeln in italienischem Gemüse & Bio-Hühnerbrustfilet*.

Das Kaufargument: Gesundheit

Hipp appelliert in seiner Werbestrategie geschickt an die Ängste und Sorgen der Eltern, um sie vom Selberkochen abzuhalten. Die Firma mit dem Ökoimage wirbt auch bei den Kleinkinderfertiggerichten mit besonders gesunden Zutaten – und zieht so indirekt die Qualität der Menüs vom heimischen Herd in Zweifel. Claus Hipp, der Chef persönlich, warnt in einer Anzeige für *Soo groß!* in der Zeitschrift »Eltern« sogar ganz unverblümt: »Viele Kleinkinder möchten schon so essen wie Erwachsene. Doch das ist nicht immer gut für Ihr Kind.« Denn: »Auch Kleinkinder brauchen schadstoffkontrollierte Nahrung.« Er warnt vor unkontrolliertem Selberkochen: »Bei selbst zubereiteter Nahrung gibt es leider keinerlei Garantie für die Reinheit der Rohstoffe.« Gut, dass es Hipp gibt: »Mit Hipp *Soo groß!* können Sie als Mutter sicher sein, immer das Beste für Ihr Kind zu tun.« (Siehe Kapitel 2, S. 20 ff.)

Ein gewichtiges Hipp-Argument ist die Obergrenze für Nitrat: Der Stoff kann sich zu krebserregendem Nitrit umwandeln und ist deshalb möglichst niedrig zu halten. Die Diätverordnung schreibt einen Höchstgehalt von 250 Milligramm pro Kilogramm vor. Hipp verweist auf seine strengen Kontrollen und die hohen Werte, die beispielsweise bei Karotten gemeinhin zu finden seien.

Doch so hoch sind die üblichen Werte gar nicht: Das Bundesinstitut für gesundheitlichen Verbraucherschutz und Veterinärmedizin (BgVV) kam in seinem Lebensmittelüberwachungsprogramm auf einen »mittleren Gehalt« von 196 Milligramm pro Kilogramm. Trotz einzelner Höchstwerte von bis zu 600 Milligramm zählt das Institut Mohrrüben zu den »allgemein gering kontaminierten Lebensmitteln«. Und Biokarotten sind in der Regel noch niedriger belastet.

Aber es geht gar nicht nur um Rückstände und Schadstoffe, sondern um die Folgen für die Gesundheit generell. Und da können die Fertigmenüs überraschende Effekte haben: etwa Übergewicht.

Juniormenüs machen dick

Bei Hipp gibt's Kindermenüs aus dem *Märchenland*. Nestlé-Alete serviert Kids einen *Kinderteller*. Auch die Preiswertmarke *Bebivita* macht Kindern einen *Kinderteller* schmackhaft. Ob *Schinkennudeln in feiner Tomatensauce und Erbsen* oder *Gemüse und Eiernudeln mit Hühnerfleisch-Bällchen* – was wie die Speisekarte eines italienischen Restaurants klingt, sind Fertiggerichte aus dem Gläschen für Kinder ab eineinhalb Jahren. Zu Dickmachern werden viele Kindererzeugnisse durch ihre Konsistenz. Denn sie sind oft matschig, breiig, soßig.

Als die Stiftung Warentest vor einigen Jahren Fertigprodukte für Kids unter die Lupe nahm, konnte sie ihnen keine allzu guten Noten geben. Auch das Forschungsinstitut für Kinderernährung hatte an den Gläsern für die Größeren einiges auszusetzen, als es siebenunddreißig Menüs auf ihren Inhalt hin überprüfte. Zwar seien die Produkte, was die Grundnährstoffe Eiweiß, Fett und Kohlenhydrate betrifft, einigermaßen ausgewogen, stellten die Tester fest. Doch für eine Hauptmahlzeit lieferten die Gläser zu wenig Kalorien. Sie seien sehr breiig und enthielten zu viel Sauce. Stückchen, die die Kleinen zum Kauen anregen, fehlten ganz oder es seien davon zu wenig im Glas. Überwiegend würden Mixturen mit Nudeln oder Reis angeboten, selten jedoch als vitamin- und ballaststoffreiche Vollkornvariante. Gesunde Kartoffeln kämen nur vereinzelt ins Glas, für die Schilddrüse wichtiges Jodsalz werde nicht zum Würzen eingesetzt. Manche Gläser enthielten auch Zucker.

An den Rezepturen hat sich inzwischen nicht viel geändert. Positiv ist, dass heute alle Breiköche das Essen mit Jodsalz würzen. Doch die Mahlzeiten liefern nach wie vor zu wenig Power. Der Energiebedarf für Kinder zwischen ein und vier Jahren beträgt für Mädchen 1000, für Jungen 1100 Kalorien am Tag. Auf die drei Hauptmahlzeiten sollen je 25 Prozent der Energie entfallen, also jeweils 250 beziehungsweise 275 Kalorien. In den 300-Gramm-Gläschen stecken im Schnitt jedoch nur um die 220 Kalorien. Zu wenig, um Kinder im Wachstum mit ausreichend Power zu versorgen. Auch sind nach wie vor meist helle Nudeln oder weißer Reis statt der vollkörnigen Variante im Glas. Kartoffeln sind weiterhin kein Thema. Stattdessen findet sich in einigen Produkten unnötiger Zucker oder Glucosesriup, wie ein Blick auf die Zutatenliste zeigt.

Die Gerichte haben auch zu wenig Biss. Zwar sind in den Gläschen für die Junioren Gemüsestücke, Reiskörner oder Nudeln zu finden. Doch die sind »hoch aufgeschlossen«, also verkocht, und regen kaum zum Kauen an, sagt die Expertin Edith Riemann. Sie betreut an der Kinderklinik und Poliklinik der Technischen Universität München in einer Spezialambulanz hyperkinetische Kinder und Migränepatienten in Ernährungsfragen. Dabei hat sie festgestellt, dass Kinder, die mit Gläschenkost groß geworden sind, häufig Gewichtsprobleme haben. Der Grund: Das Essen werde einfach heruntergeschluckt und sei schnell verdaut. Mit der Folge, dass die Kids gleich wieder Hunger bekommen und etwas Neues zu futtern haben möchten. »Juniormenüs machen dick«, lautet darum das Fazit der Diätassistentin. Damit die Kids das Kauen richtig lernen, sollten Eltern ihnen, sobald die ersten Zähnchen da sind, rohes oder leicht gedünstetes Gemüse in Stücken, Reis, Kartoffeln und Nudeln zu essen geben, rät Riemann. »Was bekommt man sonst für ein Gefühl für Nudeln, wenn man diese matschigen Würmer aus dem Glas zwischen die Zähne bekommt?« fragt Expertin Riemann, die privat eine Feinschmeckerin ist und nicht nur die Gesundheit, sondern auch den Genuss sieht.

Gegen Ende des ersten Lebensjahres sollten Kinder langsam an das Essen der Familie gewöhnt werden, empfiehlt auch Ernährungsexpertin Mathilde Kersting. So lernen sie die Vielfalt der üblichen Lebensmittel kennen und auch deren Originalgeschmack. Würden nur Gläschen gefüttert, bestehe die Gefahr der Prägung auf eine einheitliche Geschmacksrichtung. Nicht viel sinnvoller als fertige Gläschen sind Fertigsuppen, wie sie etwa Maggi anbietet. Die *Kids-Suppen* der zum Nestlékonzern gehörenden Firma gibt es in den Geschmacksrichtungen *Tomate*, *Hühnersuppe* und *Klare Suppe mit Fleischklößchen*. In allen schwimmen »lustige Nudelfiguren« aus dem Disneyland.

Quatsch mit Sauce

Nicht nur der Geschmacksverstärker Mononatriumglutamat, der sich in der *Klaren Suppe* findet, Aromastoffe in der *Hühnersuppe* und Zucker in allen Suppen sind unnötig. Mit höchstens 151 Kalorien pro Teller sind die Produkte zu kalorienarm und wohl eher als Vorspeise denn als warmes Hauptgericht geeignet. Für »Quatsch mit Sauce« halten die Frankfurter Öko-Tester auch Nudeln mit Tomatensauce aus der Tüte, die gern von Kindern gegessen werden. In den Packungen stecken meist Nudeln, Tomatenmark, eine Würzmischung und Käse. Beim Check von dreizehn Fertigprodukten fand das Magazin außerdem in einigen Produkten den Geschmacksverstärker Glutamat und Aromastoffe. Zusatzstoffe in ansehnlicher Zahl enthält auch ein Mahl bei McDonald's: jene geheimnisvollen Pülverchen, die aus den blauen Plastiksäcken neben den Maschinen in der McDonald's-Foodfabrik stammen. Dabei ist der Hamburger eigentlich eine simple Sache: Er besteht aus 100 Prozent Rinderhackfleisch. Das Brötchen drumherum ist schon komplizierter. Es enthält neben Mehl, Hefe und Wasser zahlreiche Zusatzstoffe, darunter E 472 (e), E 471, E 481, zudem E 300, E 516, E 262 (siehe die Zutatenliste von McDonald's im Anhang, S. 267 ff.). Der Schmelzkäse beim Cheeseburger besteht, unter anderem, aus E 331, E 450 (c),

E 160 (a). Die Chicken McNuggets enthalten E 450, E 500, E 327, E 341.

Die Zusatzstoffe gelten allgemein als unbedenklich. Manche sind ungewöhnlich, jedenfalls in der häuslichen Küche. Etwa der Gips (E 516), den McDonald's als Baumaterial fürs Brötchen nimmt. Das ist praktisch gedacht, denn das weiße Pulver fällt in riesigen Mengen bei der Produktion von Zitronensäure an (E 330, enthalten im McDonald's Shake mit Erdbeergeschmack). Die wiederum kann, als hervorragender Kalklöser, die Zähne schädigen (siehe Kapitel 8, S. 154 ff.). Zur Vorsicht raten Mediziner auch bei Emulgatoren und Stabilisatoren wie E 450 (Chicken McNuggets, Cheeseburger) oder E 407, E 410 und E 412 (Shake mit Erdbeergeschmack): Die können den Darm angreifen, so dass Krankheitserreger und Allergene ungehindert in den Körper eindringen. Problematisch ist auch der Konservierungsstoff Benzoesäure (enthalten in der McDonald's-Gurkenscheibe).

Kein Hamburger für Waldi

Sie ist ein bekanntes Allergen, kann Asthma und Nesselsucht auslösen. Im Beisein der eigentlich harmlosen, auch als Vitamin C bekannten Ascorbinsäure (bei McDonald's im Brötchen) entsteht aus Benzoesäure krebserregendes Benzol. In London starben einmal 40 Prozent der Katzen in einem Tierasyl, weil sie mit Benzoesäure konserviertes Futter gefressen haben. Das Mittel ist europaweit für Tierfutter verboten, selbst für Haustiere nicht erlaubt. Der Konservierungsstoff ist aber, McDonald's zufolge, in den verwendeten Dosen »unbedenklich«. Er sei nötig, damit die Gurken haltbar werden und dennoch »knackig bleiben«.

Wer sich häufig an Pommesbuden und in Fastfoodrestaurants seine Ration holt, kann mit dem Fett zuweilen auch eine Portion an so genannten Trans-Fettsäuren aufnehmen. Die schaden Herz und Blutgefäßen und spielen nach neueren Erkenntnissen auch bei der Entstehung von Allergien und Asthma bei Kindern eine Rolle, fand Stephan Weiland vom Institut für Epidemiologie und Sozialmedizin der Universität Münster heraus.

Fettreiche Nahrung hält außerdem kürzer satt als Lebensmittel mit vielen Kohlenhydraten. Denn Pommes, Cheeseburger und Currywurst müssen nur wenig gekaut werden und füllen den Magen kaum aus. Obwohl man schon einen Hamburger intus hat, bohrt weiterhin der Hunger, und man isst mehr, als der Figur gut tut. Bei einer Currywurst mit Ketchup stammen fast 60 Prozent der Energie aus Fett, bei einem Salat mit Joghurtdressing und Vollkornbrötchen nur 24 Prozent. Bei einem großen Mäc kommen 46 Prozent der Energie aus Fett, bei einem Hamburger sind es »nur« rund 30 Prozent.

Wer sich aber an den Rat von McDonald's hält, lieber nicht zu viel von diesen Sachen zu essen, erleidet sicher keinen Schaden – außer den Allergikern.

Doch es gibt ja Alternativen, auch für Eilige. Von der Hand in den Mund kann man nicht nur Pommes & Co. essen, sondern auch jede Menge fettarme und gesündere Sachen. Ein Becher Joghurt ist schneller gelöffelt als eine Tüte Fritten geknabbert. Ein Vollkornbrötchen mit Käse plus Tomate vom Bäcker ist ebenso fix gegessen wie der Fleischklops zwischen zwei Brötchenhälften.

Cola & Co. machen hibbelig und kribbelig

Aber was soll man dazu trinken? Cola, *das* Getränk, das zu einem zünftigen Hamburger-und-Pommes-Mahl gehört, ist nicht der ideale Durstlöscher, urteilt die Verbraucher-Zentrale. Denn in der braunen Brause steckt jede Menge Zucker (siehe Kapitel 6, S. 108 ff.).

Zudem enthalten Colagetränke auch das anregende Koffein. Es macht Kinder hibbelig und kribbelig und ist deshalb nicht für die Kleinen geeignet. Und die Phosphorsäure in der Cola wirkt als Knochenkiller (siehe Kapitel 8, S. 154 ff.).

Auch Malzgetränke seien nichts für Kinder, heißt es in dem Ratgeber »Gesundheitskost – gesunde Kost?«. Neben Wasser und Gersten- oder Weizenmalz spielt auch hier der Zucker eine Hauptrolle. Und der Geschmack: Damit sich die Kleinen nicht frühzeitig an den Geschmack von Bier gewöhnen, sollte das »Kinderbier« bei Kids nicht ins Glas kommen.

Von Fruchtsaftgetränken, Fruchtnektaren, Brausen, Limonaden,

Instanttees und peppig bunten Energy- und Modedrinks hält das Forschungsinstitut für Kinderernährung auch nichts:»Sie enthalten alle viel zugesetzten Zucker, aber keine wichtigen Nährstoffe.«
Das ideale Getränk sei Wasser, heißt es aus Dortmund. Die Fachleute raten zu Trinkwasser aus dem Hahn oder zu Mineralwasser mit wenig oder ohne Kohlensäure, zu Früchte- oder Kräutertees. Soll es Fruchtsaft geben, sollte er mit Wasser verdünnt werden. Denn auch Fruchtsäfte können bis zu 10 Prozent Zucker enthalten.

Drinks in Signalfarbe
Wasser und selbstgemachte Tees sind auch preiswerter als das, was fix und fertig aus der Flasche fließt. Doch die gesunden Alternativen sind vielen Kindern zu langweilig.»Kinder wollen mehr als Sprudel, Saft und Kakao«, heißt es in»Lebensmittel Spezial Kunde Kind«, dem Themaheft der Branche.»In« sind knallig bunte, peppige und dabei gesund wirkende Getränke. Himbeerlimonade mit Vitamin C beispielsweise oder Energydrinks mit Extrakten der fernöstlichen Ginsengpflanze. Doch diese Modegetränke strotzen wiederum vor Zucker oder Süßstoff. Teilweise werden Farbstoffe wie das gelbe Tartrazin (E 102) verwendet, auf das empfindliche Menschen allergisch reagieren können, stellte das»Öko-Test-Magazin« fest, als es dreizehn dieser Modedrinks auf ihren Inhalt prüfte.
Doch die Farbe macht's:»Sie hat Signalwirkung in den Regalen der Supermärkte, die Kids werden aufmerksam, greifen zu und löschen ihren Durst«, schreibt das Fachblatt»Lebensmittel Spezial«. Alle speziell für Kinder gemachten Produkte fallen dadurch auf, dass sie knallbunt sind. Verpackungen sind in Pink, Grasgrün, Orange oder Gelb gehalten, Süßigkeiten werden rot, blau, grün und gelb eingefärbt.
Darüber hinaus sollen Comicfiguren und lachende Gesichter die Kleinen ansprechen. Kaum ein Anbieter von Kinderprodukten verzichtet darauf, eine Lizenz zu erwerben für Kinderlieblinge wie Benjamin Blümchen, die Maus, Herkules, Janosch, Ernie

und Bert, Mickey Mouse oder Käpt'n Blaubär. Läuft alles glatt, sollen die kleinen lizenzierten Helden den Umsatz um bis zu 50 Prozent jährlich ankurbeln. Und wenn das Geschäft erst läuft, läuft es womöglich über Generationen:»Kinder und Jugendliche bleiben ihrer ersten Lieblingsmarke in der Regel treu, was sich später, in der Phase der Haushaltsgründung, auszahlt«, sagt Gerd Schmidle von der Absatzberatung Nahrungs- und Genussmittel.»Kindergartenkinder, die von einem Schokodrink begeistert sind, kehren spätestens dann, wenn sie eigene Kinder haben, zu dieser Marke zurück.«

Tipps:
Das Beste fürs Kind

▷ Spezielle Produkte für Kinder sind überflüssig. Das Forschungsinstitut für Kinderernährung hat eine Kost mit dem Namen»Optimix« entwickelt, die folgendes empfiehlt: Reichlich sollten Gemüse und Obst, Kartoffeln, Reis, Nudeln, Getreide, Flocken und Vollkornbrot gegessen werden. Milch und Milchprodukte, Fleisch, Wurst, Eier und Fisch sollten Kindern in Maßen, Margarine, Öl und Butter nur in kleinen Mengen angeboten werden.

▷ Produkte aus Naturkostläden schmecken meist besser, sind weniger süß als konventionelle Sachen und werden, wenn aus Korn, meist aus Vollkorngetreide hergestellt.

▷ Grundsätzlich sollten Sie süße Joghurts und Quarks, Knusperflocken, zuckrige Brotaufstriche und Getränke wie Süßigkeiten anbieten, also zum Nachtisch oder als Zwischenmahlzeit zu Hause. Denn nach dem süßen Essen müssen die Zähne geputzt werden.

▷ Schnitten mit Milch sind kein Pausenbrot, auch wenn sie einem Vollkornbrot mit Quark täuschend ähnlich sehen. Geben Sie Ihrem Kind lieber ein dünn mit Käse belegtes oder mit Quark bestrichenes Vollkornbrot mit, dazu einen Apfel oder in Streifen geschnittene Karotten.

▷ Kinder mögen es, wenn's beim Essen kracht und knuspert. Darum essen sie Rohkost meist lieber als gekochtes Grünzeug. Müsliflocken mit einigen Cornflakes gemischt, werden eher akzeptiert als Flocken pur. Knäckebrot ist beliebter als Vollkornbrot.

▷ Die Kleinen behalten gern den Überblick auf dem Teller. Viele essen Kartoffeln, Reis und Nudeln lieber pur mit etwas Butter als mit Sauce durchtränkt.

▷ Fast alle Kinder akzeptieren Gemüse püriert als Suppe. Lehnen sie Grünzeug ganz ab, lässt sich der Vitaminbedarf auch mit Obst und Kartoffeln decken.

▷ Lieber selbermachen: Verrühren Sie Naturjoghurt mit frischem Obst, und füllen Sie den Snack in einen kleinen Becher. Bestreichen Sie eine dünne Scheibe Vollkornbrot dick mit Quark, der vorher mit Marmelade verrührt wurde, und decken Sie das Ganze mit einer zweiten Scheibe ab.

▷ Auch Selberkochen kann schnell gehen – ganz ohne Geschmacksverstärker. Und Sie wissen, was im Essen steckt. Nudeln mit Tomatensauce stehen in fünfzehn Minuten auf dem Tisch, wenn Sie für die Sauce passierte Tomaten verwenden. Den Käse dazu können Sie sich schon vorher an der Käsetheke reiben lassen. Pellkartoffeln mit Quark sind in zwanzig Minuten fertig. In Bioläden gibt's Pizzaböden aus Vollkornmehl, die ruckzuck mit frischem Gemüse und Käse belegt sind und nur zehn Minuten gebacken werden müssen. Und sollen es einmal Pommes frites sein, nehmen Sie tiefgefrorene für den Backofen. Sie enthalten wesentlich weniger Fett als Fritten von der Imbissbude. Gemüse aus der Tiefkühltruhe enthält (anders als eisige Fertiggerichte) keine Zusatzstoffe. Aus Tiefkühlkarotten und -erbsen oder TK-Suppengemüse lassen sich schnell pürierte Suppen herstellen, die bei Kindern sehr beliebt sind.

▷ Gehen Sie locker mit den Essgelüsten Ihrer Kinder um. Machen Sie mal Kompromisse. Kein Mensch isst nur gesund. Wenn Kinder sich etwas wünschen dürfen, essen sie am nächsten Tag meist bereitwillig das vorgegebene Gericht. Und: Wollen Ihre Kleinen unbedingt *Fruchtzwerge, Milchschnitte* oder andere In-Gerichte essen – lassen Sie locker. Ständiges »Nein« steigert nur die Lust auf das Verbotene. Vielleicht schmecken die supersüßen Snacks Ihren Kids ja gar nicht, und sie verlieren schnell die Lust daran.

Literatur:

▷ Die sehr empfehlenswerten Ratgeber *Gesundheitskost – gesunde Kost?* und *Bärenstarke Kinderkost* gibt's bei der Verbraucher-Zentrale NRW, Zentralversand, Adersstr. 78, 40215 Düsseldorf, Tel.: 0180/ 5 00 14 33. E-Mail: publikationen@vz-nrw.de. Internet: www.vz-nrw.de. Für Porto und Verpackung wird eine Pauschale berechnet, der Versand erfolgt gegen Rechnung.

▷ Die Ratschläge des Forschungsinstituts für Kinderernährung und der DGE stehen in der brandneuen Broschüre *Optimix – Empfehlungen für die Ernährung von Kindern und Jugendlichen* und können beim aid-Vertrieb DVG, Birkenmaarstr. 8, 53340 Meckenheim, Tel.: 02225/92 61 46, E-Mail: aid@dvg.dsb.net bestellt werden.

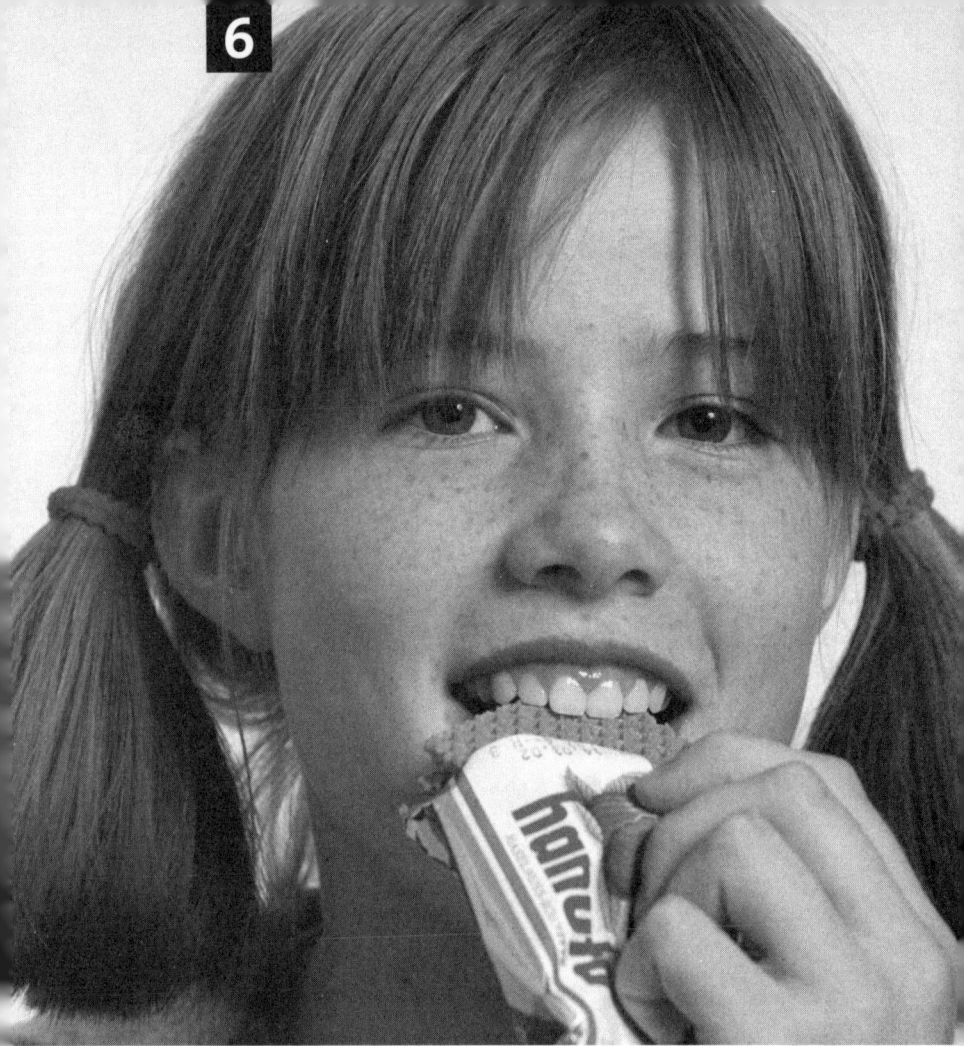

6 Schön süß
Geheime Verführung:
Die vielen Verstecke des Zuckers

Das geheimnisvolle Reich von Nutella | Cola macht dick.
Aber werden Kinder davon süchtig? | Warum alles
immer süßer wird | Die Lust auf Süßes ist angeboren |
Entwarnung für Süßigkeiten – Mit freundlicher
Unterstützung der Süßwarenindustrie | Und wie steht's
mit den Süßstoffen?

Das Gelände gleicht einer Festung: Hohe Mauern aus Beton, Stacheldraht, Tore aus Stahl. Man wähnt sich am Eingang zu einer »verbotenen Stadt«, wie einmal ein Zeitungskorrespondent schrieb, dem der Zutritt verwehrt war.

Dabei produziert die Firma, die sich so furchtsam sichert, keine geheimen Rüstungsgüter, sondern Sachen wie *Nutella, Hanuta, Duplo*, die *Milchschnitte* und vieles mehr. Lauter Leckereien, die vor allem von Kindern heiß geliebt werden. Eigentlich ist eine Firma, die so etwas herstellt, ein Sympathieträger. Stolz könnte sie ihre Erfolgsprodukte präsentieren.

Doch die Firma Ferrero, die ihren deutschen Hauptsitz im hessischen Stadtallendorf hat, ist »auskunftsfreudig wie die Cosa Nostra«, notierte einmal die »Zeit«. »Der Schoko-Laden wird geführt wie ein Hochsicherheitstrakt«, schrieb der »Spiegel«: »Jeder Fremdling, der auf der Rheinstraße vor den Werkstoren parkt, muss damit rechnen, dass uniformierte Ferrero-Leute eine Personenbeschreibung samt Autokennzeichen an die Polizei weiterleiten, Wanderer stoppt der Werksschutz gern mit rotlackierten Geländefahrzeugen.«

So freundlich sich die Firma mit ihren Produkten präsentiert, so unfreundlich kann sie werden, wenn sie sich in ihren Interessen bedroht fühlt. Und das ist überraschenderweise auch dann der Fall, wenn sich jemand um das Wohl von Kindern kümmern will. Denn für Kinder ist ausschließlich Ferrero zuständig, meint Ferrero.

So wollte einmal eine österreichische Medienagentur eine Internetseite eröffnen, auf der alles, was Kinder interessiert, Platz finden könnte. Geld verdienen wollten die Medienleute damit nicht: Sie arbeiten zwar für große Firmen, aber auch für gemeinnützige Institutionen wie Amnesty International oder die Evangelische Jugend.

Doch bevor das Internetangebot starten konnte, trat im Auftrag der Firma Ferrero eine Anwaltskanzlei auf den Plan. Denn die Internetseite hieß www.kinder.at. Und das störte Ferrero. Denn die Firma hat das Monopol auf die Bezeichnung »Kinder«.

Kinder im Besitz von Ferrero

Kinder Überraschung, Kinder Riegel, Kinder bueno, Kinder Happy Hippo Snack. Alles Marken von Ferrero. Und die Bezeichnung »Kinder« hat sich Ferrero als »Internationale Wort-Bild-Marke« darüber hinaus auch für andere Waren eintragen lassen: Kaffee, Tee, Zucker, Reis, Fleisch, Fisch, Geflügel und vieles mehr – insgesamt über sechzig Lebensmittel bis hin zu Pfeffer und Salz, ja sogar Bier. Niemand anderes als Ferrero darf also Kinder-Pfeffer, Kinder-Salz, auch Kinder-Senf und Kinder-Bier verkaufen. Und niemand anderes darf überhaupt die Bezeichnung »Kinder« verwenden. Denn, so der Schriftsatz der Ferrero-Anwälte: »Die Bezeichnung KINDER« werde von einem weit überwiegenden Teil der Zielgruppe als Hinweis auf die Firma Ferrero »und die von ihr hergestellten Produkte verstanden«. Wer die Bezeichnung »Kinder« verwende, auch ohne geschäftliche Absichten, betreibe »Rufausbeutung« in »unlauterer Weise«. Schließlich seien die *Kinder*-Produkte von Ferrero bei 88 Prozent der Erwachsenen und sogar bei 96 Prozent der Kinder bekannt – nach einer Studie von 1994. Heute könne »in Anbetracht der intensiven Werbemaßnahmen« gar »von einem noch höheren Bekanntheitsgrad ausgegangen werden«.

Das wird wohl wahr sein: Mehr als 225 Millionen Euro (über 430 Millionen Mark) gibt das Unternehmen im Jahr für Reklame aus, allein in Deutschland. Ferrero ist der eifrigste Werbetreibende in der Süßwarenbranche, die insgesamt auf eine halbe Milliarde Euro (978 Milliarden Mark) an Werbeausgaben kommt. Ferrero wirbt nur im Fernsehen – mit großem Erfolg. In

Deutschland macht die Firma etwa 1,4 Milliarden Euro (etwa 2,73 Milliarden Mark) Umsatz jährlich, allein die *Kinder Überraschung* sorgt für 180 Millionen Euro (über 350 Millionen Mark) Umsatz. Weltweit nimmt Ferrero mit Süßem zirka vier Milliarden Euro (7,8 Milliarden Mark) ein. Mehreren Generationen hat das Unternehmen schon das Leben versüßt, unter anderem mit *Nutella, Duplo, Milchschnitte, Prof. Rino*, mit *Kinder Überraschung, Kinder Schokolade, Kinder Pingui, Ferrero Küsschen, Mon Chéri, Ferrero Rocher.*

Und es sind ansehnliche Mengen, die der süße Konzern unters Volk bringt: Von *Nutella* allein werden 36 000 Tonnen im Jahr weltweit aufs Brot geschmiert – und oft pur genossen. Das sind auch erkleckliche Mengen Zucker: Bei *Nutella*, mit einem Zuckeranteil von 54,3 Prozent, knapp 20 000 Tonnen.

Zucker inkognito

Dass es sich bei *Nutella* also, genau genommen, um Zuckercreme mit Schoko-Nuss-Beigabe handelt, erfährt der Esser nicht: Auf dem Etikett steht zwar »Zucker«, aber nichts von der Menge. Bei anderen Ferrero-Süßwaren fehlt sogar jeder Hinweis auf Zucker als Zutat.

Auf der Packung von *Duplo, Kinder Riegel, Kinder Country* ist der Zucker mit keinem Wort erwähnt. Für diese Produkte besteht keine Kennzeichnungspflicht für die Zutaten. Darum werden auch die übrigen Zusatzstoffe nicht genannt. Und natürlich ist das Herstellungsverfahren, etwa für *Mon Chéri*, »ein Geheimnis«, wie Ferrero mitteilt.

Kein Wunder, dass Zucker zumeist inkognito verspeist wird: Den größten Teil davon essen wir nicht direkt, nur 20 Prozent verzehren wir direkt mit dem Löffel aus jener Dose in der Küche, auf der »Zucker« steht. 80 Prozent nehmen wir über Fertignahrung, Limonade, Tiefkühlkost und Tütensuppen, über Senf und fertige Salatsaucen, Fischkonserven und Fruchtjoghurts zu uns. Und die Zuckeranteile sind erstaunlich hoch: Kinderschokolade enthält, wie Messungen ergaben, an die 40 Prozent Zucker, Tomatenketchup bis zu 50 Prozent und Gummibärchen sogar bis zu

70 Prozent (siehe die Liste der Dickmacher im Anhang, S. 259 ff.). Kein Wunder, dass Kinder überdurchschnittlich viel Zucker schlucken.

Selbst die Kleinsten werden schon mit Zuckersüßem verwöhnt: Der Hipp *Junior-Tee* »Früchte« für Kinder ab dem achten Monat enthält als Hauptbestandteil Zucker: Diese Ingredienz steht an erster Stelle in der Zutatenliste und ist deshalb die Zutat, die mengenmäßig den größten Anteil einnimmt.

Karies durch Hipp-Tee?

Immerhin enthält die Packung auch einen Warnhinweis: »Wichtig: Dieses Getränk enthält Kohlenhydrate, die durch häufiges oder dauerndes Nuckeln aus der Flasche schwere Zahnschäden (Karies) verursachen können.«
Solche Warnhinweise sind bei speziellen Babygetränken häufig zu finden, bei Produkten für die Größeren hingegen nicht. Für diese werben Nahrungsmittelhersteller oft mit angeblich segensreichen Wirkungen – und verschweigen die möglichen negativen Nebenwirkungen. Kellogg's wirbt beispielsweise für seine süßen Frühstücksflocken mit einer Szene, in der starke Nerven gefragt sind: »An der Tafel steht die schwierige Matheaufgabe – doch der Kopf ist leer. Jeder kennt das aus der Schule: Man fühlt sich schlapp und kann sich nur schwer konzentrieren. Woran liegt das nur?« Kellogg's kennt die Antwort: »Vielleicht am Frühstück.« Und hat auch die Lösung: »Ein leckeres, energie- und nährstoffreiches Frühstück, zum Beispiel mit Kellogg's *Smacks*, *Frosties* und *Chocos*, versorgt den Körper mit viel von dem, was er braucht, um fit in den Tag zu starten. Wichtig sind dabei vor allem Kohlenhydrate, und davon enthält Getreide besonders viel.«
Die Kohlenhydrate in den Flocken entstammen allerdings keineswegs nur dem Getreide: *Honig-Smacks* zum Beispiel bestehen fast zur Hälfte aus Zucker. Die US-Smacks hießen früher, ehrlicherweise, »Sugar Smacks« – Zucker-Smacks.
Ständig kommen neue Frühstücksflocken auf den Markt, die Produzenten haben sogar die deutsche Sprache um ein neues

Wort bereichert: Cerealien, die germanisierte Fassung der amerikanischen »Cereals«.

Seit die Flocken »Cerealien« heißen, wurde auch das traditionell gesunde Müsli mit dem süßen Virus infiziert. So enthält, Analysen der Zeitschrift »Öko-Test« zufolge, ein Dr. Oetker *Vitalis Knusper Müsli* 24 Prozent Zucker, *Little Man* von Lidl 27,1 Prozent, *Knusperone* von Aldi gar 31,5 Prozent– einsamer Spitzenreiter.

Die Hersteller rechtfertigen ihre süßen Knuspersachen: Eine Nestlé-Sprecherin verteidigte die 40 Prozent Zucker im *Nesquik Knusperfrühstück*: »Gänzlich ungesüßte Cerealien haben eine schlechte Akzeptanz.« Zudem würde das Erzeugnis mit Milch gegessen, was den Zuckeranteil auf akzeptable 11,2 Prozent reduziere. Kellogg's verwies darauf, dass eine Portion *Honig-Smacks* nicht mehr Zucker enthalte als eine Orange – was richtig ist, aber nicht berücksichtigt, dass Orangen auch viele Nährstoffe enthalten, so genannte sekundäre Pflanzenstoffe, die beispielsweise Körperzellen vor Schäden schützen.

Die Flockenprüfer von »Öko-Test« ließen sich denn auch nicht beeindrucken und befanden: »Als tägliches Frühstück sind die gezuckerten Crunchys nicht geeignet. Man sollte sie als Süßigkeit betrachten.« Sonst erhöht sich der Zuckerkonsum der Kinder weiter, unmerklich, jeden Tag.

Früher mussten, was in unseren zuckersüßen Zeiten kaum noch vorstellbar ist, minimale Mengen Zucker für jeden reichen. Und folglich waren die Zähne unserer Vorfahren gesünder.

Arme Leute, gute Zähne

Der junge Martin Luther hat, statistisch betrachtet, während eines ganzen Jahres gerade mal 20 Gramm Zucker gegessen, was fünf Stück Würfelzucker entspricht. Das jedenfalls hat die Autorin Anneliese Furtmayr-Schuh für ihr Buch »Postmoderne Ernährung« ausgerechnet.

Zu jener Zeit konnten sich nur die Reichen Zuckersüßes leisten. Nur bei Fürsten, Königen und hochgestellten Bürgern gab es Kakao, Kaffee, Tee – alles schön gesüßt. Dazu noch süßes

Gebäck. Später kamen weitere Leckereien hinzu: der Likör, die Limonade, das Eis, die Praline. Alles Privilegien der höheren Stände. Und deren Vorrecht waren auch: schlechte Zähne. Die Armen hingegen, »gemeine Leute und besonders Bauern«, so eine Schrift aus dem Jahr 1772, waren »nicht nur von Zahnschmerzen frey«, sondern hatten auch »gesunde und dem schönsten Alabaster gleichende Zähne«. Bei ihnen sei allerdings »der Zucker eine seltene Sache«.

Das hat sich geändert. Heute hat jeder Zugang zum Zucker, und schlechte Zähne sind folglich kein Privileg der Reichen mehr. Die Zahnfäule, Karies, beispielsweise betrifft heute in den Industrieländern nahezu jeden Menschen und ist nach Angaben der Weltgesundheitsorganisation (WHO) die am weitesten verbreitete Zivilisationskrankheit. Sie wird durch Zucker gefördert.

Zwar gehen in manchen Regionen die Karieserkrankungen bei Kindern zurück, doch immer noch haben Sechsjährige in Bayern durchschnittlich 1,5 kariöse Milchzähne, in Mecklenburg-Vorpommern gar drei. Die Fortschritte gehen oft aufs Konto der Vorsorge mittels Fluoridbehandlung, bei der zweimal im Jahr die Zähne mit einem fluoridhaltigen Schutzlack überzogen werden.

Trügerische Sicherheit

Die Zähne sind damit zwar vor Fäule geschützt. »Aber«, so kritisiert Autorin Furtmayr-Schuh »ein fluoridverstärkter Zahnschmelz leistet dem Zuckerverzehr eher weiter Vorschub, denn er wiegt uns in (falscher) Sicherheit – als seien nun Pudding, Kekse, Schokolade und süßer Ketchup bedenkenlos zu verzehren.«

Zucker galt bislang als Teufelszeug. Nicht nur Karies, auch Übergewicht, in der Folge Diabetes, die Zuckerkrankheit, ja sogar Hyperaktivität, das Zappelphilipp-Syndrom, kann Zucker bei empfindlichen Kindern auslösen. Das jedenfalls war bisher die einhellige Ansicht von Ernährungsfachleuten und Ärzten.

Jetzt ist das anders, meinen jedenfalls namhafte deutsche Wissenschaftler:»Weder Übergewicht, Diabetes mellitus« noch andere Erkrankungen, die im Zusammenhang mit dem modernen Lebensstil stehen,»können heute dem Konsum von Zucker (Saccharose) angelastet werden«. Auch sei Zucker kein»Vitaminräuber«. Das jedenfalls war das Ergebnis einer»Konsensuskonferenz« der Deutschen Akademie für Ernährungsmedizin im Herbst 1998 in Freiburg. Vielmehr sei eher die»ablehnende Haltung gegenüber Süßwaren zu kritisieren«, so die Professoren Reinhold Kluthe und Heinrich Kasper in ihrer Konsensus-Erklärung:»Würden Süßwaren nicht als ›ungesund‹ eingestuft, gäbe es vermutlich auch keinen Heißhunger mehr auf Süßigkeiten. Sie würden dann, ohne ein schlechtes Gewissen zu erzeugen, zu einer ausgewogenen Ernährung gehören.« Süßwaren seien schließlich auch»unentbehrlich für die Ernährung von Hochleistungssportlern«, hätten»eine positive Wirkung auf das Wohlbefinden« und seien deshalb geradezu empfehlenswert:»Süßwaren gehören zu einer modernen, ausgewogenen Ernährung«, so das Fazit der Forscher in ihrem Kongressbericht, der im Stuttgarter Thieme-Verlag erschienen ist.

Die Zucker-Sponsoren

Leider sind Zweifel an der Unabhängigkeit dieses wissenschaftlichen Urteils angebracht. Denn:»Die Tagung wurde durchgeführt mit freundlicher Unterstützung des Lebensmittelchemischen Institutes des Bundesverbandes der Deutschen Süßwarenindustrie«. So jedenfalls lautet der Hinweis in der ersten Auflage des Büchleins, der allerdings in späteren Ausgaben nicht mehr enthalten ist.

Es gibt selbstverständlich nach wie vor Wissenschaftler, die den derzeitigen überhöhten Zuckerverzehr kritisch sehen. Die jedoch sind in dem Tagungsband nicht vertreten.

Jürgen Erhardt etwa, Ernährungswissenschaftler an der Universität Hohenheim, sagt:»Die negativen Seiten des Süßwarenkonsums zu verheimlichen kann sehr gefährlich sein.« Denn er weiß aus eigener Erfahrung:»Wenn ich Süßigkeiten essen würde, wie sie mir schmecken, würde ich etliche Kilogramm mehr wiegen.«

Steigende Dosis

»Jede Kalorie kann dick machen« – sagt Sven-David Müller, Geschäftsführer des Deutschen Instituts für Ernährungsmedizin und Diätetik in Aachen: »Es kommt immer auf die Menge an. Wer zuviel isst, nimmt zu. Und es ist dem Körper ziemlich wurscht, wovon er zuviel kriegt.« Zucker hat nun einmal eine Menge Kalorien. 399 Kilokalorien pro 100 Gramm. Zum Vergleich: Radieschen haben 14 Kilokalorien pro 100 Gramm, Äpfel 54, Joghurt 71, ein Schweinekotelett 164.

Zudem: Vom Zucker nehmen namentlich die Kinder immer mehr zu sich – jedenfalls, wenn sie die industriell hergestellten Supermarktnahrungsmittel kaufen, die eine ständig steigende Zuckerdosis enthalten. Mitte der Neunzigerjahre mussten Kuchen und Schokolade um 30 Prozent mehr gesüßt werden als 1980, um noch als süß empfunden zu werden. Und die Kids mögen Süßes: 30 bis 40 Prozent der Sechs- bis Siebzehnjährigen essen mehrmals pro Woche Schokolade, Kekse und Bonbons.

Selbst Bioprodukten wird immer mehr Zucker zugesetzt. »Der Trend geht klar zu süßeren Produkten. Darauf müssen wir reagieren, damit wir unsere Lebensmittel aus ökologisch erzeugten Rohstoffen auch verkaufen können«, sagt Sina Nagl aus der Geschäftsführung des Öko-Anbieters Barnhouse gegenüber der Zeitschrift »Öko-Test«. »Heute sind Frühstücksprodukte beliebt, die wir früher wegen ihrer Süße gar nicht hätten verkaufen können.«

Klar ist: Wir alle mögen Süßes. Schon die Muttermilch schmeckt leicht süßlich; der Geschmack signalisiert dem Säugling, dass mit dem Süßen eine schnell zu verwertende Energiequelle zur Verfügung steht. So ist auch die Entdeckung nicht weiter verwunderlich, dass wir mit einem Gen geboren werden, das uns ermöglicht, Süßes zu schmecken.

Klüger durch Süßes?

Die Vorzüge des Süßen heben natürlich auch die Firmen hervor, die Zuckriges verkaufen. *Coca-Cola* beispielsweise: »Wissenschaftler haben herausgefunden, dass Zucker auf Substanzen im Körper einwirkt, die unsere Gefühlslage beeinflussen. Fühlen wir uns niedergeschlagen und reizbar, entsteht im Körper ein biologisch begründetes Verlangen nach etwas Süßem, um den gesunkenen Serotoninspiegel zu erhöhen. Ein zuckerhaltiges Erfrischungsgetränk ist daher ein natürlicher Weg, die Stimmung zu heben.« Zudem:»Mit der Energiequelle Zucker können Muskel-, Gehirn- und Nervenzellen hervorragend arbeiten.« Zucker sorge deshalb »für erhöhte Aufmerksamkeit und Leistungsfähigkeit beim Lernen«. All das ist nicht einmal falsch: Tatsächlich brauchen Gehirn und Nerven Energie, und Zucker enthält besonders viel davon.

Und es schmeckt eben auch gut: Kuchen ganz ohne Zucker lassen wir lieber stehen, Sahne ohne Zucker schmeckt fade. Viele mögen Kaffee nur gesüßt, Kakao sowieso.

Es spricht also nichts dagegen, Zucker zu essen. Wie gesund das ist, wie dick es macht – das hängt davon ab, wie viel wir zu uns nehmen. Und das ist eine ganze Menge. Der Zuckerkonsum liegt heute in Deutschland bei 33 Kilogramm pro Kopf und Jahr. Macht für eine vierköpfige Familie also zweieinhalb Kilo jede Woche.

Kinder nehmen leicht noch mehr zu sich: Wenn ein Kind seine übliche Ration täglich verzehrt, mit *Kaba* oder *Nesquik* zum Frühstück, *Nutella* oder Marmelade, zwischendurch ein Müsliriegel und Cola, einen Becher Fruchtjoghurt, ein bisschen Schokolade, ein Glas Limonade, kommt es schnell auf 134 Gramm Zucker. Die Verbraucherinitiative, eine deutsche Konsumentenschutzvereinigung, hat aufgelistet, wie sich die Posten im Einzelnen addieren:

Frühstück

1 Becher Instantkakao	7 g Zucker
1 Brot mit Marmelade oder Nuss-Nougat-Creme	8 g Zucker

Zweites Frühstück

1 Müsliriegel	12 g Zucker

117

1 Dose Cola (0,33 l)	33 g Zucker
Mittags	
1 Esslöffel Ketchup	4 g Zucker
1 Becher Fruchtjoghurt (150 g)	15 g Zucker
Nachmittags	
Schokolade (30 g)	15 g Zucker
1 Glas Limonade (200 ml)	20 g Zucker
Abends	
1 Becher gesüßter Tee	10 g Zucker
Eis (50 g)	10 g Zucker
Summe	**134 g Zucker**

Damit kommen die Kids auf immerhin 49 Kilo pro Jahr. Und amerikanische Schulkinder sind ihnen noch weit voraus: Sie nehmen 400 Gramm Zucker pro Tag zu sich, macht 146 Kilo pro Jahr.

In Amerika, so ergab eine 2001 veröffentlichte Harvard-Studie, die im renommierten Fachmagazin »The Lancet« veröffentlicht wurde, stieg der durchschnittliche Konsum von Softdrinks bei männlichen Jugendlichen von 1991 bis 1995 von 0,345 auf 0,570 Liter pro Tag. Wer täglich einen Viertelliter oder mehr von diesen Drinks zu sich nehme, konsumiere 835 Kalorien mehr als jene, die keine Süßgetränke tränken. Zudem führe die Aufnahme der zuckrigen Getränke zu einem Anstieg des Hormons Insulin im Blut – mit der Folge, dass die Jugendlichen verstärkten Hunger entwickeln und mehr essen. Und amerikanische Jugendliche nehmen den größten Teil ihrer täglichen Zuckerdosis über Softdrinks zu sich.

Der Softdrinkkonsum sei deshalb möglicherweise mitverantwortlich dafür, dass sich die Zahl der dicken Kinder in Amerika binnen fünfzehn Jahren verdoppelt habe. Die Forscher hatten 548 Elf- und Zwölfjährige in Schulen in Massachusetts über zwei Schuljahre hinweg untersucht und deren Softdrinkkonsum beobachtet sowie regelmäßig das Gewicht gemessen. Das Ergebnis: Jeder zusätzliche Softdrink, den die Kids am Tag zu sich nehmen, erhöhte das Risiko, übergewichtig zu werden, um 60 Prozent. Zu den Getränken, die in der Studie erfasst wurden, zählten neben den üblichen Limonaden auch gesüßter Eistee und andere gezuckerte Fruchtgetränke. Purer Fruchtsaft wurde auch untersucht, hatte aber keinen Einfluss auf das Gewicht.

Trink dich dick

Das Ergebnis kam für die Forscher überraschend. Denn bisher hatten sie angenommen, dass Zucker weniger dick mache als Fett. Schließlich liefert ein Gramm Fett neun Kalorien und ein Gramm Zucker nur vier Kalorien. Außerdem schlägt sich jedes im Übermaß genossene Gramm Fett als Pölsterchen auf den Hüften nieder, wohingegen Zucker zunächst als Energiespritze verbraucht wird. Doch der Zucker im Getränk, so folgerten die Wissenschaftler nach dieser Studie, sei womöglich anders zu bewerten als Zucker im Essen. Denn wenn jemand besonders viel Süßes gegessen habe, nehme er bei der nächsten Mahlzeit weniger zu sich. Bei süßen Getränken sei dieser Effekt nicht zu beobachten: Der Zucker aus den Drinks komme gewissermaßen noch obendrauf zu den normalen Essenskalorien.

Der amerikanische Softdrink-Lobbyverband wehrte sich gegen die Schlussfolgerungen der Forscher:»Die Studie im ›Lancet‹ ist falsch«, befand die National Soft Drink Association. Und verwies auf eine Studie der Georgetown-University, derzufolge es »keinen Zusammenhang zwischen Übergewicht und Softdrinks« gebe.

In Deutschland liegt der Pro-Kopf-Verbrauch von Erfrischungsgetränken bei annähernd 100 Litern pro Jahr, hinzu kommen 40 Liter häufig gesüßter Säfte. *Coca-Cola* allein verkauft knapp 4 Milliarden Liter, damit schlucken die Deutschen etwa 50 Liter pro Kopf und Jahr an Cola, *Fanta*, *Sprite* und den anderen Erzeugnissen des Hauses.

Selbst die Eistees, die eigentlich gesund erscheinen, enthalten viel Zucker: Zitronentee etwa, so fand die Zeitschrift »Öko-Test« heraus, enthalte 19 Gramm Zucker pro 0,2 Liter. Cola mehr als 21 Gramm. »Von Durstlöschern kann bei dieser Süße keine Rede mehr sein«, befand das Magazin. Die neuen Modedrinks mit Namen wie *Blue Sky, Dr. Pepper, Canadian Splash* enthalten ähnlich viel Zucker wie die Cola. Und manche Innovationen stellen die Cola gar kalorienmäßig in den Schatten: Die klassische braune Brause enthält 430 Kalorien pro Liter, der neue *Mars Drink*, ein flüssiger Schokoriegel gewissermaßen, bringt es auf stattliche 890 Kalorien pro Liter.

Von all diesen Getränken halten die Ernährungsexperten nicht viel. Auch Malzgetränke seien zu zuckrig und daher nichts für Kinder, heißt es in dem Ratgeber »Gesundheitskost – gesunde Kost?«.

Manche Durstlöscher werden mit Süßstoff gesüßt. Doch das ist auch nicht viel besser. Klar, dass *Coca-Cola* versichert, die »unter Verwendung von Süßstoffen hergestellten Erfrischungsgetränke von *Coca-Cola*« enthielten nur solche Substanzen, die »vom Gesetzgeber zugelassen sind und deren gesundheitliche Unbedenklichkeit erwiesen ist«. Das gelte etwa für die »vier süßen Alternativen« Saccharin, Cyclamat, Aspartam und Acesulfam.

Krebs oder nicht Krebs?

Die Bedenken gegen Süßstoffe, die »von Zeit zu Zeit« wieder aufleben, seien »längst widerlegt« verkündet *Coca-Cola:* »Dabei hat die Wissenschaft Süßstoffe beispielsweise von dem Verdacht freigesprochen, krebserregend zu sein.«

Tatsächlich ist die amerikanische Lebensmittelüberwachung von ihrer bisherigen Auffassung abgerückt. Zwar sei unbestritten, dass Saccharin bei Tieren Krebs auslösen kann. Deshalb mussten in den USA beispielsweise Süßstoffpackungen oder Softdrinks einen Warnhinweis tragen: »Dieses Produkt kann Ihre Gesundheit gefährden. Es enthält Saccharin, das in Tierversuchen Krebs ausgelöst hat.« Mittlerweile allerdings meinen manche Forscher, deshalb müsse beim Menschen nicht auch

Krebsgefahr drohen. Der Warnhinweis kann deshalb künftig wegfallen. Das unabhängige »Zentrum für Wissenschaft im öffentlichen Interesse« (Center for Science in the Public Interest, CSPI) betont, es sei »mit diesen Entscheidungen nicht einverstanden«.

Auch Aspartam steht im Verdacht, Kopfschmerzen bei empfindlichen Menschen, Verhaltensstörungen und auch Krebs auszulösen. Sogar Veränderungen in der Gehirnfunktion seien möglich. Bei Kindern, die an der seltenen Erbkrankheit Phenylketonurie (PKU) leiden, kann Aspartam zu verzögerter geistiger Entwicklung führen. »Um auf der sicheren Seite zu sein, geben Sie Ihren Kindern kein Aspartam«, raten die unabhängigen US-Wissenschaftler vom CSPI.

Acesulfam K steht ebenfalls unter Krebsverdacht. »Vermeiden Sie Acesulfam K und Produkte, die es enthalten«, raten die CSPI-Experten.

Andere »süße Alternativen« können weniger gravierende, aber gleichwohl unangenehme Auswirkungen haben. Bei manchen Bonbons mit Zuckeraustauschstoffen beispielsweise rät die Stiftung Warentest zur »Vorsicht«, denn: »Zuckeraustauschstoffe wie Isomalt oder auch Sorbit – sie stecken neuerdings in vielen Süßwaren – wirken abführend. Schon einige wenige Bonbons können bei Kindern ausreichen, um im wahrsten Sinne des Wortes in die Hose zu gehen.«

Dicker dank Süßstoff?

Durchaus nicht sicher ist zudem, ob Süßstoffe gegen Übergewicht helfen. Zwar nahmen Versuchspersonen in kontrollierten Studien mit strengen Diätplänen, die Süßstoffe statt Zucker vorsahen, tatsächlich ab. Doch dass die künstlichen Süßhilfen in der rauen Wirklichkeit nicht immer so wirken, zeigen im Großversuch die Amerikaner: Obwohl die Verwendung der Süßstoffe in den letzten dreißig Jahren rapide angestiegen ist, hat dies nicht zu einem Gewichtsverlust auf breiter Front geführt. Auch zeigte sich bei einer Studie der amerikanischen Krebsgesellschaft, unter 80 000 Frauen, dass ausgerechnet jene Damen, die

Süßstoff nahmen, stärker zunahmen als jene, die Zucker bevorzugten.

Um Himmels willen kein Süßstoff!

Das gleiche Ergebnis zeigten auch Tierversuche: Bei Ferkeln etwa nahmen jene Tiere, denen Süßstoff ins Futter gemischt wurde, am stärksten zu – weswegen beispielsweise Saccharin in der Tiermast als Masthilfsmittel verwendet wird und eigens zu diesem Zweck zugelassen ist: Die Tiere fressen mehr, wenn Süßstoff im Futter ist.

Gleichwohl findet zumindest der Süßstoff-Verband:»Süßstoffe sind auch für Kinder gesundheitlich zuträglich, wenn sie – wie alles – in Maßen verzehrt werden.« Sie hätten sogar »den Vorteil«, dass sie »den ›Babyspeck‹ nicht wachsen lassen«. Die Süßstoff-Lobby rät deshalb:»Bei Kindern, die zu Übergewicht neigen, bilden eine ausgewogene Mischkost und ein gelegentlicher Verzehr von süßstoffgesüßten Produkten, zusammen mit viel Bewegung, eine gute Basis für ein gesundes Leben.«

Ernährungsberater wie Sven-David Müller vom Deutschen Institut für Ernährungsmedizin und Diätetik raten eher ab von künstlichen Süßstoffen, namentlich bei Kindern. Und zwar vor allem wegen der Geschmacksverirrung, die sie provozieren. »Kinder und Jugendliche sollte man um Himmels willen nicht mit Süßstoffen belasten. Wenn die früh schon mit künstlichem Geschmack aufwachsen, dann wissen sie nicht, wie die echten Sachen schmecken, und trinken lieber Erdbeerdrinks mit Erdbeeraroma und Süßstoff und lehnen echte Erdbeeren ab. Dann fehlen ihnen aber die Nährstoffe, die auch aus süßen Früchten kommen.«

Eigentlich regulieren die Kinder selbst die Aufnahme von Süßigkeiten. Auch wissen die Kinder selbst am besten, welche Menge gut ist für sie. Sie steuern selbsttätig die Nahrungsaufnahme, wenn man sie lässt – und wenn sie die Nahrungsmittel so natürlich und unverfälscht wie möglich bekommen (siehe Kapitel 2, S. 20 ff.). Der Hunger auf Süßes hält sich dabei in Grenzen, wie die Versuche von Clara Davis, der kanadischen Ärztin, zeigten:

Die Kinder nahmen davon nur in Maßen. Doch die Selbstregulierung funktioniert heute nicht mehr so recht. Etwa bei den süßen Softdrinks.

Süchtig nach Cola

Das zeigt etwa jene Studie aus Harvard, derzufolge die meisten Jugendlichen immer mehr Softdrinks tranken. Bei Cola sehen die Forscher sogar einen gewissen Suchteffekt, den sie darauf zurückführen, dass die Hersteller Koffein beimischen.

»Koffein in Softdrinks – von denen Amerikaner mehr trinken als Wasser – wird zugefügt, um die Konsumenten süchtig zu machen, nicht um den Geschmack zu verbessern, wie die Hersteller behaupten«, meldete die Nachrichtenagentur Reuters im August 2000 unter Berufung auf eine Studie der Johns Hopkins University School of Medicine. Die Wissenschaftler hatten herausgefunden, dass nur 8 Prozent der Testpersonen überhaupt einen Unterschied zwischen koffeinhaltiger und koffeinfreier Cola herausschmecken konnten.

Die National Soft Drink Association, der Lobbyverband, konterte, die Studie sei unwissenschaftlich und die Schlussfolgerungen deshalb nicht zulässig. Zudem seien mehrere Testpersonen Raucher gewesen und daher in der Geschmackswahrnehmung eingeschränkt.

Eine Untersuchung von 450 Schulkindern kam allerdings, der Zeitschrift »Consumer Reports« zufolge, zu ähnlichen Ergebnissen: Zwischen 76 und 89 Prozent der Testkinder konnten zwischen koffeinhaltiger und koffeinloser Limonade ebenfalls nicht unterscheiden. Zudem berichtet die Johns-Hopkins-Untersuchung auch von Entzugserscheinungen bei Cola-Abhängigen: »Wir wissen, dass Kinder und Erwachsene physisch und psychisch abhängig werden von koffeinhaltigen Softdrinks und Entzugserscheinungen verspüren, wenn sie damit aufhören«, schrieb der Autor Roland Griffiths in seiner Untersuchung. Vor allem Kinder litten unter starken Stimmungsschwankungen, die sogar ihre Leistungen beeinträchtigen könnten, wenn sie ihr Lieblingsgetränk nicht mehr bekämen. Verglichen mit anderen

Genussmitteln oder gar Drogen wird die Abhängigkeit allerdings weniger stark sein. Sonst müsste *Coca-Cola* nicht weltweit gigantische Werbebudgets locker machen, um den Absatz zu fördern.

Eine besondere Rolle spielen dabei Partnerschaften, beispielsweise mit Medien, aber auch Medizinern. Mit der »Frankfurter Rundschau« lud *Coca-Cola* zur Fußball-WM 1998: »Toller Trip für Kids zu gewinnen. Mit *Coca-Cola* und FR zur Fußball-WM nach Frankreich«. Und »jetzt«, das Jugendmagazin der »Süddeutschen Zeitung«, holte sich *Coca-Cola* als »offiziellen Produktpartner« für einen Fotowettbewerb zur Expo 2000 in Hannover.

Täglich *Coca-Cola*

In der Schweiz wurden Zahnärzte als Werbeträger engagiert. In großformatigen Anzeigen verkündete beispielsweise Dr. med. dent. Richard Spielmann, Mitglied der Schweizerischen Zahnärztegesellschaft: »Ich trinke täglich *Coca-Cola*« – sehr zum Missfallen seines Verbandes. »Wir haben dieses Inserat vorgängig weder gesehen noch gebilligt«, sagte ein Verbandssprecher. Da waren die Anzeigen allerdings längst erschienen.

Selbst Ernährungsexperten lassen sich von *Coca-Cola* einspannen: Peter Jacobs, Leiter der Ernährungsberatung im Zürcher Kinderspital, wiederholte in einer Anzeige die *Coca-Cola*-Werbeaussage: »Ein Glas *Coca-Cola* enthält nicht mehr Zucker und Kalorien als ein Glas Orangensaft.« Und: »Da Süßgetränke größtenteils aus Wasser bestehen, können sie ebenso zu unserer Wasserversorgung beitragen.« Sein Chef, der Medizinische Direktor Felix Sennhauser, schäumte daraufhin, Jacobs verschweige, dass Cola, wie andere Softdrinks auch, eine »häufig verkannte Kalorienquelle« sei.

Die Nachteile der Süßwaren kommen in der Werbung nicht sehr zum Tragen. So ergab eine Analyse des Gießener Ernährungspsychologen Joerg Diehl, der ein Wochenende lang die Werbespots des RTL-Programms besichtigt hatte, dass 53 Prozent der Spots für Nahrungsmittel warben, davon wiederum 52 Prozent für stark gezuckerte Produkte und Süßwaren. In der Zeitschrift »Oralprophylaxe« kritisierte Diehl, die Werbung suggeriere, es gebe nichts Günstigeres, als ständig Süßes zu verzehren. Den Aufforderungen zum Naschen fehlten Warnungen vor den Folgen wie Zahnverfall und Übergewicht – weswegen derlei Werbung nach seiner Ansicht gegen den Rundfunkstaatsvertrag verstoße, demzufolge Reklame nicht irreführen sowie Gesundheit und Sicherheit der Verbraucher nicht gefährden darf.

Gesundheit und Sicherheit der Verbraucher: ein hehres Ziel, vor allem, wenn es um Kinder geht. Schön wäre es deshalb, wenn in der Werbung auch die Gesundheit der Kinder eine Rolle spielen würde. Und die Folgen der Produkte für die Gesundheit der Kinder. Doch da ist Ferrero vor: Weil Ferrero sein Monopol auf die Bezeichnung »Kinder« mit Zähnen und Klauen verteidigt, haben es andere schwer, für Kinderprodukte zu werben – auch wenn sie der Gesundheitspflege dienen. Beispielsweise beim Zähneputzen.

Der Zahnpastahersteller Gaba (»Abends Elmex, morgens Aronal«) hatte eine Kinderzahnbürste herausgebracht, »Aronal ökodent Kinder«. Ferrero klagte auf Unterlassung beim Landgericht Köln. Gaba beharrte darauf, dass die Kunden erfahren dürften, dass es sich um eine Zahnbürste für Kinder handelt. Diese sei auch nötig, denn die Werbung für Schokoladenprodukte von Ferrero trage wesentlich dazu bei, dass Karieserkrankungen bei Kindern nicht in dem gewünschten Umfang abnähmen. Die Verwendung der Vokabel »Kinder« für ein Produkt, das durch Schokolade ausgelösten Erkrankungen entgegenwirke, könne deshalb nicht als unlauter bezeichnet werden.

Die »Frankfurter Allgemeine Zeitung« nahm Ferreros Kinder-Krieg zum Anlass, über den »Wirklichkeitsverlust von Werbetreibenden« nachzudenken. Und erinnerte daran: »*Kinder*-Schokolade ist gar nicht besonders geeignet für Kinder. Sie heißt nur so, weil man damit den Eltern weismachen will, dass die tägliche Portion Zucker ein Beitrag zu einer gesunden Ernährung sei. Der Konzern, der auch den Brotaufstrich *Nutella* vertreibt, beansprucht nicht weniger als die Deutungshoheit über die Kindheit.

Nach seiner Logik kommt man nicht als Kind auf die Welt. Man wird es erst, indem man tüchtig die genannten Süßigkeiten konsumiert, und bleibt es, solange man ihnen die Treue hält.« Das Landgericht Köln jedoch folgte der Argumentation von Ferrero. Der Zahnpastahersteller verzichtete daraufhin auf die geplante Bezeichnung für seine Kinderzahnbürste – weil das Unternehmen sich eine kostspielige Auseinandersetzung mit dem Ferrero-Konzern nicht leisten konnte. Claas Sudbrake, der Gaba-Pressesprecher, erläutert: »Letztlich wurde es uns zu teuer. Wir sind so ein kleiner Betrieb, dass wir uns das nicht leisten können.«

Die österreichische Justiz hingegen bremste, zumindest in einer ersten Entscheidung, die Inbesitznahme des Begriffs »Kinder« durch den Naschwarenkonzern. Die Internetseite www.kinder.at darf einstweilen erscheinen.

Tipps:
Für das süße Leben ohne bleibende Schäden

▷ Babys und Kleinkinder sollten Sie erst gar nicht an zu viel Süße gewöhnen. Verwenden Sie nur ungesüßte Babynahrung, und geben Sie bei Selbstgemachtem keinen Zucker zu.

▷ Zucker sollten Sie als Gewürz betrachten und sparsam dosieren. Geringe Mengen intensivieren den Eigengeschmack, größere Mengen erdrücken ihn.

▷ Süßstoff ist nichts für Kinder.

▷ Ersetzen Sie stark gezuckerte Industrie-Cerealien durch Müsli oder Haferflocken, die Sie selbst süßen oder auch mit Obst durchmischen können.

▷ Kinder brauchen reichlich zu trinken. Bis zum Alter von vier Jahren benötigen sie mindestens einen Liter am Tag, ältere Kinder sollten noch mehr trinken. Bieten Sie den Kleinen Trink- oder Mineralwasser mit oder ohne Kohlensäure, im Verhältnis 1:1 mit Wasser verdünnte Obst- und Gemüsesäfte sowie Früchte- und Kräutertees ohne Zucker an.

▷ Bei den Säften sind so genannte Direktsäfte empfehlenswert, die es in Supermärkten und Naturkostläden gibt. Sie werden direkt aus der Frucht gepresst und nicht aus Konzentrat zurückverdünnt. In Bioläden gibt es auch »Multivitaminsäfte« aus verschiedenen Obstsorten – ohne zugesetzte künstliche Vitamine.

Weiterführendes:

Die Tipps und Analysen des Deutschen Instituts für Ernährungsmedizin und Diätetik (DIET) sind zu finden im Internet unter: www.diet-aachen.de. Die Warnungen unabhängiger US-Wissenschaftler vor Süßstoffen und anderen Zusätzen können Sie anklicken unter www.cspinet.org/reports/food.htm. Den Streit um das Ferrero-Kindermonopol in Österreich finden Sie unter www.kinder.at.

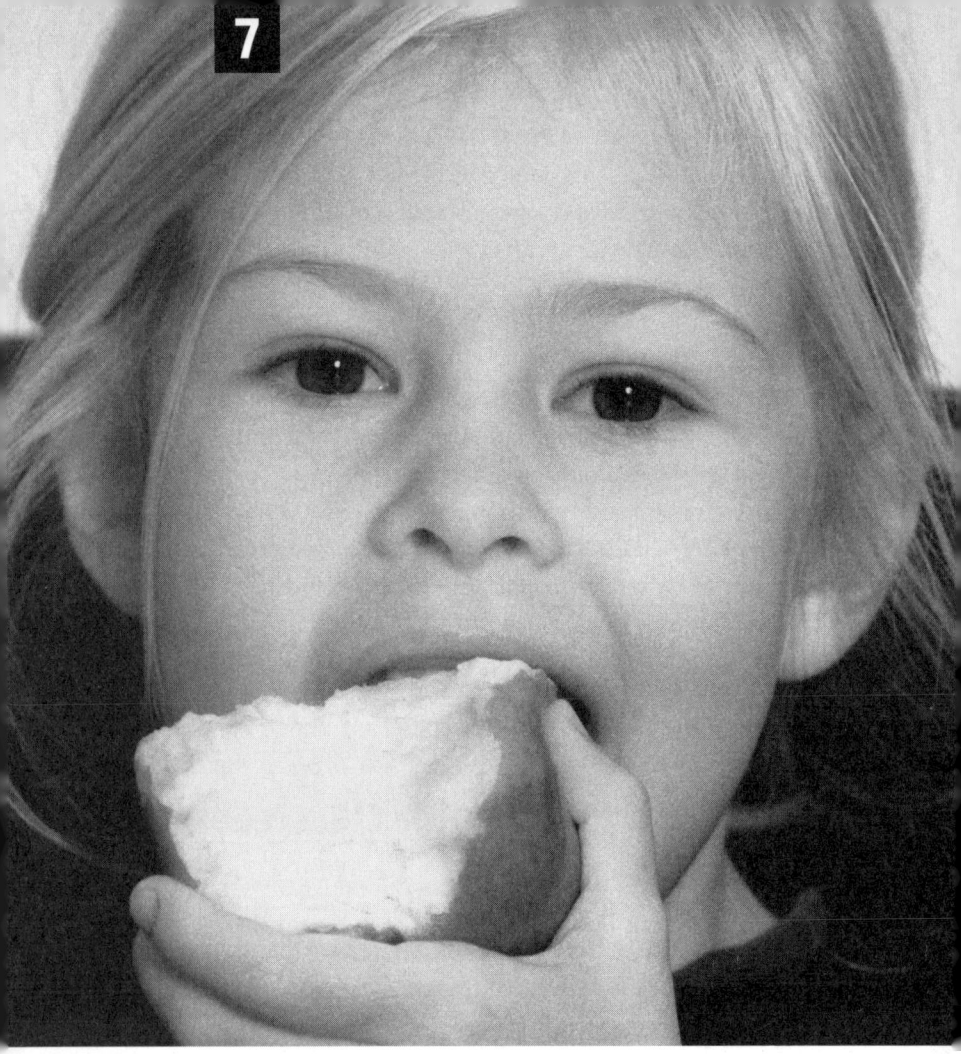

7 Kluges Kind
Wie gesund sind künstliche Vitamine und Bakterien?

Ein Spezialbrei gegen das Bäuerchen – brauchen wir das? | Die Weisheit mit Löffeln essen | Schwächeanfall durch Nestlé-Brei | Lebende Bakterien im Babymenü: Gesund oder gefährlich? | Weshalb Vitaminzusätze zu Vitaminmangel führen können | Am besten: Die Früchte der Natur – mit Freude genossen

Den Reisbrei vertrug Rebecca nicht. Es gab dazu Apfelmus, angemacht mit Milch. Sie reagierte sofort:»Das Gesicht ist so aufgeschwollen, dass man die Nase fast nicht mehr gesehen hat«, erinnert sich ihre Mutter. Damals war das Mädchen aus dem schweizerischen Dottikon gerade ein halbes Jahr alt.

Der Hausarzt diagnostizierte ein so genanntes Quincke-Ödem. Rebecca, so fand er heraus, ist allergisch auf Milch, auf Käse und auf Eier.

Die besorgten Eltern gaben dem Kind deshalb, auf Empfehlung der Mütterberatung, einen ganz besonderen Brei, den *Beba-HA-2-Brei* von Nestlé. HA, das bedeutet »hypoallergen«. HA-Nahrung soll eine Art Schonkost sein für allergiegefährdete Kinder. Viele Eltern geben solche Produkte ihren Kindern von Anfang an, aus Vorsicht, etwa weil sie selbst Allergiker sind und lieber auf Nummer sicher gehen wollen. Andere greifen zu HA-Produkten, weil die Kleinen schon allergisch auf andere Lebensmittel reagiert haben – wie Rebecca.

Doch gerade der HA-Brei löste bei Rebecca eine allergische Reaktion aus, die noch schlimmer aussah: Ausschlag am ganzen Körper wie bei Röteln oder Masern, ein »akutes generalisiertes Exanthem«, wie der Arzt hinterher notierte.

»Die Eltern waren natürlich überrascht. Die haben geglaubt, dass da nichts passieren kann«, sagt Dr. Peter Eng, Konsiliararzt am Kantonsspital Aarau in der Schweiz, der schon mehrfach mit solchen Fällen zu tun hatte. Er weiß, wovon er spricht, wenn er kritisiert:»Die Eltern werden durch die Werbung in einer falschen Sicherheit gewiegt.«

HA-Nahrung, das ist ein Millionengeschäft, denn immer mehr Kinder kommen mit einem Allergierisiko auf die Welt: In Deutschland sind es schon 38 Prozent der Babys. »HA ist der Markt der Zukunft«, meldet die »Lebensmittelzeitung«. »Hypoallergene Produkte liegen im Trend.« Milupa erweitert sein HA-Angebot stetig, auch Hipp stößt dazu – und ist »mit den Abverkäufen von HA«, so das Fachblatt, »mehr als zufrieden«. Die HA-Nahrungen gehören zu einer neuen Gruppe von Nahrungsmitteln, die besonders gesund sein sollen. »Produkte mit Zusatznutzen«, so nennen das die Hersteller.

Dazu zählen auch die so genannten probiotischen Joghurts und Milchdrinks von Nestlé, Müller und Danone, die gut für den Darm und das Immunsystem sein sollen und zu den erfolgreichsten Innovationen auf dem Lebensmittelmarkt wurden. Oder die so genannten *Omega-3*-Eier, die angeblich gut sein sollen fürs Herz. Viele Getränke mit Extravitaminen und Ballaststoffen, die so genannten ACE-Drinks, stärken angeblich die Abwehrkräfte und fördern die Verdauung.

Keine Sorgen

Mit diesem so genannten Functional Food sei europaweit ein Umsatz in Höhe von 1,7 Milliarden Dollar zu erwarten (1,5 Milliarden Euro oder 2,9 Milliarden Mark), weltweit sollen es gar 22 Milliarden Dollar (20 Milliarden Euro oder 39 Milliarden Mark) sein: »Goldgräberstimmung« herrsche deshalb in der Lebensmittelindustrie, konstatiert eine Studie des Zentrums für Technikfolgenabschätzung beim Schweizerischen Wissenschaftsrat aus dem Jahr 2000, an der auch Experten des Fraunhofer-Instituts für Systemtechnik und Innovationsforschung in Karlsruhe beteiligt waren.

»Wer seine Ernährung auf Functional Food umstellt, braucht sich keine Sorgen mehr um die Ausgewogenheit seiner Ernährung machen«, tönte schon der Marketingleiter einer Tochterfirma des Chemiekonzerns DuPont.

Gerade bei Säuglings- und Kinderernährung setzen die Nahrungsmittelproduzenten auf die werbewirksamen Gesundheitseffekte. Damit wollen sie »im Markt der Säuglings- und Kleinkindernahrung in einer Zeit sinkender Geburtenraten und stagnierender Märkte neue Marktsegmente erschließen«, sagt Hans-Jürgen Klett, Vorsitzender der Geschäftsführung von Nestlé-Alete.

Wahre Wunder

Manche der neuen Produkte, die Nestlé-Alete oder Milupa entwickeln, versprechen wahre Wunder: Sie sollen unsere Kinder intelligenter machen, ihre Sehkraft und das Immunsystem stärken, Durchfall und allerlei Krankheiten vorbeugen. Andere sollen Eltern und Kinder von den kleinen Alltagssorgen befreien: Sie sollen das Bäuerchen nach dem Essen überflüssig machen oder die Verdauungsprobleme lindern, die zu nachhaltigem Schreien führen können.

Manche dieser Erzeugnisse halten Experten für unnötig: Milupas *Aptamil AR* etwa, die »Spezialnahrung für Säuglinge bei Aufstoßen und Spucken«, sei entbehrlich, weil »Spucken bei Säuglingen meistens völlig normal ist«, meint der Informationsdienst des Europäischen Instituts für Lebensmittel- und Ernährungswissenschaften. Und erinnert an die Hebammenweisheit, derzufolge »Speikinder Gedeihkinder« seien.

Auch Produkte für Säuglinge mit Blähungen, Koliken und Verstopfung wie Milupas *Comformil* oder Nestlés *Beba Sensitive* sind nicht zwingend nötig für eine gedeihliche Entwicklung der Kinder. Sie sollen wohl auch, wie bei Milupa schon der Name andeutet, vor allem mehr Komfort für Papa und Mama bringen. Denn die sind oft genervt und kommen, so eine Studie, die unter starker Beteiligung von Milupa-Forschern entstand, »häufig« sogar in Arztpraxen, weil ihre Kleinen schreien und dies als bedeutende Beeinträchtigung der Eltern erlebt wird. Die Ursache dafür seien »Koliken, Aufstoßen, Verstopfung«, aber auch »Hunger«.

Comformil helfe da sehr: Bei den 51 untersuchten Säuglingen stellten 92 Prozent der Mütter fest, dass sich dank *Comformil* »die Gesamtheit der Symptome signifikant verbessert« hätte. Ob es allerdings wirklich am Milupa-Pulver lag, muss wohl offen bleiben. Denn über die gesamte Testdauer von vierzehn Wochen ließ sich nur das Befinden derjenigen Teilnehmer ermitteln, die das Milupa-Produkt erhalten hatten. Die anderen müssen irgendwie abhanden gekommen sein, denn am Schluss war, so der Untersuchungsbericht, leider »keine Kontrollgruppe mehr zum Vergleich verfügbar«.

So kritisiert denn auch die französische Behörde für Lebensmittelhygiene und Lebensmittelsicherheit in einem Gutachten vom Januar 2001, dass die wissenschaftlichen Studien für Spezialnahrungen nicht ausreichend seien. Und Professor Michael Lenze, Vorsitzender der Ernährungskommission der Deutschen Gesellschaft für Kinderheilkunde, betont im »Öko-Test-Magazin«, dass die Firmen den Beweis, ob und wie die Produkte wirken, trotz mehrmaliger Aufforderung bisher schuldig geblieben sind.

Gesund oder schädlich?

So werben die Hersteller zwar stets mit wissenschaftlichen Studien. Doch an vielen Untersuchungen sind die Firmen selbst beteiligt – was zumindest die Glaubwürdigkeit der so erlangten Ergebnisse nicht unbedingt fördert. Unabhängige Experten kommen oft zu ganz anderen Urteilen. Darum ist keineswegs sicher, ob die meist teuren Erzeugnisse wirklich so gesund sind, wie die Hersteller behaupten. Und manche Kritiker befürchten bei einigen Erzeugnissen sogar gesundheitliche Schäden. Der Schweizer Wissenschaftsrat forderte deshalb ein Monitoring-System, bei dem auch die schädlichen Effekte erfasst werden sollen.

Eine mögliche Gefahr liegt darin, dass die Konsumenten allzu sehr auf die Werbeaussagen der Hersteller vertrauen – und sich, wie Rebeccas Eltern, dadurch in einer falschen Sicherheit wähnen.

Zum Beispiel im Fall der hypoallergenen Säuglingsnahrung. Denn die Eltern und auch viele Ärzte glauben, dass die HA-Nahrung Allergien verhindert.»Viele allergievorbelastete Eltern geben ihren Kindern bereits zur Prophylaxe eine HA-Nahrung«, sagte Claus-Peter Rach, Vorsitzender der Geschäftsleitung bei Milupa, der »Lebensmittelzeitung«. So wirbt auch Nestlé für sein Erzeugnis *Beba H.A.* als eine »allergenarme« Säuglingsnahrung »vom ersten Fläschchen an«.

Im Kleingedruckten allerdings rät Nestlé den Eltern, vor der Verfütterung den Doktor zu fragen: »Wenn Sie eine Säuglingsnahrung verwenden wollen, sprechen Sie bitte mit Ihrer Klinik oder Ihrem Kinderarzt.«

Der Hinweis sollte beherzigt werden. Denn schon bei der Markteinführung der »hypoallergenen« Säuglingsnahrung in den USA gab es, wie die »Lebensmittelzeitung« 1989 berichtete, »Schreckensmeldungen« über unangenehme Nebenwirkungen: Babys, die den neuen Milchersatz »verabreicht bekommen hatten, begannen zu würgen oder mussten sich übergeben. Einige erlitten gar Schwächeanfälle oder Koliken.« In Europa wurde sogar von allergischen Schocks berichtet.

Eine kleine Dosis Allergene

Nestlé rechtfertigte sich damals mit dem Argument, unter den vielen Säuglingen, die die Babynahrung erhalten hatten, seien nur »sehr, sehr wenige« gewesen, die an Nebenwirkungen gelitten hatten. Doch die anhaltenden Berichte, etwa 1991 im renommierten Wissenschaftsmagazin »Lancet«, über Säuglinge mit Hautausschlägen (»Atopische Dermatitis«) taten ihre Wirkung – zumal der »Lancet«-Autor vor einem möglichen »anaphylaktischen Schock« mit tödlichem Ausgang warnte. Verursacht werden kann ein solcher Schock von Restmengen an Allergieauslösern wie Kuhmilch, Soja oder Erdnuss in der »allergenarmen« Kindernahrung. Denn solche Restallergene können durchaus noch vorhanden sein – was sich auch bei der kleinen Rebecca aus der Schweiz zeigte, die auf das HA-Pulver von Nestlé mit Ausschlag reagierte.

Laut Nestlé-Ernährungsexpertin Bianca-Maria Exl werden diese Produkte »mit Absicht nicht völlig allergenfrei gemacht«.

Kinder in den ersten vier bis sechs Monaten, die nicht teilgestillt sind, sollten sich durch die allergenarme HA-Säuglingsnahrung an die Allergene »langsam gewöhnen«. Diese so genannte orale Toleranz ermögliche, dass die Kinder später Kuhmilch problemlos trinken könnten. Für Kinder, die bereits eine Kuhmilchallergie hätten, sei die Nahrung jedoch nicht geeignet. Offen ist allerdings, ob ein vorbeugender Effekt auf lange Sicht tatsächlich zu erzielen ist. Schon bald nach der Einführung meldeten sich Experten zu Wort wie der Allergologe Professor Ulrich Wahn vom Virchow-Klinikum an der Berliner Humboldt-Universität. Der meinte, die Wirkung der frühkindlichen Antiallergienahrung auf die langfristige Entwicklung sei durchaus »umstritten«. Denn nach einigen Untersuchungen zum Allergierisiko bei Kindern spielt es schon bei Siebenjährigen überhaupt keine Rolle mehr, ob sie als Säuglinge das Fabrikpulver bekommen haben.

Was ist optimal?

Genau das ist das Problem: Niemand weiß, was auf lange Sicht gut ist. Denn kein Wissenschaftler kann sagen, wie die optimale Ernährung für alle Menschen aussieht: Die Lebensmittel sind viel zu kompliziert zusammengesetzt, als dass die Forscher die Funktion und Wechselwirkungen aller Bestandteile vollständig verstanden hätten. Zudem sind die Menschen verschieden, jeder hat andere Bedürfnisse, auch beim Essen. Schwer zu sagen, was für jedes Individuum das Optimale ist, welche Substanzen gebraucht werden. Und niemand weiß genau, welche langfristigen Folgen zu erwarten sind, wenn die Zusammensetzung der Nahrung künstlich verändert wird.

Das Bestreben der Nahrungsmittelkonzerne, besonders gesunde Lebensmittel anzubieten, ist deshalb zwar begrüßenswert – wer hätte auch etwas gegen Produkte einzuwenden, die unserem Körper Gutes tun sollen? Doch zumeist zielen die Bemühungen der Industrie darauf ab, die positiven Wirkungen echter Lebensmittel nachzuahmen. Wenn zum Beispiel im Fisch spezielle

Stoffe gefunden werden, die gut für Herz und Kreislauf sind, dann produzieren Chemiekonzerne und Pharmafirmen diese Stoffe in Massen, mischen sie ins Brot, in Kuchen, in Orangensaft – obwohl niemand weiß, ob sie dann noch genauso wirksam sind wie im Fisch.

Und weil mit den Chemikalien, die die Natur imitieren, viel Geld zu verdienen ist, wird kräftig dafür geworben – für den Fisch hingegen wirbt kein Spot im Fernsehen und keine Anzeige in »Eltern« oder im »Stern«. So erscheinen die künstlich verbesserten Industrieprodukte als besonders gesund, alle glauben an die Behauptungen der Werbung – obwohl die Früchte der Natur nach Überzeugung unabhängiger Wissenschaftler in der Regel die besseren Nahrungsmittel sind.

Vitaminpflicht für Babynahrung?

Beispiel Vitamine: Hier ist durchaus umstritten, ob Vitaminzusätze in Säften oder auch in Kindernahrungsmitteln wirklich sinnvoll sind. Denn natürliche Vitaminspender wie Orangen, Äpfel, Brokkoli enthalten neben den wichtigen Vitaminen viele andere natürliche Substanzen, die wir ebenfalls brauchen – und die in vitaminisierten Industrieprodukten nicht oder nur eingeschränkt enthalten sind.

Dennoch ist bei Babynahrung die Extradosis an »gesunden« Zusätzen schon Pflicht. Seit dem 1. Juli 1999 müssen in der Europäischen Union bei vielen Getreidebreien, Frucht- und Gemüsesäften für Babys und Kleinkinder künstliche Vitamine zugesetzt werden. Denn die seither geltenden Mindestvitamingehalte sind so hoch, dass sie auf natürlichem Wege gar nicht mehr erreicht werden können.

Viele Experten halten so hohe Vitamindosierungen für überflüssig. Sie argwöhnen, dass es sich bei der Einführung der Vitaminpflicht um einen besonders schönen Erfolg der Lobbyarbeit von Vitaminproduzenten wie dem Schweizer Pharmakonzern Hoffmann-La Roche handelt.

Dabei wissen auch die Vitaminproduzenten wie Hoffmann-La Roche, dass die Natur eigentlich der beste Vitaminlieferant ist. Zum Beispiel beim Beta-Carotin, dem so genannten Provitamin A, das gut ist fürs Immunsystem. Die »besten Quellen des Beta-Carotins«, schreibt Roche in seiner »Vitamininformation Beta-Carotin«, seien »zum Beispiel Karotten, Kürbis, Spinat, Brokkoli, Tomaten«. Für Vitamin B2, das unter anderem beim Muskelaufbau mitwirkt, seien »Milch, Milchprodukte, Fleisch, Eier und grüne Blattgemüse« die wichtigsten Lieferanten.

Roche liefert aber kein Blattgemüse und keinen Brokkoli, sondern künstlich hergestellte Vitamine. Ob die aber die gleiche Wirkung haben, ist keineswegs sicher. Und in hohen Dosen können sie womöglich sogar schaden.

Bei den künstlichen Vitaminen sei der Anspruch, Krankheiten zu verhindern, »bisher nicht nachgewiesen« worden und erscheine auch »verfehlt«, notierte der Schweizer Wissenschaftsrat. Durch überhöhte Gaben einzelner Zutaten könnten womöglich Mangelerscheinungen an anderer Stelle auftreten.

Blockierte Vitamine

So müssen beim Vitamin E, das in Nüssen, aber auch in Eiern und Milch enthalten ist, beispielsweise zwei Substanzen namens Alpha-Tocopherol und Gamma-Tocopherol zusammenarbeiten, um gemeinsam krebserregende Stoffe bekämpfen zu können. Synthetisches Vitamin E aber enthält nur einen der beiden Stoffe, das Alpha-Tocopherol.

Wenn der Körper nun dieses in hohen Dosen bekommt, wird dadurch die Aktivität des aus der Nahrung aufgenommenen potenziellen Mitkämpfers Gamma-Tocopherol blockiert. Weil aber der Alpha-Kämpfer den Feind nicht allein bekämpfen kann, bleibt er machtlos – die Vitamingabe nützt also nichts und schadet eher.

Beispiel Folsäure: In den USA wird seit dem 1. Januar 1998 sämtliches Mehl mit Folsäure angereichert. Folsäure ist wichtig; wenn sie fehlt, kann das unangenehme Folgen haben: Reizbarkeit, Unkonzentriertheit, Vergesslichkeit bis hin zur Alzheimer-

Krankheit. Folsäuremangel gilt zudem als Risikofaktor für Herz-Kreislauf-Erkrankungen.

Die Frage der Folsäure

Am schlimmsten kann sich Folsäuremangel in der Schwangerschaft auswirken: Fehlt das Vitamin, dann steigt das Risiko, dass ein Baby mit offenem Rücken geboren wird, dem so genannten Neuralrohrdefekt. Bei dieser embryonalen Fehlentwicklung schließt sich die Neuralrohrrinne, ein Nervenkanal, nicht. In der Schweiz ist dies beispielsweise bei etwa achtzig Embryos pro Jahr der Fall, in Deutschland werden jährlich achthundert Kinder damit geboren. Die Folgen sind gravierend, denn die Kinder bleiben lebenslänglich Pflegefälle.

Statistisch scheint der Zusammenhang zwischen Folsäure und diesem Neuralrohrdefekt zweifelsfrei erwiesen zu sein: Bei einer Folsäurekonzentration von 150 Mikrogramm (millionstel Gramm) tritt der Defekt bei 6,6 Babys pro 1000 Geburten auf, bei 400 Mikrogramm nur noch bei 0,8 pro 1000 Geburten. Nach Meinung der meisten, auch industrieunabhängigen, Wissenschaftler sowie der Deutschen Gesellschaft für Ernährung oder des Forschungsinstituts für Kinderernährung ist es deshalb sinnvoll, zumindest den Schwangeren zusätzlich Folsäure zu verabreichen.

Andere Fachleute, etwa vom Europäischen Institut für Lebensmittel- und Ernährungswissenschaften, verweisen hingegen darauf, dass der »offene Rücken« keineswegs eine Folge allgemeinen Folsäuremangels sei. Davon seien nur sehr wenige Kinder betroffen, deren Mütter an einer Stoffwechselstörung leiden, die mit einer erhöhten Folsäurezufuhr ausgeglichen werden kann. Die Folsäure wirkt bei ihnen also therapeutisch, gewissermaßen als Medizin.

Deshalb macht es nach Meinung dieser Experten keinen Sinn, die Folsäure präventiv und flächendeckend an alle zu verabreichen. Zumal eine britische Studie, veröffentlicht im »British Medical Journal«, ergeben hatte, dass die Zahl der Neuralrohrdefekte seit den Siebzigerjahren ohnehin rapide gesunken ist und seit der Einführung der »Folsäure-Prävention« 1992 kaum mehr abgenommen hat. Und Schweizerische Wissenschaftler glauben, dass auch bei flächendeckender Folsäureverabreichung immer noch Fälle von Spina bifida, dem offenen Rücken, zu beklagen sein werden – einfach weil Frauen an jenem Stoffwechseldefekt leiden, der die Verwertung der Folsäure erschwert.

Mehr Zwillinge

Zudem war es, nach einer im Wissenschaftsjournal »Lancet« veröffentlichten Studie, zu einer erhöhten Rate spontaner Fehlgeburten gekommen, nachdem die Frauen folsäurehaltige Multivitaminpräparate bekommen hatten. Und einer schwedischen Studie zufolge, die im Jahr 2001 veröffentlicht wurde, erhöht sich bei Müttern, die Folsäure nehmen, die Zahl der Zwillingsgeburten: Bei 2569 Müttern, die Folsäurepräparate genommen hatten, lag die Rate der Zwillingsgeburten bei 2,8 Prozent. Der Durchschnitt in Schweden liegt bei 1,5 Prozent. Nun sind Zwillinge nichts Schlimmes – zumal im Vergleich zum offenen Rücken. Doch die schwedischen Forscher machten darauf aufmerksam, dass die Zwillinge häufig zu früh zur Welt kämen, ein niedriges Geburtsgewicht hätten und dass bei ihnen ein erhöhtes Risiko feststellbar sei für die so genannte Zerebralparese, einen frühkindlichen Hirnschaden, der Lähmungen zur Folge hat. So könnten, meint das Wissenschaftsmagazin »New Scientist«, die Folsäurerationen »mehr Probleme schaffen, als sie lösen«.

»Angesichts potenzieller Nebenwirkungen ist daher nicht nachzuvollziehen, dass allen Schwangeren und solchen, die es werden wollen, Supplemente empfohlen werden«, meint der Informationsdienst des Europäischen Instituts für Lebensmittel und Ernährungswissenschaften. Schließlich kann der Folsäurebedarf auch auf natürlichem Wege gedeckt werden. Folsäure ist in Salat und Gemüse enthalten, in Vollkornbrot und Chinakohl, in Eigelb und in Schweineleber – wobei Leber wegen des potenziellen Schadstoffgehalts gerade in der Schwangerschaft nicht sehr empfehlenswert ist.

Wer lieber Folsäurepräparate nehmen möchte, muss allerdings früh damit beginnen – mindestens vier Wochen vor der Empfängnis. Sicherer ist es daher, möglichst schon im Alltag folsäurereiche Kost zu sich zu nehmen: Denn wer kann schon exakt prophezeien, wann es soweit ist.

Ein gewichtiger Vorteil des Echten: Wenn die Vitamine in natürlichen Lebensmitteln genossen werden, sind wir auch vor Überdosierung geschützt. Niemand isst einen Zentner Orangen oder Karotten. Die Gefahr ist deshalb gering, durch Verzehr von natürlichem Essen einzelne Stoffe in überhöhter Dosis zu verspeisen.

Die Vitamine hingegen, die in Pillenform oder in Multivitaminsäften oder anderen angereicherten Lebensmitteln in hohen Dosen verzehrt werden, könnten, so befürchten Mediziner, zu unerwünschten Nebenwirkungen führen.

Irreführung durch künstliche Vitamine

Wer Vitamine und Mineralstoffe im Kombipack über Pillen zu sich nimmt, was viele Ärzte gerade Schwangeren empfehlen, kann sogar, so eine Studie des US-Internisten Max Horwitt, eher an Herzinfarkt oder Krebs sterben als seine Mitmenschen. Auch bei Rauchern, das ergaben Untersuchungen in Finnland und den Vereinigten Staaten, kann synthetisches Provitamin A oder Beta-Carotin das Risiko für Lungenkrebs oder Herz-Kreislauf-Erkrankungen wider Erwarten erhöhen. Und Vitamin C, im Übermaß genossen, kann zu Krebs führen und das Erbgut schädigen, wie neuere Untersuchungen ergaben – entgegen der bisherigen Annahme, dass der Körper überflüssiges Vitamin C einfach folgenlos ausscheide. Für Schwangere schließlich könnten hohe Dosen an Vitamin A die gleichen Wirkungen haben wie das Horrormedikament Contergan: Fehlbildungen bei den Kindern wären die Folge.

Dabei beugen die Extravitamine merkwürdigerweise nicht einmal dem Vitaminmangel vor. US-Mediziner vom Massachusetts General Hospital stellten bei jedem dritten Konsumenten von Multivitaminpräparaten einen Mangel an Vitamin D fest – was zu längst vergessen geglaubten Erkrankungen wie Rachitis führen kann.

Vitaminmangel durch Vitaminpillen oder Vitaminsäfte?

Diese überraschenden Effekte können davon kommen, dass die Freunde der künstlichen Vitamine nicht mehr zu echten Lebensmitteln greifen und deshalb vieler Vitaminquellen verlustig gehen, die Bestandteil einer ausgewogenen Ernährung sind.

Zudem kann der Körper in die Irre geführt werden: Wenn der Mensch ein Einzelvitamin von Hoffmann-La Roche oder BASF nimmt, glaubt der Körper gewissermaßen, sein Bedarf sei gedeckt, und verlangt nicht mehr nach vitaminreicher Kost, wiewohl ihm andere Vitamine durchaus noch fehlen.

Noch folgenreicher ist es, wenn schon im Kindesalter künstliche Vitamine verabreicht werden. Denn dann kann der kleine Körper gar nicht erst lernen, welche Nahrungsmittel welche Inhaltsstoffe enthalten, und wird daran gehindert, sich das Nötige zu beschaffen.

Arme Nager

Dass künstliche Vitamine nicht sehr hilfreich sind, fand ein Forscher schon 1950 heraus: Werner Kollath, einer der Urahnen der Naturköstler. Er fütterte in einer umfangreichen Versuchsreihe Ratten zunächst mit einer auf Nagetiere zugeschnitten Zivilisationskost, vergleichbar einer vitaminarmen menschlichen Diät aus Brötchen, Kuchen, Keksen.

Die armen Tiere waren alsbald in einer beklagenswerten Verfassung: Sie litten an chronischer Verstopfung, an Karies, sie bekamen brüchige Knochen, und es waren bösartige Veränderungen in der Darmflora zu beobachten, die Vorstufe von Krebs. Sie starben zwar nicht, doch sie vegetierten kränklich oder bestenfalls »halbgesund« vor sich hin.

Dann gab er synthetische Vitamine dazu, vergleichbar den Multivitamingaben bei Menschen. Nichts geschah, die Tiere vegetierten weiter dahin. Erst als er sie mit Hefe, Getreidekeimlingen und Grünzeug fütterte, lebten die kleinen Nager sichtlich auf. Kollaths Forderung, formuliert in seinem Buch »Der Vollwert der Nahrung«, lautete also: »Lasst unsere Nahrung so natürlich wie möglich.«

Auch die Experten vom Dortmunder Forschungsinstitut für Kinderernährung halten von der künstlichen Anreicherung mit Vitaminen nicht viel. Sie hatten in einer Untersuchung festgestellt, dass sich der Anteil der angereicherten Lebensmittel an der gesamten Ernährung von 1988 bis 1998 verdoppelt hat und dass vor allem Kinder ihren Vitamin-C-Bedarf 1996 schon zu 24 Prozent auf künstlichem Wege, über angereicherte Säfte etwa, bezögen. Mittlerweile gibt es zwar Anzeichen für eine Trendwende. Doch immer noch beziehen viele Kinder ihre Vitamine in künstlicher Form, etwa in den so genannten ACE-Drinks, die (zum Beispiel von Alete) auch schon speziell für Kinder angeboten werden.

Davon rät etwa die staatliche Ernährungsberatung in Bayern ab: Diese Drinks seien als Durstlöscher völlig ungeeignet, weil sie zu hohe Vitamindosen enthalten. Und die könnten auf Dauer, etwa bei Beta-Carotin, zu Erbrechen, Hautausschlägen und Kopfschmerzen führen. »Zugesetzte Vitamine verführen dazu, sich über eine ausgewogene Ernährung weniger Gedanken zu machen«, kritisiert Mathilde Kersting vom Dortmunder Forschungsinstitut für Kinderernährung.

Rätselhafte Lebensmittel

Gerade die ausgewogene Ernährung aber ist wichtig, um den Körper mit allem zu versorgen, was er braucht. Und er braucht viel mehr als einige wenige Zusätze, die gerade in Mode – oder auch nur besonders billig herzustellen – sind. Was der Körper aber tatsächlich alles braucht und was er sich aus welchen Lebensmitteln alles holt, das übersteigt den Kenntnisstand der Wissenschaftler.

Dass sie hier noch weitgehend im Dunkeln tappen, geben einige ehrliche Wissenschaftler auch zu: »Wahrscheinlich gibt es allein in Pflanzen zehntausend verschiedene Inhaltsstoffe, die den menschlichen Körper beeinflussen«, sagt Professor Gerhard Jahreis von der Universität Jena. »Wir kennen ganze viertausend, und wie die alle zusammen in der Nahrung wirken, haben wir überhaupt noch nicht verstanden.«

Zwar gibt es Kenntnisse über die einzelnen Substanzen, auch gibt es in Einzelfällen Erkenntnisse über deren Wirkungen. Aber: »Es ist bisher nicht gelungen, einzelnen Nährstoffen präventive Wirkungen gegen langfristig auftretende Störungen der Gesundheit zuzuordnen«, sagt Professor Günther Wolfram von der Deutschen Gesellschaft für Ernährung.

Das gilt ganz besonders für jene winzig kleinen Lebewesen, die dazu beitragen, dass wir das Essen auch verdauen und damit nutzen können: die Bakterien, die unseren Darm besiedeln. Fünfhundert verschiedene Bakterienarten leben dort, hundert Billionen dieser Winzlinge sind es insgesamt – stolze eineinhalb Kilogramm wiegen diese Bakterien beim Durchschnittsmenschen.

Auf sie sind wir in hohem Maße angewiesen, ohne sie könnten wir nicht leben. Die Mikroben können uns aber auch gefährlich werden – wir könnten sogar von unseren eigenen Darmbakterien getötet werden. Wichtig ist deshalb das Gleichgewicht in unserer Darmflora und dass sie an unsere individuellen Bedürfnisse angepasst ist.

Mein privater Bakterienzoo

Denn jeder Mensch ist anders, isst auch anders, und braucht deshalb seinen ganz privaten Bakterienzoo, der für die Verwertung der Lebensmittel sorgt. Daher ist sehr umstritten, ob wir mit dem Essen auch noch Bakterien zu uns nehmen sollten. Etwa die so genannten probiotischen Bakterien, die neuerdings auch der Baby- und Kindernahrung zugesetzt werden und die angeblich das Darmgeschehen positiv beeinflussen, das Immunsystem stärken und so einen Beitrag zum gesunden Leben leisten sollen. So verspricht es jedenfalls die Werbung, und nach Ansicht der Foodkonzerne ist dieser Effekt zur Genüge wissenschaftlich belegt.

Es gibt allerdings auch Zweifler. So hat der Schweizerische Wissenschaftsrat in seiner Functional-Food-Studie darauf hingewiesen, dass gerade bei den »probiotischen« Joghurts und Milchdrinks »große Kenntnislücken über die Mechanismen« bestehen. Viele von den Herstellern finanzierte Studien wiesen »methodische Schwächen« auf, die ihre Aussagekraft einschränkten. Zudem könnten die angeblich gesunden Bakterien im Joghurt »unkontrollierte Entzündungsreaktionen« auslösen, heißt es.

Auch das deutsche Bundesinstitut für gesundheitlichen Verbraucherschutz und Veterinärmedizin (BgVV) forderte angesichts möglicher Infektionen, dass die gesundheitliche Unbedenklichkeit eindeutig feststehen muss und dafür eine sorgfältige »Nutzen/Risiko-Bewertung« nötig sei.

Pionier beim bakteriell verstärkten Essen ist Nestlé. Nestlé hat den Joghurt *LC1* erfunden, der das Darmgeschehen positiv beeinflussen soll, und damit große Umsatzerfolge gefeiert. Davon beflügelt, hat die Firma eine ganze Reihe von weiteren Erzeugnissen mit Bakterienzusätzen auf den Markt gebracht. Und nicht nur das, sie hat in ihren Forschungslabors sogar ein neues Pulver entwickelt, das speziell auf Schwangere und Stillende zugeschnitten ist – »eine ganz neue Zielgruppe«, wie Nestlé-Alete-Chef Hans-Jürgen Klett sagt.

Nestlé-Bakterien für Mutter und Kind

Pro Natal heißt das Pulver, es bietet der werdenden Mutter die »Komplettlösung gegen Ernährungsdefizite«. Denn es enthalte die »optimale Kombination an Vitaminen, Mineralstoffen und Spurenelementen«, darunter die Vitamine A, C, E, auch Folsäure, Phosphor, Kalzium, Zink – und lebende Bakterien vom Typ Bifidus.

Diese Bakterien, die Nestlé auch in die Babymilch *Neslac* mischt (in der Schweiz als *Junior-Milk Bifidus* erhältlich), sind nach Auskunft des Unternehmens vollkommen unbedenklich, ausreichend getestet und in ihrer Wirkung nachweislich positiv. Schäden seien nicht zu befürchten. Zahlreiche Untersuchungen, auch

143

unter Beteiligung von Wissenschaftlern aus dem Hause Nestlé, sollen die positiven Wirkungen belegen.

Professor Michael Teuber hingegen, Mikrobiologe an der Eidgenössischen Technischen Hochschule in Zürich, ist skeptisch, ob Nestlés Extrabakterien wirklich gut sind fürs Kind. Denn normalerweise kommt ein Baby ganz ohne Darmbakterien zur Welt. Es erwirbt von der Mutter, den Geschwistern und aus der Umgebung all jene Bakterien, die es braucht, um die Speisen zu verarbeiten. Und weil alle Menschen verschieden sind und unterschiedliche Bedürfnisse haben, entwickelt sich dadurch schon beim Kind eine Darmflora, die ganz individuell abgestimmt ist auf dessen Verhältnisse im Verdauungstrakt. »Ich frage mich, ob der Nestlé-Bifidus besser ist als der von der Mutter«, sagt Teuber. »Mir wär ein Bakterium, das ich von meiner Mutter bekomme, lieber als eins von Nestlé.« Überdies bemängelt er das Fehlen von Langzeitstudien zu langfristigen Auswirkungen der künstlichen Zufuhr von Bakterien. Auch seien die Wirkungen nicht zweifelsfrei belegt – Vorwürfe, die der Nestlé-Konzern freilich zurückweist: *Pro Natal* berge »keinerlei Risiko«, Langzeitstudien seien entbehrlich, da die Bifidus-Bakterien nur im Kleinkindalter von Bedeutung seien. Gerade die Verabreichung von Bakterien an kleine Kinder ist sehr umstritten. Weil das Zusammenwirken der fünfhundert verschiedenen Bakterienarten im Darm und die mögliche Verwandlung von »guten« Bakterien in »böse« Krankheitserreger von den Forschern noch nicht zufriedenstellend geklärt ist, raten manche Experten zur Vorsicht. Denn selbst wenn einige Bakterien positive Wirkungen haben sollten, seien auch Schäden denkbar – und angesichts der undurchschaubaren Verhältnisse im Dunkel des Darms schwer auszuschließen.

»Mütter können ihre Kinder vor Asthma und Hautausschlägen bewahren, wenn sie während der Schwangerschaft und der Stillperiode Kapseln mit gutartigen Bakterien schlucken«, meldete im Frühjahr 2001 ein österreichischer Pressedienst. Auch das Fachblatt »Ärztliche Praxis« und die »Frankfurter Allgemeine Zeitung« verbreiteten die Botschaft, die auf eine Studie zurückging, die in der renommierten Fachzeitschrift »Lancet« veröffentlicht worden ist: Derzufolge entwickelten innerhalb von zwei Jahren nur halb so viele Kinder allergische Ekzeme, wenn ihre Mütter vor der Geburt und sechs Monate danach regelmäßig Dragees mit Bakterien vom Typ Lactobacillus rhamnosus GG geschluckt hatten.

Warnung vor probiotischem Joghurt?

Das Magazin »Lancet« warnte allerdings selbst vor verfrühter Euphorie – aus Sicherheitsgründen. Denn bei einer Untersuchung mit neugeborenen Mäusen, an die Bakterien verfüttert wurden, waren unerwartet viele Todesfälle aufgetreten. Aber nicht nur im Tierversuch, auch bei Menschen kommen Schäden vor. Bei einer älteren Finnin lösten die gleichen probiotischen Bakterien einen Leberabszess aus. Das Wiener Hanusch-Spital hat sich aufgrund solcher Fälle entschieden, den Patienten keine Probiotika mehr zu servieren.

Die Zeitschrift »Clinical Microbiology and Infection« hatte, nachdem die ersten Berichte über Entzündungen der Herzinnenhaut (»Endokarditis«) erschienen waren, sogar vorgeschlagen, Warnhinweise auf probiotischen Erzeugnissen anzubringen, die Bakterien vom Typ Lactobacillus rhamnosus enthalten, um Menschen, deren Immunsystem geschwächt ist oder die einen entsprechenden Herzfehler haben, auf die möglichen negativen Folgen aufmerksam zu machen.

Vorsicht geboten

Milupa, der Babynahrungshersteller, hat sich dafür entschieden, diese Bakterien aus dem Verkehr zu ziehen. Das *Milupino Kinder-Trinkfrühstück »Schoko«*, das bislang laut Packungsaufschrift die »probiotische Kultur L. rhamnosus« enthielt, wird nun mit veränderter Rezeptur angeboten. Das ist gut so. Auch wenn das Risiko gering ist, sei bei kleinen Kindern und zumal bei Neugeborenen Vorsicht geboten. Der Bonner Professor für Medizinische Mikrobiologie Klaus P. Schaal neigt jedenfalls zur Zurückhaltung gegenüber den Rhamnosus-Bakterien: »Ich würde das meinen Kindern nicht geben.«

Die Wissenschaft ist sich, wieder einmal, nicht ganz einig. Die einen Forscher sehen positive Wirkungen, die anderen machen auf mögliche Schäden aufmerksam. Das ist nicht ungewöhnlich, gerade bei Lebensmitteln.

Leider aber können die skeptischen Stimmen oft nicht durchdringen, weil sie nicht über eine solche Werbemacht verfügen wie die großen Lebensmittelkonzerne. Was gilt, ist die Werbebotschaft. Sie wird massenhaft verbreitet und findet Gehör. Und mitunter werden unabhängige Wissenschaftler sogar von der Werbung missbraucht – als Kronzeugen für ein Erzeugnis, das sie eigentlich ablehnen.

Beispiel *Milupino Kindermilch:* Das ist ein »Kindermilchgetränk«, das neben Vollmilch, Wasser und Magermilchpulver verschiedene Vitamine enthält, dazu Betacarotin sowie »natürliche und naturidentische Aromastoffe« in verschiedenen Versionen von Vanille bis Erdbeer.

Um der Mixtur die höheren Gesundheitsweihen zu verleihen, formulierten die Milupa-Leute bei der Einführung einen schönen Text: »Laut den Empfehlungen des Forschungsinstituts für Kinderernährung in Dortmund sollen Kleinkinder täglich einen Drittel Liter Milch und Kinder bis zwölf Jahren täglich fast einen halben Liter Milch trinken.« Und: »Deshalb gibt es die gesunde und leckere *Milupino Kindermilch* für Klein- und Schulkinder.« *Milupino Kindermilch* sei sogar, so behauptete Milupa in bunten Einführungsprospekten, »gesünder als normale Kuhmilch«.

Falsche Zeugen

Nun ist das Dortmunder Forschungsinstitut tatsächlich eine renommierte Einrichtung, wie auch die Deutsche Gesellschaft für Ernährung, auf die sich die Milupa-Leute ebenfalls beriefen. Nur: Beide Institutionen waren davon nicht begeistert. Denn sie raten von Erzeugnissen wie *Milupino Kindermilch* eigentlich ab. Mit den oft übersüßen und zu fettigen Kindermilchprodukten »wird eine bedarfsgerechte Ernährung der Kinder eher erschwert«, meint die Deutsche Gesellschaft für Ernährung. Das Forschungsinstitut für Kinderernährung findet, mit ganz normaler Milch und einer ausgewogenen Kost seien Kinder gut versorgt: »Wir raten zu den herkömmlichen Lebensmitteln«, sagt Mathilde Kersting vom Kinder-Forschungsinstitut. »Da brauchen die Kinder keine *Milupino-Kindermilch.*«

Sie hält den Zusatz von Vitaminen und Mineralstoffen ohnehin für unnötig: »Ein ernährungsphysiologischer Nutzen liegt mit Ausnahme von Jod nicht auf der Hand«, meint Expertin Kersting. Und jene mehrfach ungesättigten Fettsäuren, die Intelligenz und Sehkraft stärken sollten, könnten die Kinder auch übers Speiseöl zu sich nehmen.

So ist das meistens: Die gesundheitlich erwünschten Wirkungen sind am besten mit natürlichen Lebensmitteln zu erreichen. Firmen wie Milupa verwenden aber viel Mühe darauf, die Wirkungen der natürlichen Lebensmittel mit großem Aufwand nachzubilden – und dann mit massivem Werbeeinsatz den Eindruck zu erwecken, ihre Erzeugnisse seien besser als die Natur. Auch wenn das wissenschaftlich nicht immer ganz zweifelsfrei bewiesen ist.

Klüger durch Kunstmilch?

Wie bei jenem Pulver von Milupa, das Kinder klüger machen soll. Dafür hat die Firma in ihren Labors die ungesättigten Fettsäuren der Muttermilch nachgebildet, mit Rohstoffen aus Hühnereiern, ihnen einen Namen gegeben: »*LCP Milupan*« – und auch gleich eine Werbekampagne dazu entwickelt. Damit alle Welt weiß, wie Kinder klüger werden: »Babynahrung mit *LCP Milupan* von Milupa fördert die geistige Entwicklung«, behaupten die Reklametexte. Und: »*LCP Milupan* ist wichtig für die Entwicklung von Gehirn, Nervensystem und Sehvermögen eines Säuglings«, so wirbt in großen Lettern eine Anzeige für Milupa *Aptamil Pre* (»von Geburt an«), das jene Substanz enthält.

LCP, das steht für »Long Chain Polyunsaturated Acids«, auf Deutsch: langkettige mehrfach ungesättigte Fettsäuren. Die sind in der Muttermilch zu finden, und sie gelten mit als Grund dafür, dass gestillte Kinder in Intelligenztests regelmäßig besser abschneiden.

Ob auch das Pulver von Milupa klüger macht, das ist die Frage. Milupa ist sich da ganz sicher. Und verweist auf eine wissenschaftliche Untersuchung von Professor Peter Willatts von der schottischen Universität Dundee. Der stellte Säuglingen im Alter von zehn Monaten die Aufgabe, Spielzeugkugeln wiederzufinden. Sie mussten dazu einen leichten Klotz, der als Barriere diente, beiseite räumen, ein Tuch heranziehen und dann die Kugeln finden. Bewertet wurde »die Zielstrebigkeit des Vorgehens«, je nach Leistung bekamen die Babys Problemlösungspunkte. Ergebnis: Beim Spielzeugwiederfinden hatten die LCP-Babys bis zu zwei Problemlösungspunkte mehr als jene ohne LCP-Zusatz. Gestillte Kinder aber waren erst gar nicht angetreten zum Wettstreit. Immerhin: Auch Milupa rät zum Stillen, im Kleingedruckten, ganz unten in der Anzeige: »Wichtiger Hinweis: Stillen ist die beste Ernährungsform für Babys«.

Es ist vielleicht ein bisschen voreilig, aus der schottischen Studie die Milupa-Werbebehauptung abzuleiten, Milupas Kunstmilch sei »von Vorteil für die geistige Entwicklung von Säuglingen«. Es fragt sich auch, ob die kleinen Konsumenten der Milupa-Intelligenzdrinks später bessere Lateinnoten kriegen, im Abitur besser abschneiden, im Studium zu Überfliegern werden.

Zumal die Wissenschaft hinsichtlich des Klugheits-Pulvers auch ganz andere Erkenntnisse gewann. Eine Studie, die 1999 in der britischen Wissenschaftszeitschrift »Lancet« veröffentlicht wurde, fand »keine Anzeichen« für einen intelligenzfördernden Effekt. Die Gruppen mit und ohne LCP-Zusätze »unterscheiden sich nicht in kognitiver und motorischer Entwicklung«.

Dass es diese Studien gibt, weiß auch Milupa. Aber geistige Entwicklungsunterschiede seien eben »nicht so leicht zu erkennen« wie beispielsweise Differenzen in den Bewegungen. »Deshalb können Forschungsergebnisse zu LCP durchaus unterschiedlich sein«, räumt das Unternehmen ein.

Macht *LCP Milupan* nun klug oder nicht? Wer hat Recht? Was ist wissenschaftlich erwiesen? Das ist eine wichtige Frage: Denn es ist in der Europäischen Union und auch in der Schweiz verboten, mit Gesundheitsqualitäten von Nahrungsmitteln zu werben, die nicht wissenschaftlich bewiesen sind.

Nicht alles unter Kontrolle

Wer aber entscheidet, was als bewiesen gilt, wenn die Wissenschaftler sich streiten? Wer hofft, staatliche Stellen, die Lebensmittelkontrolleure etwa, beurteilten die Zulässigkeit von Werbebehauptungen, der irrt.

Die Behörden könnten schließlich nicht Schiedsrichter spielen und widerstreitende wissenschaftliche Meinungen bewerten, sagt Adrian Kunz, Rechtsexperte des Schweizerischen Bundesamtes für Gesundheit. Er verweist auf das neue Prinzip der Selbstverantwortung der Hersteller, das in der Schweiz wie auch in der Europäischen Union die staatliche Überwachung zunehmend ablöst. Die staatlichen Kontrolleure seien bei der Vielzahl der Innovationen und der Flut von wissenschaftlichen Erkenntnissen überfordert: Da muss jede Firma selber sehen, dass »ihre Anpreisungen den gesetzlichen Bestimmungen entsprechen«, sagt Kunz. Der Staat sei als Wächter über die wissenschaftliche Wahrheit überfordert: »Man kann nicht alles unter Kontrolle halten.« Überprüfungen, ob die Werbung auch die Wahrheit sagt, könnten nur stichprobenweise erfolgen. Oder, wenn Hinweise auf Gesetzesverstöße vorliegen, etwa aus Kreisen der Konkurrenz. Wie in jenem interessanten Fall, bei dem es um die Frage ging, ob Milch gut für die Knochen ist und ob das auch in der Werbung herausgestellt werden darf. Der Fall ist deshalb bemerkenswert, weil hier mit der Milch ein ganz traditionelles Lebensmittel vor den Kadi kam, dessen gesundheitliche Qualitäten unbestreitbar sind.

Milchwerbung verboten

Vor Gericht mussten sich die schweizerischen Milchproduzenten rechtfertigen, die auf die gesundheitlichen Vorzüge ihres Produkts hingewiesen hatten: »Milch gibt starke Knochen.« Das war ihnen prompt vom schweizerischen Bundesgericht untersagt worden, weil mit der »vorbeugenden Wirkung« gegen Knochenschwund (Osteoporose) geworben und damit die Milch gewissermaßen als Heilmittel angepriesen wurde. Das sei verboten.

Dass Milch »für den Knochenbau vorteilhaft« erscheint, bezweifeln die Juristen vom Bundesgericht dabei gar nicht: Die Milchproduzenten hatten ihre Anzeige nur etwas unglücklich formuliert. Denn sie hätten sich, so die Richter, bei der Werbung auf die »allgemeinen gesundheitsfördernden Wirkungen« beschränken müssen. Die Formulierungen der Milchreklame klangen den Richtern zu sehr nach Heilmittel.

Das Urteil ist nicht unumstritten. Selbst die sonst sehr zurückhaltende »Neue Zürcher Zeitung« rügte die »sophistische Knochenspalterei um Milch«.

Tatsächlich ist es problematisch, wenn die Hersteller herkömmlicher Lebensmittel nicht mit erwiesenermaßen positiven Wirkungen werben dürfen, während für künstliche Mixturen wie die neuen Kindermilchgetränke von Nestlé und Milupa mit angeblichen Wirkungen geworben werden darf, die wissenschaftlich auf wackligen Füßen stehen. Ernährungsexperten wie die Kinder-Forscherin Kersting befürchten zudem, dass durch ein Ungleichgewicht in der Werbung die bewährten traditionellen Lebensmittel an Ansehen verlieren: »Es wäre bedauernswert, wenn die wohlbegründete Wertschätzung der herkömmlichen Milch als preiswertes, gesundheitsförderndes Grundnahrungsmittel für Kinder unter den massiven Werbemaßnahmen für spezielle Kleinkindermilch leiden und eine Verunsicherung der Mütter herbeigeführt würde«, sagt die Ernährungsforscherin Mathilde Kersting.

Denn die neuen industriellen Milchmixturen haben, trotz allerlei Zusätzen, zuweilen Defizite. Auch Nestlés Milchersatz *Neslac*, in der Schweiz als *Junior-Milk Bifidus* verkauft, ist nach Meinung von Ernährungsexperten eher schlechter als das Getränk von der Kuh. Der Nestlé-Stoff enthält nämlich weniger Kalzium – wichtig für die Knochen – als die echte Milch: nur 78 statt 120 Milligramm pro 100 Milliliter – und das »obwohl Milch in der Kinderernährung die wichtigste Kalziumquelle ist«, wie Dr. Kersting erklärt. Nestlé verweist allerdings darauf, dass *Junior-Milk Bifidus* mehr Vitamin D als normale Milch enthalte. Dadurch könne der Körper das vorhandene Kalzium besser absorbieren.

Von den künstlichen Milchmixturen hält Kindernahrungsexpertin Kersting dennoch nicht viel. Besonders prekär findet sie, dass die Verfütterung der aromatisierten und gesüßten Lebensmittel mit ihren chemischen Zusätzen »die Gewöhnung der Kinder an den Geschmack herkömmlicher Produkte« erschwert. Und zudem die Einbeziehung der Kleinsten in die Kultur des gemeinsamen Familienessens behindere. Üblicherweise gehen die Milch- oder Breimahlzeiten für die Säuglinge nämlich »gegen Ende des ersten Lebensjahres nahtlos in das Familienessen über«. Wenn die Kinder aber weiterhin Milch von Milupa und Alete bekämen, bedeute das »eine Weiterführung der Ernährungsgewohnheiten des Säuglingsalters« und »sondert die Kinder beim Familienessen aus«.

Was das gemeinsame Familienessen verhindert, ist indes genau im Sinne von Nestlé und seinen Handelspartnern, den Supermärkten. Mit Nestlé *Neslac*, für Kleinkinder ab dem ersten Lebensjahr, gelinge die profitable Verlängerung des Säuglingsalters: »Damit binden Sie Ihre Kunden länger an Ihre Baby- und Kleinkinderabteilung«, verkündet Nestlé in einer Anzeige, die sich an die Händler richtet. Und: »Durch intensive Werbeunterstützung stärkt Nestlé *Neslac* die Bindung junger Familien an Ihr Geschäft.«

Milupino wirbt ganz ähnlich: »Das innovative Junior-Regal mit *Milupino*«, so eine Milupa-Anzeige in der »Lebensmittelzeitung«, »sorgt für langfristige Kundenbindung bis ins Schulkinderalter« und »etabliert ein neues wachstumsstarkes Marktsegment« (siehe auch Kapitel 5, S. 84 ff.).

Angesichts der dürftigen Beweislage und der unsicheren Kenntnisse über die Wirkungen der Nahrungsmittel raten unabhängige Fachleute stets zu echtem Essen: »Mehrere epidemiologische Studien« hätten ergeben, so Professor Wolfram von der Deutschen Gesellschaft für Ernährung, dass eine ganz normale Kost mit frischem Obst und Gemüse, auch Vollkornprodukten, vorbeugend wirken könne. Auch Professor Kurt Bärlocher, ehemaliger Chefarzt des Ostschweizer Kinderspitals St. Gallen, empfiehlt, die Kinder ab einem halben Jahr ans normale Essen hinzuführen und dabei auf die bewährten Stärkungskräfte von Obst und Gemüse, Getreide, etwas Fleisch und Fisch, auch Milchprodukten zu vertrauen: »Wir sollten möglichst natürliche Nahrung und auch die Vitamine auf natürliche Weise zu uns nehmen.« Dabei gehe es nicht nur um den Verzehr gesunder Substanzen: »Ein ganz wichtiger Faktor« sei auch die Tischrunde, das gemeinsame Essen in der Familie, die Kultur des Essens: »Es ist ja auch gesund, wenn sich alle an einem guten Essen freuen.«

Tipps:
Was wirklich gesund ist

▷ Weil niemand genau weiß, was in der Nahrung alles enthalten ist und was davon der Körper individuell braucht, sollten natürliche Nahrungsmittel in möglichst großer Vielfalt angeboten werden.

▷ Am Anfang ist Stillen die erste Wahl (siehe Kapitel 3, S. 38 ff.), später, wenn es den ersten Brei gibt, eine kleine Auswahl natürlicher Nahrungsmittel (siehe Kapitel 4, S. 60 ff.), dann ab Ende des ersten Lebensjahres die Teilnahme am normalen Familienessen.

▷ Misstrauen Sie den Werbebotschaften: Sie sind oft überzogen oder stehen wissenschaftlich auf wackligen Füßen. Der Körper braucht nicht einzelne, angeblich gesunde Substanzen, sondern eine Fülle von Stoffen – und kann nur selbst entscheiden, was ihm fehlt.

▷ Spezielle Babymilchgetränke für ältere Kinder und anderer Schnickschnack sind überflüssig. Die darin enthaltenen künstlichen Vitamine und Mineralstoffzusätze reichen nicht aus für die Versorgung des Kindes. Sie können sogar schaden, wenn sie als Ersatz für eine gesunde, abwechslungsreiche Kost angesehen werden. Zudem enthalten sie oft industrielle Aromen, die dem Kind die Mixtur schmackhaft machen sollen. Der Nachteil: Der kindliche Organismus lernt nicht, lebenswichtige Inhaltsstoffe am Geschmack der Lebensmittel zu erkennen.

▷ Achten Sie darauf, dass das Essen in angenehmer Atmosphäre stattfindet. Denn Gesundheit ist nicht nur eine Frage von Nahrungsbestandteilen, sondern auch des Wohlbefindens.

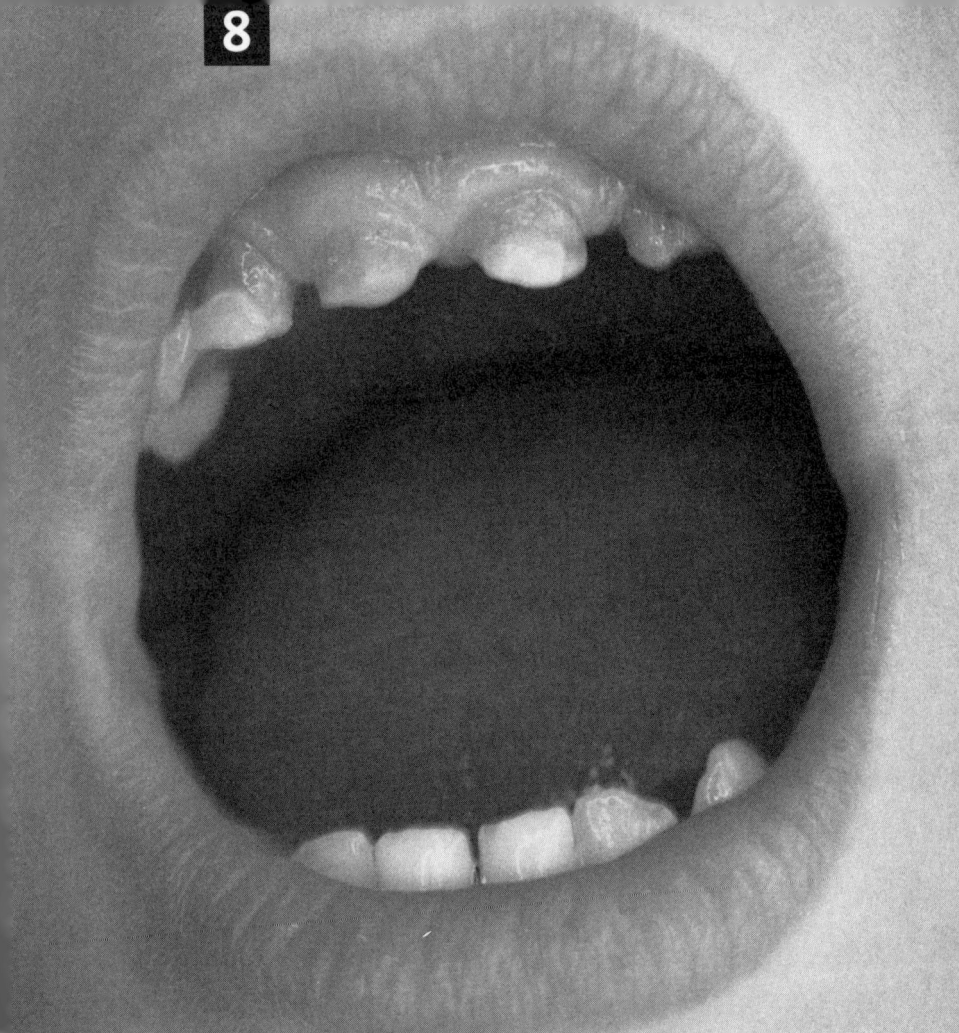

8 Geheimnisvolle Gummibärchen
Unliebsame Überraschungen:
Wenn Kinder zu schlecht essen

Wie kleine Zappelphilippe durch Hähnchen, Pommes und Bananen ganz schnell ruhiger werden | Allergische Schocks: Risiko durch versteckte Zutaten | Haribo hüllt sich in Schweigen | Weshalb Cola zu Knochenschwund führen kann | Am besten: Selbst bestimmen, was auf den Tisch kommt

Der erste Verdacht keimte auf, als Fiona drei Jahre alt war. Die Familie war im Urlaub, in Eging am See im Bayrischen Wald. Sie gingen spazieren, fuhren mit dem Tretboot, machten Ausflüge nach Passau und ins Freilichtmuseum Finsterau.

Es war heiß in diesem Sommer. Durst wäre also ganz normal gewesen. Doch Fiona trank auffällig viel. »Der Durst war ganz schlimm«, sagt Fionas Mutter Edeltrud. »Während kurzer Spaziergänge hat sie ständig getrunken. Eine ganze Flasche Apfelschorle in kurzer Zeit. Das war schon verdächtig.« Auch ging Fiona häufig auf die Toilette, mit Max, dem gleichaltrigen Sohn einer befreundeten Familie, mit der sie den Urlaub verbrachten. »Die sind ständig aufs Klo gerannt. Wir haben schon gedacht, das ist ein neues Spiel.« Hinzu kam, dass sie ständig schlapp war, »dass sie nicht mehr laufen wollte und getragen werden wollte«.

»Die Anzeichen waren eigentlich bilderbuchmäßig«, sagt Vater Wolfgang, Architekt von Beruf.

Doch dass wirklich etwas nicht stimmte, das wurde erst nach der Rückkehr klar. Die Mutter war auf dem Elternabend, Vater Wolfgang brachte die Kleine ins Bett. Kurz darauf hat sie sich erbrochen. Der Vater nahm sie heraus, machte alles sauber, legte seine Tochter wieder ins Bett – wo sie dann gleich von neuem zu spucken anfing. Das wiederholte sich, insgesamt erbrach sie sich dreimal, bis die Mutter nach Hause kam. »Da war das Kind kaum noch ansprechbar. Die war total schlapp, die hing mir in den Armen wie ein Bleisack.« Als die Kleine dann, nachts gegen halb zwei, noch einmal spucken musste, bekamen sie es mit der

8

Angst, riefen den Notarzt an, der schickte sie sofort ins Olga-Hospital, das »Olgäle«, wie in Stuttgart die Kinderklinik genannt wird.

Unter Schock

Die Mutter erinnert sich noch, dass die Schwester damals auf der Notaufnahme telefonierte, und von »Blutzucker 673« sprach. »Ich hab nicht gewusst, was das bedeutet. Ich hab aber ziemlich schnell gespürt, dass das etwas Hochdramatisches ist.« Auch später auf der Station, als gleich zwei Ärzte und eine Schwester sich mitten in der Nacht um die kleine Patientin bemühten, merkte sie: »Die sind so angespannt. Die müssen so viel nachdenken und nachfragen und nachgucken. Es war dramatisch. Es war eine absolute Notsituation.«

Am Morgen kam dann, gleich um 9.30 Uhr, der Psychologe, der die Eltern betreut. Und das war auch nötig, denn sie standen, sagt Vater Wolfgang, »echt unter Schock. Der Boden wird einem weggezogen unter den Füßen.«

Mittlerweile wissen sie natürlich, was »Blutzucker 673« bedeutet: Fiona hatte einen extrem hohen Blutzuckerspiegel. Der Normwert liegt zwischen 65 und 100.

Fiona hat Diabetes. Und zwar jene Form, bei der die Bauchspeicheldrüse keinerlei Insulin produziert, jene Substanz, die den Blutzucker abbaut. Fiona muss Spritzen bekommen. Mittlerweile ist sie dreizehn, und sie spritzt sich selbst. Viermal am Tag. »Natürlich nervt das«, sagt das Mädchen, »aber man muss es halt machen.« Im Badezimmer liegt das Spritzbesteck, auch ein digitales Messgerät und kleine Fläschchen mit dreierlei Sorten Insulin, aus denen sie sich ihre jeweilige Ration zusammenmixt.

Routiniert piekst sie sich in den Finger, streift das Blut auf einen Teststreifen am Messgerät, wartet den Wert ab, berechnet flink ihren Insulinbedarf, füllt die Kanüle und setzt die Spritze an den Bauch. Anschließend trägt sie alles sorgfältig ein in ihr Patiententagebuch.

Sie muss die Mengen genau auf ihre Mahlzeiten und ihren aktuel-

len Blutzuckerspiegel abstimmen. Wenn sie mal zu essen vergisst oder zuviel spritzt, spürt sie die Folgen unmittelbar und oft schmerzlich:»Wenn ich einen niedrigen Blutzucker hab, dann zittere ich oder frier, hab auch teilweise Bauchweh. Oder kann nicht mehr so gut sehen. Ich war auch schon zweimal ohnmächtig, da mussten sie mich ins Olgäle fahren.«
Diabetes bei Kindern kommt nicht oft vor. Doch die Krankheitszahlen nehmen zu. Bislang nahm man an, dass jedes Jahr etwa sechs von hunderttausend Kindern unter vierzehn Jahren an Diabetes erkranken. Nach einer Erhebung der Universitäts-Kinderklinik in Tübingen aber, der umfangreichsten Datensammlung in Europa, liegen die Zahlen mittlerweile weit höher – und sie steigen beständig. Binnen zwölf Jahren, so die im Jahr 2001 veröffentlichte Studie, stieg die Zahl der Neuerkrankungen um 47 Prozent. Und es sind bis zu fünfzehn von hunderttausend Kindern, die jährlich zuckerkrank werden. Viele Kinder, so ergab eine Studie der Tübinger Kinderklinik, erkranken wie Fiona vor allem im dritten oder auch vierten Lebensjahr.

Die Segnungen der Zivilisation
Über die Ursachen gibt es noch keine gesicherten Erkenntnisse. Klaus Fehrmann, der Vorsitzende des Diabetikerbundes, einer Selbsthilfeorganisation der Zuckerkranken, sieht die »Segnungen der Wohlstandsgesellschaft« als Grund für die Ausbreitung der Zuckerkrankheit an: falsche Ernährung, zu wenig Bewegung und Genussmittel im Übermaß.
Nun haben Dreijährige in der Regel noch wenig Anteil an den Segnungen der Wohlstandsgesellschaft. Doch die veränderten Ernährungsgewohnheiten, die zu den so genannten Zivilisationskrankheiten führen, beginnen schon gleich nach der Geburt.
Wenn die Kinder gestillt werden, nehmen sie über die Muttermilch teil an dem, was Mama isst und trinkt. Wenn die Kinder eine industriell hergestellte Säuglingsnahrung bekommen, saugen sie die Segnungen der Zivilisation schon als Baby ein. Und wenn kleine Kinder, Dreijährige, Vierjährige, schon zuckerkrank

werden, dann könnte dies auch mit industrieller Säuglingsmilch zusammenhängen. Darauf deutet jedenfalls eine Studie hin, die 1999 in der Zeitschrift »Diabetes Care« veröffentlicht wurde. Unklar ist allerdings, weshalb die Flaschennahrung das Risiko erhöht, zuckerkrank zu werden. Betroffen sind vor allem Kinder, bei denen ohnehin das Risiko erhöht ist, weil sie Geschwister haben, die schon zuckerkrank sind.

Weitere Erklärungsmöglichkeiten zielen auf frühes Abstillen als solches, die Einflüsse der Kuhmilch oder mütterlichen Kaffeekonsum während der Schwangerschaft. Bei den Gesundheitsrisiken, die durch Essen und Trinken ausgelöst werden, ist es immer schwierig, eine einzelne Ursache zu finden. Es scheint aber, dass jene Erkrankungen, die als »zivilisationsbedingt« gelten, zu großen Teilen auf die Ernährung zurückzuführen sind.

Natürlich wurden Kinder schon immer krank. Auch gab es auch früher schon Dicke und Dünne – dicke und dünne Kinder genauso wie dicke und dünne Erwachsene. Vieles ist Veranlagung, genetisch bedingt.

Und selbstverständlich macht unsere Zivilisation nicht nur krank. Vieles ist besser geworden: Die Menschen werden älter, weniger Kinder sterben früh. Die Medizin hat Fortschritte gemacht und auch die Hygiene. Viele Infektionskrankheiten gingen zurück.

Allerdings: Die Gesundheitsstörungen, an denen Kinder und auch Erwachsene heute häufiger leiden, sind oftmals chronisch. Fast in jeder vierten Familie lebt, so das Berliner Robert-Koch-Institut, ein chronisch krankes Kind. Masern oder Keuchhusten, die klassischen Kinderkrankheiten, gehen vorbei. Asthma aber, Allergien, Diabetes, das sind Leiden, die die Familien auf Dauer begleiten.

Und dass darunter immer mehr Kinder leiden, das ist nicht mit Veranlagung zu erklären. Es hängt zusammen mit dem, was die Ärzte und Epidemiologen als »westlichen Lebensstil« beschreiben. Dazu gehört Bewegungsmangel, das viele Fernsehen, dazu gehört aber auch die industrielle Kost, die Ernährung aus Tüten,

Dosen, Plastikbechern. Davon wird in der Regel niemand schlagartig krank. Doch die chronischen Krankheiten, da sind sich die Fachleute einig, werden dadurch begünstigt.

Dabei sind die Zusammenhänge komplizierter geworden, die Auswirkungen der ungesunden Kost oft nur indirekt spürbar. Wenn einer ein Fischbrötchen isst, das mit Krankheitserregern verseucht ist, dann treten die Wirkungen schnell ein, die Ursache ist auch leicht ausfindig zu machen. Schwerer ist es bei den chronischen Krankheiten.

Beispiel Übergewicht: In den Industrieländern sind nach Berechnungen der Weltgesundheitsorganisation (WHO) 10 Prozent aller Kinder übergewichtig. In Deutschland sind es schon 18 Prozent, in den USA sind es sogar zwischen 25 und 30 Prozent. Und sogar in den Städten Chinas ist jeder achte Junge zu dick, in Shanghai gar jeder dritte. Selbst von den Kleinsten unter fünf Jahren laufen schon zweiundzwanzig Millionen weltweit als Mini-Sumos durch die Lande:»Das kindliche Übergewicht und dessen Konsequenzen entwickeln sich zu einem globalen Problem«, so die WHO. Denn aus kleinen Dicken werden große Dicke.

Die Folgen können sehr weitreichend sein, auch wenn sie oft erst nach vielen Jahren auftreten: Bluthochdruck, erhöhte Blutfettwerte, natürlich auch Gelenkprobleme und, vor allem, die Zuckerkrankheit, Diabetes, jener Typ (»Typ 2«), der erst jenseits des Kindesalters auftritt – bei Dicken aber immer früher, in den USA sogar schon bei Jugendlichen. Und die Zuckerkrankheit hat ihrerseits wieder schwerwiegende Folgen: In Deutschland erblinden aufgrund von Diabetes siebentausend Menschen jedes Jahr, bei neuntausend versagen die Nieren, einundzwanzigtausend Beinamputationen gehen auf das Konto der Zuckerkrankheit. Insgesamt kostet die Krankheit, an der in Deutschland vier Millionen Menschen leiden, über 6,6 Milliarden Euro (13 Milliarden Mark).

Weltweit gibt es nach WHO-Angaben hundertdreiundvierzig Millionen Diabetiker, bis zum Jahr 2025 werden es nach Schätzungen dreihundert Millionen sein.

Besonders betroffen sind die Entwicklungsländer, vor allem viele Südseeinseln: Im Kleinstaat Nauru mit achttausend Einwohnern, wo bis in die Fünfzigerjahre die Zuckerkrankheit nahezu unbekannt war, leiden schon 41 Prozent der Bevölkerung daran.

Coca-Kolonisierung

Für Paul Zimmet, Diabetesexperte aus dem australischen Sydney, ist für die Ausbreitung der Zuckerkrankheit in diesen Ländern die »Coca-Kolonisierung« der Welt verantwortlich, vor allem der »hohe Verbrauch an importierten Industrienahrungsmitteln« im Verbund mit »vorwiegend sitzender Lebensweise«. (Ausführlicher dazu: Hans-Ulrich Grimm: »Aus Teufels Topf. Die neuen Risiken beim Essen«, München: Knaur.)

Kein Wunder, dass auch bei uns die moppeligen Kinder »immer schlapper« werden, wie die »Süddeutsche Zeitung« nach Fitnesstests im Freistaat Bayern befand. 1986 konnten die Buben dort aus dem Stand noch durchschnittlich 44 Zentimeter hochspringen, 1995 nur noch 34 Zentimeter. Die Mädchen schafften nur noch 29 Zentimeter, zehn weniger als 1986.

Und nicht nur die Bajuwarenkinder sind sprungschwach geworden: Nach einer Studie der Bundeszentrale für gesundheitliche Aufklärung springen Sieben- bis Elfjährige im bundesdeutschen Durchschnitt 8 bis 24 Zentimeter kürzer als noch vor zwanzig Jahren.

Manche hüpfen allerdings auch mehr herum, als ihren Eltern und auch den Lehrern lieb ist. Sie leiden an Hyperaktivität, dem Zappelphilipp-Syndrom, das viele Familien oft an den Rand der Verzweiflung bringt. Das Phänomen wird neuerdings auch mit dem Kürzel ADS beschrieben, das steht für **A**ufmerksamkeits-**D**efizit-**S**yndrom, in der Fachsprache auch Aufmerksamkeits-Defizit-Hyperaktiviäts-Syndrom genannt.

Freche Kinder

Unruhe und Konzentrationsschwäche sind die Kennzeichen, oft auch Aufmüpfigkeit, Lärmen, Herumtollen ohne Ende. Das ADS-

Kind ist ungeduldig und reizbar, unruhig, es kaspert herum, interessiert sich für alles Neue, doch oft nur sekundenlang, bevor es sich langweilt. Das ADS-Kind ist eigensinnig und frech, beschimpft Eltern wie Lehrer und ist deshalb auch nicht unbedingt wohlgelitten.

Die Ursache ist unbekannt. Vermutet wird eine Entwicklungsstörung im Gehirn. Mehr Sport hilft manchmal zur Kanalisierung des Bewegungsdrangs, und zuweilen hilft auch eine Pille, die der Pharmakonzern Novartis auf den Markt gebracht hat: *Ritalin*. Die Zielgruppe ist groß: vierhunderttausend Kinder sollen allein in Deutschland an der Störung leiden. Von 1994 bis 2001 hat sich die Zahl der Verschreibungen mehr als verzehnfacht. Dabei sind die Nebenwirkungen des Medikaments erschreckend: Laut Arzneimittelliste der Ärzte drohen psychomotorische Erregungszustände, Angst, Schlaflosigkeit und Verfolgungswahn. Auch Ess- und Schlafstörungen können vorkommen, leichte Kreislaufstörungen, Stimmungswechsel und verstärkte Tics, bei Langzeitbehandlungen drohen Entzugserscheinungen.

An der Kinder- und Poliklinik der Technischen Universität München werden die kleinen Zappelphilippe anders behandelt, viel einfacher, sehr wirkungsvoll – und ohne schädliche Nebenwirkungen.

Frischkost statt Pillen

Dabei müssen die Kinder keinen Zaubertrank schlucken und keine bunten Pillen. Die Münchner Ärzte verschreiben ganz andere Rezepte: Hähnchen mit Pommes, Lamm mit Kartoffeln. Auch mal einen Salat oder Birnen oder Bananen. Selbst einen Gänsebraten mit Rotkohl lässt der Heilplan zu. Für jeden Patienten werden die Speisezettel individuell ausgetüftelt, für alle gleich sind die Verbote. Vor allem: Keine Fertigkost aus den Fabriken von Nestlé, Maggi, Knorr und wie sie alle heißen. Keine Würstchen, kein Rindfleisch, kein Schwein. Auch kein Ketchup, keine Cornflakes und keine Cola. Alle Lebensmittel, die als Allergieauslöser verdächtig sind, werden konsequent vermieden.

161

Nie wieder Maggi-Fix

Für viele Eltern ist das eine einschneidende Umstellung, berichtet Edith Riemann, die Diätassistentin:»Die meisten Mütter stöhnen darüber, dass sie jetzt alles selber kochen müssen. Jo mei, sagen die, dann kann ich ja gar nicht mehr Maggi-Fix nehmen.« Ihre Therapie zeigt erstaunliche Erfolge: Bei 60 Prozent der hyperaktiven Kinder sind die Symptome nach drei Wochen weg. Und die Diät hilft auch bei quälender Migräne: Die kleinen Kopfschmerzpatienten sind gar zu 80 Prozent binnen kurzem beschwerdefrei. (Siehe auch: Udo Pollmer, Cornelia Hoicke, Hans-Ulrich Grimm:»Vorsicht Geschmack. Was ist drin in Lebensmitteln?«, Stuttgart: Hirzel.)

Entwickelt hat die Methode Professor Joseph Egger, ein gebürtiger Südtiroler, der im schottischen Aberdeen lehrt. Über die Behandlungserfolge, die er schon in den Achtzigerjahren am »Hospital for Sick Children« in London erzielte, berichtete er im Fachorgan»Lancet«. Schon in den ersten Studien besserte sich bei 62 von 76 hyperaktiven Kindern das Verhalten deutlich. In einer Gruppe von 88 kindlichen Migränepatienten schwanden die Beschwerden gar bei 93 Prozent, gleichzeitig heilten bei vielen Kindern zusätzliche lästige Leiden wie Asthma oder eklige Ekzeme.

Um herauszufinden, welche Nahrungsmittel denn nun für die Krankheiten verantwortlich waren, durften seine Patienten nach einer Dreiwochendiät wieder die gewohnten Sachen essen, eins nach dem andern, damit die krankmachenden Bösewichter auch identifizierbar sind. Zu Eggers Überraschung reagierten die Kinder genauso häufig auf – bislang nicht als krankheitsauslösend bekannte – Lebensmittelzusätze (Farb- und Konservierungsstoffe, Tartrazin und Benzoesäure) wie auf bekannte allergene Stoffe wie Soja, Kuhmilch, Erdnüsse, Fisch oder Eier.

Das Tückische ist nur: Bei der modernen Industriekost wissen die Esser kaum, in welchem Zusatzstoff sich auch Soja, Erdnüsse oder andere Allergene befinden können. Vieles wird im Produktionsprozess umgemodelt, aus natürlichen Stoffen werden Zusatzstoffe, der Ursprung ist kaum noch zu erkennen. Problematisch ist dies vor allem für die Menschen, die auf Lebensmittel empfindlich reagieren. Und deren Zahl steigt: Jeder Dritte gilt in Deutschland als Allergiker.

Eine Studie, die das Deutsche Jugendinstitut in München im Auftrag der Europäischen Union erstellt hat, ergab eine Zunahme etwa von Asthma und anderen allergischen Erkrankungen bei jungen Menschen. An Heuschnupfen leiden bis zu 18,6 Prozent der Leute zwischen fünfzehn und fünfundzwanzig Jahren, an Neurodermitis zwischen 9 und 24 Prozent, an Asthma zwischen 2,5 und 10 Prozent. Binnen einer Generation hat sich die Zahl der Allergien, internationalen Studien zufolge, verdoppelt.

Schon der Ernährungsbericht der deutschen Bundesregierung aus dem Jahr 1992 führte den Anstieg bei den Lebensmittelallergien auf die »Zunahme der Verwendung von Zusatzstoffen« zurück, die »stetigen Innovationen der Lebensmittelindustrie« und den »Trend zum Verzehr vorgefertigter Speisen«.

Der Haribo-Schock

Immer häufiger stoßen Ärzte bei der Suche nach den Quellen quälender Beschwerden auf industrielle Zutaten: Freiburger Allergologen etwa fanden bei Patienten, die an Nesselsucht litten, in 31 Prozent aller Fälle als Ursache eine Empfindlichkeit gegenüber Nahrungsmittel-Additiven. Harmlos erscheinende Schokoriegel, Tiefkühlpizzen aus dem Supermarkt oder Fruchtdesserts im Restaurant können gravierendere Folgen haben. Und sogar Gummibärchen, wie im Fall der zweijährigen Isabelle aus der Schweiz. Sie bekam plötzlich einen Asthmaanfall, am ganzen Körper Ausschlag, ihre Augen und Lippen schwollen an, schließlich brach sie zusammen. Den Auslöser fanden ihre Eltern schnell. Das Kind hatte, nur eine Viertelstunde zuvor, Haribo-Gummibärchen gegessen. Der Zürcher Allergologe Professor Brunello Wüthrich, zu dem das Mädchen gebracht wurde, nachdem die Symptome abgeklungen waren, wollte nun herausfinden, welche Bestandteile der Gummibärchen den Anfall ausgelöst hatten, um der Kleinen künftig solche Schocks zu ersparen. Er wandte sich brieflich an Haribo und bat die Firma, ihm die Bestandteile zu nennen und Proben zu schicken, um damit die üblichen Allergietests zu machen.

Haribo gab zwar zumindest in groben Zügen Auskunft über die Zutaten. Der Gummibärchen-Hersteller bedauerte aber:»Leider ist es uns nicht möglich, Ihnen Proben der einzelnen Rohstoffe zukommen zu lassen«, schrieb Haribo an den Professor, weil »die Qualität der Rohstoffe sowie deren Zusammensetzung äußerst vertraulich behandelt werden. Wir hoffen, Sie haben dafür Verständnis.« Herzlos wollte Haribo dennoch nicht erscheinen: »Wir wünschen Ihrer Patientin alles, alles Gute«, versicherte die Firma. Professor Wüthrich empfiehlt aufgrund solcher Erfahrungen seinen Patienten, industriell hergestellte Nahrungsmittel und Süßigkeiten generell zu meiden: »Da weiß ich ja nie, was drin ist.«

Das Mädchen Isabelle aber muss nun sicherheitshalber immer eine Adrenalinspritze bei sich tragen. Weil nicht bekannt ist, auf welchen Stoff sie reagiert, kann jederzeit wieder ein Schock auftreten – der im schlimmsten Fall tödlich enden kann, und zwar binnen einer halben Stunde.

Lebensgefährliche Zutaten

Solche Fälle sind nicht selten. Hundertfünfundzwanzig Menschen sterben nach Schätzungen von Wissenschaftlern alljährlich an einem so genannten anaphylaktischen Schock durch versteckte Allergene in Lebensmitteln.

1992 wurden die ersten Fälle publik. Damals forschte Dr. Hugh A. Sampson mit einigen Ärztekollegen von der Johns Hopkins Universität in Baltimore nach den Gründen für mysteriöse Todesfälle bei sechs Schulkindern. Sie fanden heraus: Todesursache waren ein Hamburger, ein Sandwich, Süßigkeiten. Die Kinder, alle Allergiker, hatten die für sie gefährlichen Stoffe bislang erfolgreich umgangen: Erdnüsse, Nüsse, Eier. Doch gegen die industriell hergestellten Leckereien waren sie wehrlos. Die für sie lebensgefährlichen Ingredienzen waren in den Lebensmitteln versteckt, ohne Warnhinweis, ohne Deklaration.

Auch in Europa sind zahlreiche Fälle dokumentiert: Im Oktober 1993 etwa kam im englischen Städtchen Ash die siebzehnjährige Sarah Redding zu Tode, nachdem sie in einem Schnellrestaurant einen Zitronen-Pie gegessen hatte. Todesursache war Erdnussprotein in dem Fertigprodukt, für sie nicht zu erkennen und nicht deklariert. Ihr Vater, der Journalist David Redding, gründete daraufhin eine Selbsthilfegruppe, die »Anaphylaxis Campaign«.

Schon 1994 warnte das »Bundesgesundheitsblatt« vor »versteckten Allergenen in Lebensmitteln«, die bei Allergikern »unter Umständen lebensbedrohliche Schockreaktionen« auslösen könnten. »Bei zunehmendem Konsum von Fertigprodukten ist die Thematik der versteckten Allergene weiterhin aktuell«, befand das Blatt im Jahr 2001. »Am brisantesten«, meint Privatdozent Stefan Vieths, Mitautor der Studien und Lebensmittelchemiker am Paul-Ehrlich-Institut im hessischen Langen, seien Erdnüsse, häufig in Schokoriegeln versteckt. Auch Haselnussprotein fanden Vieths und Mitarbeiter in 40 Prozent der Schokoprodukte, die laut Zutatenliste eigentlich frei davon sein müssten. Sogar in einem »hypoallergenen« Säuglingsmilchpulver waren Erdnussproteine.

Dass Allergien und andere chronische Erkrankungen vor allem bei Kindern massiv zunehmen, liegt nicht nur daran, dass immer mehr allergieauslösende Stoffe im Essen zu finden sind. Der Körper wird auch anfälliger dafür, weil seine Abwehrorgane geschwächt sind.

Eines der wichtigsten Abwehrorgane ist der Darm. Der genießt gemeinhin wenig Aufmerksamkeit, kommt in Fernsehshows eher selten vor, liegt fernab der öffentlichen Wahrnehmung. Doch der Darm ist wichtig: Er sorgt für die Aufnahme lebensnotwendiger Substanzen – und er muss schädliche Stoffe fernhalten. Die Darmwand dient als Barriere – doch die ist neuerdings bedenklich durchlässig geworden. Ursache auch hierfür: industrielle Zusatzstoffe, die in Fastfood und Fertiggerichten enthalten sind. »Vorsicht Zivilisationskost«, warnt deshalb der Mediziner Arnold Hilgers (siehe: Inge Hofmann, Arnold Hilgers:

»Food Intolerance. Die neu entdeckte Krankheit«, München: Mosaik).

Doch er belässt es nicht bei der Warnung, sondern nennt auch die Gründe:»Langfristig schädigt die mit Zusatzstoffen überfrachtete typische Zivilisationskost (Fertigprodukte, Fastfood) den Darm.« Namentlich bei Verdickungsmitteln, etwa dem häufig in Sahne oder Desserts eingesetzten Carrageen, sei im Tierversuch »bereits eine direkte Schädigung der Darmschleimhaut nachgewiesen«, schreibt Hilgers.»Besonders schädlich für die Darmschleimhaut« seien auch Geliermittel, Feuchthaltemittel sowie Emulgatoren. Im Einzelnen nennt er folgende darmschädliche Zusätze:

Alginsäure (und ihre Salze, die Alginate)	E 400 – E 405
Agar-Agar	E 406
Carrageen	E 407
Johannisbrotkernmehl	E 410
Guarkernmehl	E 412
Gummi arabicum	E 414
Karayagummi	E 416
Sorbit, Sorbitsirup	E 420
Mannit	E 421
Polyoxyethylenverbindungen	E 431– E 436

Mit solchen Substanzen »belastete« Lebensmittel sollten, meint Hilgers, »aus der täglichen Kost möglichst verbannt werden«. Dazu zählen Fertigsuppen und -saucen, fertige Brotaufstriche, Tortenfüllungen, Cremespeisen, Speiseeis und manche Wurst- und Fleischwaren.

Carrageen beispielsweise ist in nahezu jeder Schlagsahne im Supermarkt enthalten, es verhindert das Aufrahmen und verlängert die Haltbarkeit (Biosahne ist hingegen carrageenfrei). Auch *Dany plus Sahne* von Danone enthält Carrageen, Nestlés *Caramel Mousse mit Schlagsahne* und *Müller Milchreis Himbeere* ebenfalls. Dort ist außerdem Guarkernmehl drin, ebenso im *Danone Obstgarten Aprikose*. Der *Dr. Oetker*

Fruchtpudding Pfirsich Aprikose enthält Johannisbrotkernmehl. Und der Milchshake mit Erdbeergeschmack von McDonald's wird gleich von drei Zusätzen stabilisiert: Guarkernmehl, Carrageen und Johannisbrotkernmehl.

»Nicht im Übermaß genossen« werden, so der Mediziner, sollten Nahrungsmittel, die folgende »darmschädigende Emulgatoren« enthalten:

Di-, Tri- und Polyphosphate	E 450 – E 452
Carboxymethylcellulose	E 466
Polyglycerin-Polyricinoleat	E 476
Sorbitanmono- und -tristearat	E 491, E 492
Sorbitanmonolaurat	E 493
Sorbitanmonoleat	E 494
Sorbitanmonopalmitat	E 495

Dazu zählen etwa Milchmischerzeugnisse, Fertiggerichte, Süßigkeiten und insbesondere Light-Produkte, bei denen laut Hilgers Emulgatoren dazu dienen, anstelle von teurem und kalorienhaltigem Pflanzenfett Wasser einzulagern. E 450 ist beispielsweise im Schmelzkäse für den Cheeseburger und auch in den Chicken McNuggets von McDonald's enthalten, E 466 im *Hacksteak aus Schweinefleisch* von Sonnen Bassermann.

Darmschäden durch Pfanni?

Doch damit nicht genug. Dem Darm können auch Schwefelverbindungen schaden, die europaweit für insgesamt einundsechzig Lebensmittelgruppen zugelassen sind, von Hamburgerfleisch über Senf und Wein bis hin zu Marmelade und Süßigkeiten. Vor allem Kartoffelpüreepulver, etwa von Pfanni oder Maggi, enthält die Schwefelzusätze, sie sind aber auch in Fertigrösti von Pfanni enthalten, in der *5-Minuten-Terrine Kartoffelbrei mit Röstzwiebeln und Croutons*, in vielen Trockenfrüchten von Seeberger, in Fertigmenüs mit Kartoffeln, etwa dem *Hacksteak mit Kartoffelpüree* von Erasco.
Schwefelverbindungen dienen als Konservierungsmittel, Anti-

oxidantien und Schönungsmittel, auch als Gärstopper und Bleichmittel. Unter folgenden Bezeichnungen sind sie zu finden:

Schwefeldioxid	E 220
Natriumsulfit	E 221
Natriumbisulfit	E 222
(Natriumhydrogensulfit)	
Natriumdisulfit	E 223
(Natriumpyrosulfit, Natriummetabisulfit)	
Kaliumdisulfit	E 224
(Kaliumpyrosulfit, Kaliummetasulfit)	
Calciumsulfit	E 226
Calciumhydrogensulfit	E 227
Kaliumhydrogensulfit	E 228

Als akzeptable Tagesdosis gelten 0,7 Milligramm pro Kilo Körpergewicht. Wenn jemand eine einzige Portion Pfanni-Püree isst, sind in der Regel keine Gesundheitsschäden zu befürchten – außer bei Allergikern und anderen empfindlichen Konsumenten, bei denen Sulfite allerlei Unwohlsein auslösen können, von Bauch- bis Kopfweh, aber auch Übelkeit und sogar Asthmaanfälle, selbst Todesfälle sind bekannt.

Und sie können das Wachstum von Bakterien begünstigen, die den Darm angreifen. Bei Menschen, die massenhaft Fabriknahrung, so genanntes Junkfood (»Müll-Nahrung«), verzehren, kann es dann im Magen-Darm-Trakt mitunter aussehen wie in einer Flussmündung.

Aggressive Bakterien

»Was ist der Unterschied zwischen unserem Darminhalt und dem schadstoffhaltigen schwarzen Schlamm auf dem Grund einer Flussmündung?« fragte im August 1998 das Wissenschaftsmagazin »New Scientist« und gab selbst die Antwort: »Nicht viel womöglich – vor allem, wenn Sie gern Junkfood essen.«

Eine Gruppe britischer Wissenschaftler hatte vor Jahren im Schlamm des Flusses Tay an der Ostküste Schottlands eine bestimmte Sorte Bakterien gefunden, die so aggressiv sind, dass sie bei Ölfirmen gefürchtet werden, weil sie die Pipelines angreifen. Und auf genau diese Bakterien, die vom Schwefel leben, stießen die Forscher später auch im menschlichen Verdauungskanal: Bei 96 Prozent aller Patienten mit chronischer Darmentzündung (Colitis ulcerosa) und bei immerhin jedem Zweiten der (noch) Gesunden.

Wer die Chemikalien pur kauft, etwa in der Apotheke, wird gewarnt. Das Fläschchen mit E 223, einem Stoff namens Natriumdisulfit oder Natriummetabisulfit, der im Pulverpüree von Pfanni und Maggi enthalten ist, trägt die Aufschrift: »Gesundheitsschädlich beim Verschlucken«. Und das »Sicherheitsdatenblatt«, das es dazu gibt, warnt zusätzlich: »Von Nahrungsmitteln, Getränken und Futtermitteln fernhalten.«

Klar: Es ist immer eine Frage der Menge. Wann aber die Grenze überschritten ist, wann Gesundheitsschäden zu erwarten sind, das können weder die Hersteller noch gar die Behörden sagen: Die wissen ja nicht, was wir alles so essen, insgesamt. Zudem wissen die Behörden auch nicht, wie viel die Hersteller an Zusatzstoffen verwenden: »Ich weiß ja nicht, was Nestlé reintut«, sagt der zuständige Beamte im Bundesgesundheitsministerium. Weil viele Eltern und auch Ärzte zu wenig über die Wirkungen der Zusatzstoffe wissen, sind sie oft mit unliebsamen Überraschungen konfrontiert.

Cola Knochen-Killer

Die Berliner Professorin Jutta Semler hatte einmal einen elfjährigen Jungen behandelt, der an Knochenschwund litt. Der Knabe war beim Zahnarzt aufgefallen, weil sich bei ihm schon die Zähne lockerten. Als er dann mit dem Rad ins Krankenhaus fuhr, stürzte er und brach sich den Unterschenkel. Und als ihm im Krankenhaus dann die Schwester eine Bettpfanne unterschieben wollte, brach ihm ein Stück des Wirbelknochens ab: »Wirbelkörperfraktur« nennen das die Ärzte. »Dem sind die Knochen regelrecht zerbröselt«, sagt die Professorin, die den kleinen Patienten stationär aufnahm und dann auch auf die Ursache des kindlichen Knochenschwundes stieß: Der Junge hatte täglich drei große Flaschen Cola getrunken. Die braune Brause gilt als Mitverursacher des kindlichen Knochenschwunds. Denn Cola enthält Phosphorsäure, und die gilt als »Kalziumräuber«. Das Risiko für Knochenschwund bei Kindern und Jugendlichen steigt auch in Österreich. Dort konstatierte der Ernährungsbericht 1999 einen Kalziummangel bei Schülern: 20 Prozent der Kinder und Jugendlichen nähmen zu wenig von diesem Stoff auf, der wichtig ist für die Knochen. Enthalten ist Kalzium beispielsweise in Milch – davon aber trinken Österreichs Kids immer weniger. Anfang der Neunzigerjahre wurden noch 20 000 Tonnen Schulmilch geschluckt, 1999 nur noch 6100 Tonnen – weniger als ein Drittel. Dafür trinken die Kinder jetzt gern mehr Cola.

»Regelmäßiger Konsum von Cola führt zu schwachen Knochen bei Heranwachsenden«, sagt der französische Ernährungsexperte Jean-Paul Curtay. Einer amerikanischen Studie an 127 Kindern und Jugendlichen zufolge steigt die Anzahl der Knochenbrüche bei den Kids mit wachsendem Cola-Konsum – zumindest dann, wenn ansonsten wenig Kalzium in der Nahrung ist. Und eine Studie an saudi-arabischen Rekruten ergab, dass diejenigen, die regelmäßig Cola tranken, häufig an Karies, offenen Zahnhälsen und Zahnausfall zu leiden hatten.

Marktführer *Coca-Cola* weist jede Verantwortung für Gesundheitsschäden von sich: Zum einen müsse niemand Cola im Übermaß trinken, und zum andern sei die Unbedenklichkeit des Zusatzstoffs Phosphorsäure (E338) durch die behördliche Zulassung »amtlich verbürgt«.

Jeder ist also selbst dafür verantwortlich, wieviel Cola er trinkt – und den Kindern vorsetzt. Wer viel von der säurehaltigen Brause trinkt, sollte darauf achten, dass der Kalziumverlust ausgeglichen wird.

Brokkoli fürs Knochenkonto

Besonders bei Kindern und Jugendlichen ist das wichtig: Denn bis zum Ende der Pubertät werden 90 Prozent der maximalen Knochenmasse aufgebaut. Von diesem »Knochenkonto« zehrt der Mensch sodann sein Leben lang. Und es sind nicht nur Milch und Käse, die zum Knochenaufbau beitragen. Wer keine Milch mag oder sie nicht verträgt, kann das »Knochenkonto« auch mit Kalzium aus Gemüse wie Grünkohl, Lauch oder Brokkoli sowie kalziumhaltigem Mineralwasser auffüllen.

Weniger empfehlenswert hingegen sind fertig gemixte Apfelschorle, Zitronentees, Limonaden wie *Fanta* und *Sprite:* Denn sie enthalten meist Zitronensäure. Und Zitronensäure kann ebenfalls die Zähne angreifen. Auch Zitronensäure ist pur in Drogerien erhältlich, sie wird dort verkauft als der »universelle Kalklöser«.

Einer Studie der Universität Köln zufolge ging bei Rindern, deren Zähne fünf Minuten lang mit Limonade umspült wurden, die Härte des Zahnschmelzes um bis zu 50 Prozent zurück. Der Zahnarzt Michael Hundertmark, der an der Studie mitgewirkt hatte, stellte in seiner Praxis bei Kindern ein »völlig neues Krankheitsbild« fest: »Erosionsschäden« an den Zähnen, hervorgerufen durch aggressive Substanzen wie etwa jene Zitronensäure. »Diese Erosionen sind bei Kindern und Jugendlichen heute ein großes Problem, sagt auch Hubertus van Waes, Direktor des schulzahnärztlichen Dienstes der Stadt Zürich.

Die Zahnschäden können freilich auch bei unsachgemäßem Gebrauch natürlicher Früchte auftreten. In Kuba beispielsweise wurden die neuartigen Erosionsschäden bei Kindern beobachtet, die häufig an Orangen lutschen und Saft sowie Fruchtfleisch herauslösen. Doch diese Sitte ist bei mitteleuropäischen Kindern nicht so verbreitet.

Der Konsum säurehaltiger Getränke nimmt hingegen stetig zu, in Deutschland liegt der Pro-Kopf-Verbrauch von Limonaden bei 85 Litern (davon 50 Liter aus dem Hause *Coca-Cola*), hinzu kommen säurehaltige Säfte wie etwa Apfelsaft (12 Liter pro Kopf) und Orangensaft (10 Liter).

Zitronensäure (E 330) ist aber auch einer der wichtigsten Zusatzstoffe der Lebensmittelindustrie, mehr als 300 000 Tonnen werden europaweit jährlich verbraucht. Zitronensäure wird heute nicht aus Zitronen gewonnen, sondern aus den Ausscheidungen eigens gezüchteter Schimmelpilze vom Typ Aspergillus niger. Als Nebenprodukt entsteht dabei Gips in großen Mengen, der unter anderem zu Rigipsplatten verarbeitet wird.

Die Säure ist auch in vielen Supermarktlebensmitteln enthalten, etwa in *Rama* Margarine und *Maggi Fix für Gulasch*, in *Knorr Hühnersuppe mit Nudeln*, *Dr. Oetkers Rahmtortellini* und sogar in Kinderlebensmitteln wie *Alete Reis-Früchte-Brei Banane und Pfirsich* (»nach dem 4. Monat«) und *Hipp Junior-Tee Früchte* (»ab 8. Monat«) und *Orangen-Tee* (»ab 6. Monat«). Und auch in Milupas *Milubrei Gourmet Milchbrei nach Art Apfelstrudel* (»ab 8. Monat«), der aber, immerhin, auch einen »Zahnpflegetipp« bereithält: »Bitte achten Sie schon bei Babys ersten Zähnchen auf eine gründliche Zahnpflege, besonders vor dem Schlafengehen.«

Warnhinweis auf Limonade

Angebracht wäre nach Ansicht von Zahnärzten auf solchen säurehaltigen Erzeugnissen ein zusätzlicher Warnhinweis, der die Eltern auf die Risiken für Zähne und Knochenbau aufmerksam macht: »Viele Leute sind sich darüber nicht im Klaren«, sagt Lydia Lindner, Zahnärztin in Bremen. Der Kölner Zahnarzt Michael Hundertmark plädiert etwa bei Limonaden und Tees für Aufschriften nach dem Muster von Zigarettenpackungen: »Die EU-Gesundheitsminister: Dieses Getränk kann Ihre Zähne schädigen.« Die Dresdner Professorin Gisela Hetzer, Vorsitzende der Gesellschaft für Kinderzahnheilkunde und Primärprophylaxe, hält Warnhinweise ebenfalls für angebracht – wenngleich sie mit Widerstand rechnet: »Da wird die Industrie nicht mitgehen.« Bleibt also nur eines: Die Verbraucher, die Eltern, müssen selbst entscheiden, wie viel wovon sie sich und ihren Kindern zumuten wollen – und was sie für die Gesundheit tun möchten.

Tipps:
Gesund durchs Leben

▷ Zahnärzte raten, nach dem Genuss von Limonaden, Säften oder auch Obst nicht gleich Zähne zu putzen, weil das mechanische Bürsten die Zähne unter Säureeinwirkung erst recht schädigt.

▷ Ernährungsexperten empfehlen, lieber Mineralwasser oder Leitungswasser zu trinken. Denn die meist süßen Limonaden und Säfte tragen auch zur überhöhten Zuckerversorgung bei und machen dick.

▷ Allergiker sollten industrielle Erzeugnisse meiden, weil versteckte Zutaten unliebsame Reaktionen hervorrufen können – bis hin zu tödlichen Schocks.

▷ Wer empfindlich auf manche Zutaten oder Zusatzstoffe reagiert und dennoch nicht auf seine Lieblingstütensuppe verzichten mag, sollte beim Hersteller nach einer vollständigen Zutatenliste fragen.

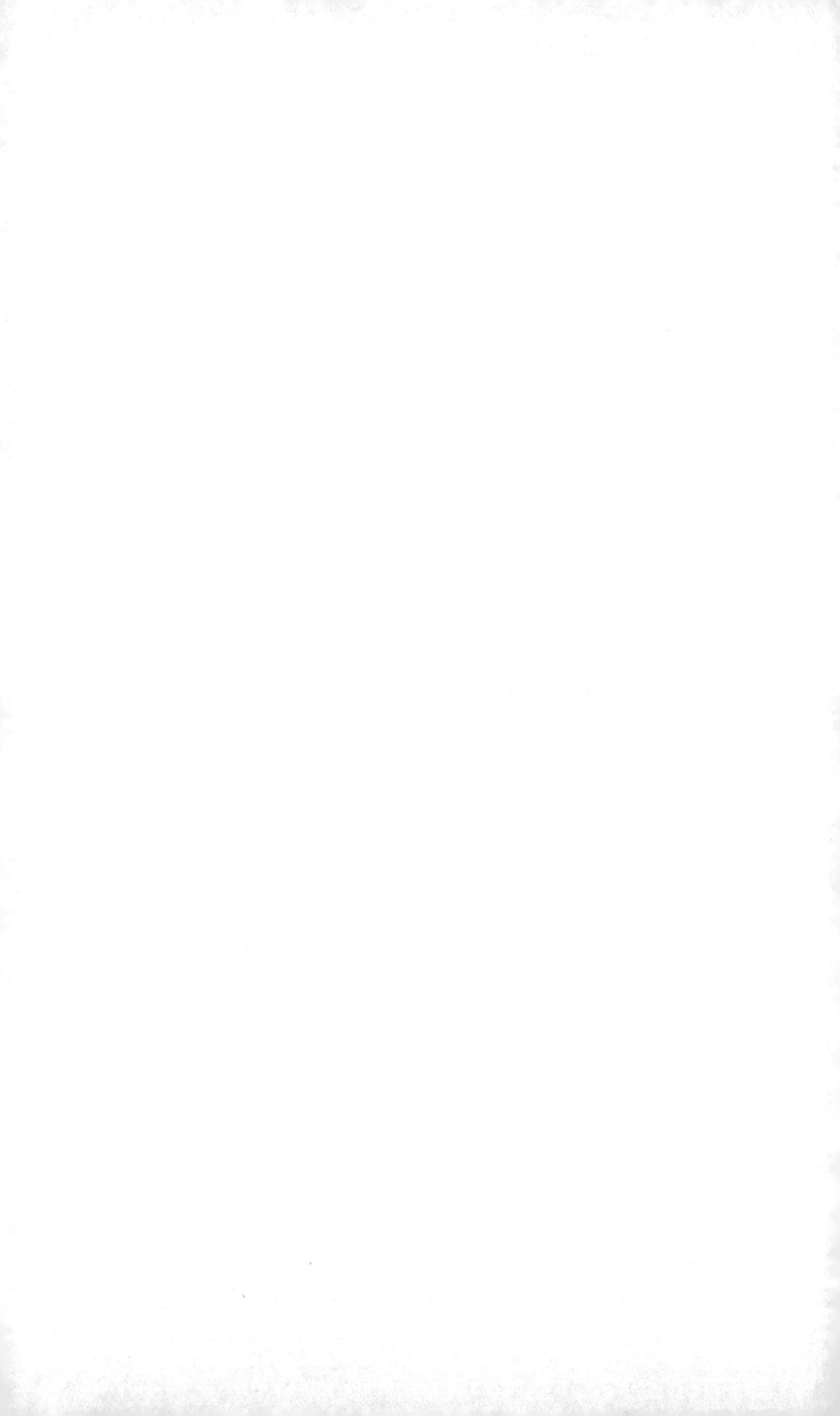

Abnehmen

siehe Übergewicht

ADHS

siehe Hyperaktivität

Aflatoxine

(*siehe auch* Schimmelpilze)
Aflatoxine sind vor allem durch verdorbene Pistazien in die Schlagzeilen geraten. Die grünen, gesalzen oder geschält angebotenen Knabbereien zählen zu den am stärksten mit Aflatoxinen belasteten Produkten. Aflatoxine sind sehr giftige Stoffwechselprodukte von bestimmten →Schimmelpilzen, die selbst durch Sterilisieren, Backen und Kochen nicht zerstört werden. Von den bekannten Aflatoxinen ist das Aflatoxin B$_1$ am gefährlichsten: schon kleinste Mengen führen zu Leberschädigungen. Zudem ist es stark krebserregend und kann Schäden am Erbgut bewirken. Im europäischen Raum sind Aflatoxine in der Regel »importierte« Toxine, da die Schimmelpilze zur Bildung der Giftstoffe Tempera-

turen von 25 bis 40 Grad Celsius brauchen. Aus diesem Grund sind besonders Produkte aus subtropischen und tropischen Gebieten und weniger solche aus Anbaugebieten der gemäßigteren Klimazonen problematisch. Betroffen ist beispielsweise die Maisproduktion in tropischen Ländern, wo der Pilz schon auf dem Feld die Körner befällt. Darüber hinaus auch Nüsse, Mandeln, Sesam, Mohn, getrocknete Feigen, Reis, Hirse. Milch, in die Aflatoxine über Tierfutter gelangen kann, war lange Zeit ein Problem, doch das scheint nach neueren Untersuchungen behoben zu sein. Aufgrund der krebserregenden Wirkung der Aflatoxine gibt es für Lebensmittel und Tierfutter in Deutschland bereits seit 1976 gesetzlich vorgeschriebene Höchstmengen. Die Diätverordnung, die Vorschriften für Babynahrung enthält, schreibt quasi eine Nullgrenze für den Gehalt an Aflatoxinen in Babykost vor. Da Aflatoxine auch in Bereichen von Lebensmitteln vorkommen kön-

175

nen, die nicht sichtbar verschimmelt sind, sollte ein verschimmeltes Produkt stets ganz weggeworfen werden. Es reicht nicht aus, die betroffene Stelle herauszuschneiden.

Alete
siehe Kinderlebensmittel, Beikost, Muttermilchersatz

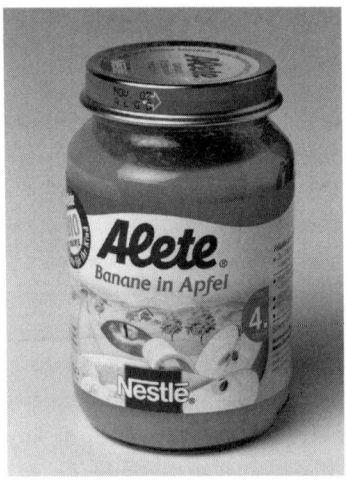

Alkohol

Alkohol ist nichts für Kinder. Dennoch stecken in Süßigkeiten manchmal geringe Mengen an Alkohol. Dazu zählen vor allem weiche, kuchenartige Schleckereien, in denen Alkohol als Konservierungsstoff dient. Trockene Riegel hingegen sind frei von alkoholhaltigen Konservierern, da sie nicht so schnell verderben. Auch zum Lösen von Aromastoffen wird Alkohol verwendet, so dass auch zum Beispiel in Marzipan geringe Mengen an Hochprozentigem zu finden sind. Solche Lösemittel müssen nicht deklariert werden, so dass sich auf der Zutatenliste kein Hinweis findet. Dient Alkohol als Konservierungsstoff oder Lösemittel, sind die verwendeten Mengen zwar gering. Doch Kinder können die Prozente riechen und schmecken und verbinden mit dem Alkohol etwas Angenehmes. In manchen Schleckereien, die Kinder gern essen, sind auch größere Mengen an Alkohol enthalten, Schwarzwälder Kirschtorte etwa enthält gleich mehrere Gläschen Schnaps und ist darum ebenso wenig für Kinder geeignet wie Eierlikörtorte, Rum-Trauben-Nuss-Schokolade oder alkoholhaltige Ostereier. Alkohol gelangt nach seiner Aufnahme in den Körper über die Verdauungsorgane sehr schnell in den Blutkreislauf. Dabei liefert er eine nicht zu unterschätzende Menge an Energie, nämlich rund 7 Kilokalorien pro Gramm. Wenn Alkohol während der Schwangerschaft getrunken wird, gelangt er über den Blutkreislauf auch in den kindlichen Körper. Selbst in kleinsten Mengen hat er, regelmäßig genossen, eine extrem schädigende Wirkung. So kann es zu Missbildungen kommen; zudem wird die geistige und körperliche Entwicklung des Kindes verzögert. Besonders gefährlich ist der Konsum von Alkohol in Verbindung mit Medikamenten. An Kinder und Jugendliche unter 16 Jahren dürfen keine alkoholischen Getränke abgegeben werden. An Jugendliche im Alter zwischen 16 und 18 Jahren dürfen Getränke mit einem Ethanolgehalt bis zu 20 Prozent-Vol. (zum Beispiel Wein, Bier) in geringen Mengen verkauft werden.

Allergie

Allergien zählen heute zu den am meisten verbreiteten Krankheiten im Kindesalter. Sie können sich in leichten Reaktionen wie Ausschlag, aber auch in Atembeschwerden oder gar schweren Schocks mit zuweilen tödlichen Folgen äußern. Eine Allergie ist eine äußerst heftige Reaktion des Immunsystems auf körperfremde Substanzen der Umwelt. Dabei spricht das Immunsystem auf solche Stoffe (»Allergene«) an, die für den menschlichen Organismus gewöhnlich harmlos sind und keine Bedrohung darstellen (zum Beispiel Blütenpollen). Prinzipiell kann jede Substanz eine Allergie auslösen; nach vorsichtigen Schätzungen gelten heute rund 20 000 Stoffe als allergieauslösend. Bei den meisten Allergenen handelt es sich um Eiweißsubstanzen tierischer oder pflanzlicher Herkunft, beispielsweise von Milben, Schimmelpilzen oder Blütenpollen. Auch Nahrungsmittel und bestimmte Nahrungsmittelinhaltsstoffe können zu allergischen Reaktionen führen. Dabei gibt es kaum ein Lebensmittel, das nicht allergen wirken kann. Vor allem Kuhmilch, Hühnerei, Nüsse, Getreide, Obst (als Kreuzreaktion auf Pollenallergien) und Soja lösen relativ häufig Allergien aus. Diese zeigen sich beispielsweise durch Juckreiz und Schwellungen im Mund, Durchfall, Blähungen, Quaddeln, Ekzeme an Haut und Schleimhäuten sowie Husten und Atemnot. Von besonderer Bedeutung bei industriell erzeugten Nahrungsmitteln sind die so genannten versteckten allergenen Zutaten, die nicht zu erkennen sind, weil sie nicht deklariert werden (siehe Kapitel 8, S. 154 ff.). Schwere Schocks sind dokumentiert nach Genuss von Hamburgern und Schokoriegeln, aber auch von Haribo-Gummibärchen. Im Säuglingsalter ist insbesondere die Kuhmilchallergie von Bedeutung. Sie tritt meist in den ersten Lebensmonaten auf und gilt als die häufigste Nahrungsmittelallergie bei Säuglingen. Als Schutz wird das Stillen über einen Zeitraum von sechs Monaten (erst ab dann Einführung von → Beikost) empfohlen, wobei

177

vor allem bei Kindern mit einem erblich bedingten hohen Allergierisiko mögliche Allergene (zum Beispiel Eier, → Fisch, Zitrusfrüchte, Getreide, Nüsse) bei Unverträglichkeit aus der Ernährung der stillenden Mutter verbannt werden sollten. Wenn die Kinder schon früh mit Fläschchen gefüttert werden, erhöht sich das Allergierisiko. Bei der Therapie von Allergien steht an erster Stelle das Meiden von (erkannten) Allergenen. Darüber hinaus gibt es die Möglichkeit einer so genannten Hyposensibilisierung, bei der die allergieauslösenden Stoffe in geringer Dosierung verabreicht werden, oder die Behandlung mit Medikamenten (zum Beispiel Antihistaminika, Kortison). Von den Babynahrungsproduzenten angebotene so genannte → hypoallergene Säuglingsnahrung (»HA-Nahrung«) bietet keinen absoluten Schutz vor Allergien, denn sie enthält einen Rest von allergieauslösenden Stoffen, die aus der Kuhmilch stammen (siehe Kapitel 7, S. 128 ff.). Sie sollten deshalb nur in Absprache mit dem Arzt gegeben werden.

Apfelsaft
siehe Saft

Aroma
Viele industriell hergestellte Lebensmittel, auch für Kinder, enthalten Aromastoffe aus dem Labor. Damit werden Geschmacksverluste ausgeglichen, die durch die industrielle Verarbeitung entstehen. Oft wird auch die mangelhafte Qualität der Rohstoffe ausgeglichen oder ein spezieller Markengeschmack erzeugt. Das Aroma eines Lebensmittels stellt ein Gemisch verschiedener flüchtiger Substanzen dar. So setzt sich das Aroma eines Lebensmittels in der Regel aus mehr als 100 Einzelsubstanzen (Aromastoffen) zusammen; beim Huhn zum Beispiel bilden über 600 Aromastoffe das typische Aroma. Die industriell produzierten Aromen kommen mit einem Bruchteil dieser Aromasubstanzen aus; ein Hühneraroma für eine Hühnersuppe beispielsweise kann den gewünschten Geschmack mit nur zwölf Aromasubstanzen hervorrufen. Wenn auf dem Etikett »Aroma« steht, handelt es sich entweder um ein so genanntes »natürliches« oder um ein »naturidentisches« Aroma. Natürliche Aromastoffe kommen in pflanzlichen sowie tierischen Rohstoffen vor und werden aus diesen mittels physikalischer, enzymatischer oder mikrobiologischer Verfahren gewonnen. Sie müssen aber nicht aus dem Lebensmittel stammen, dessen Geschmack sie

vorspiegeln. So kann ein »natürliches Aroma« für Erdbeerprodukte auch aus Sägespänen gewonnen werden. Naturidentische Aromastoffe sind in ihrem chemischen Aufbau den natürlichen gleich, werden aber synthetisch hergestellt. Naturidentisch dürfen sie genannt werden, wenn sie irgendwo in der Natur vorkommen, und sei es in einem Misthaufen, einem Schmetterling oder dem Waldboden. Künstliche Aromastoffe werden ebenfalls mittels Synthese hergestellt, haben jedoch keine natürlichen Vorbilder. Bedenklich sind industrielle Aromastoffe, weil sie den Körper in die Irre führen und über die Zusammensetzung der Nahrung täuschen. Sie können auch zu Übergewicht führen (siehe Kapitel 2, S. 20 ff.).

Babykost
siehe Kinderlebensmittel, Beikost, Hypoallergene Säuglingsnahrung, Muttermilchersatz

Babytee
siehe Tee

Ballaststoffe
Ballaststoffe sind kein unnötiger Ballast, sondern ein wertvoller Bestandteil der Nahrung. Sie tragen nicht nur zur normalen Darmfunktion bei, sondern machen auch längerfristig satt

und beugen darum dem Übergewicht vor. Darüber hinaus sind sie in der Lage, verschiedene Stoffe wie zum Beispiel Cholesterin, krebserregende Stoffe, Gallensäuren zu binden. Diese können dann nicht mehr vom Körper aufgenommen werden, sondern werden zusammen mit den Ballaststoffen ausgeschieden. Auf diese Weise können Ballaststoffe den Cholesterinspiegel günstig beeinflussen, das Dickdarmkrebsrisiko senken und einen günstigen Einfluss auf den Blutglukosespiegel nehmen. Gemüse, Obst, Kartoffeln, Vollkorngetreide und Hülsenfrüchte (Linsen, Bohnen) enthalten von Natur aus reichlich Ballaststoffe. Werden sie (mit Ausnahme der Hülsenfrüchte) roh gegessen, ist die Wirkung besonders gut. Ganz kleine Babys sollten in den ersten Lebensmonaten keine ballaststoffreiche Nahrung erhalten. Das noch unfertige Verdauungssystem kann den sperrigen »Ballast« noch nicht verarbeiten. Außerdem sollte die Nahrung so gut wie möglich vom Körper ausgenutzt werden, damit das Kleine ausreichend Energie bekommt. Mit Einführung der → Beikost empfehlen Fachleute einen Getreide-Milch-Brei, der aus speziell behandelten Vollkornflocken hergestellt wird und somit reich an Ballaststoffen ist. Auch

in der Lebensmittelindustrie
kommen Ballaststoffe häufig zum
Einsatz. Denn sie können viel
Wasser binden, quellen gut und
bilden auch Gele, die für die Herstellung etwa von Pudding nötig
sind. Neuerdings werden sie
wegen ihrer positiven gesundheitlichen Effekte auch Säften
und Joghurts zugegeben. Denn
Industrielebensmittel sind in der
Regel arm an Ballaststoffen.

Beikost

Als Beikost wird die erste feste
Nahrung bezeichnet, die im Lauf
des ersten Lebensjahres in den
Speiseplan des Kleinkinds aufgenommen wird. Die Gabe von Beikost wird ab dem fünften, spätestens aber ab dem siebten
Lebensmonat unerlässlich, da
dann die Eisenreserven beim
Kind zu Ende gehen und aufgefüllt werden müssen. Zu diesem
Zeitpunkt ist das Immunsystem
im Darm des Säuglings, das beispielsweise vor →Allergien
schützt, ausreichend entwickelt,
so dass eine allergische Reaktion
auf Inhaltsstoffe der Beikost nur
in seltenen Fällen auftritt. Allergiegefährdete Babys sollten aus
Gründen der Vorsicht frühestens
ab dem siebten Monat Beikost
bekommen. Die Aufnahme von
Beikost in den Speiseplan der
Kleinkinder sollte stufenweise
erfolgen. Ab dem fünften Monat

kann eine Milchmahlzeit durch
eine Breimahlzeit ersetzt werden.
Empfohlen wird, mittags mit
einem Gemüse-Kartoffel-Fleisch-
Brei zu beginnen. Würde der
süße, ab dem sechsten Monat
empfohlene Milch-Getreide-Brei
zuerst gefüttert, gewöhnt sich
das Baby möglicherweise an den
leicht süßen Geschmack und
lehnt die herzhafte Mahlzeit ab.
Der Gemüsebrei besteht aus fünf
Zutaten. Als erste Gemüse sind
Karotte, Pastinake, Kürbis, Blumenkohl, Kohlrabi oder Fenchel
gut verträglich. Bekommt dies
dem Baby, kann nach ein paar
Tagen Kartoffel dazu gegeben
werden, dann wiederum nach
einigen Tagen Fleisch, etwas
Rapsöl oder Butter und Obstsaft.
Im sechsten Monat kann es
abends einen Milch-Getreide-Brei
geben, der aus Vollmilch, Baby-
Vollkornflocken und etwas Obst
oder Obstsaft besteht. Ab dem
siebten Lebensmonat wird nachmittags der Obst-Getreide-Brei
empfohlen, der statt Milch Wasser enthält. Zu allen übrigen
Mahlzeiten gibt es nach wie vor
Muttermilch oder Säuglingsmilchnahrung. Und zwar so
lange, wie sich Mutter und Kind
dabei wohl fühlen. Ab etwa dem
zehnten Lebensmonat kann das
Baby, vorausgesetzt, es sind die
ersten Zähne da, morgens und
abends Brot essen und dazu

Milch trinken, mittags gibt's weiterhin Gemüse, zwischendurch Obst, rohes Gemüse zum Knabbern, Knäckebrot, Zwieback oder hin und wieder auch mal einen Keks. Rohes Getreide in Form von Flocken oder Schrot sollten Kinder nicht vor Beendigung des ersten Lebensjahres essen. Es kann im kindlichen Verdauungstrakt nicht aufgeschlossen werden, so dass es zu Blähungen, Durchfall und Störungen der Darmschleimhaut kommen kann. Getreide, das vor dem Essen eingeweicht wird, kann zudem mit unerwünschten Keimen belastet sein. Sowohl selbstgekochte als auch industriell hergestellte Beikostprodukte haben Vorteile. Selbstgekochte Nahrung schmeckt aromatischer, ist preiswerter und frei von Zusatzstoffen. Fertige Produkte sind praktisch, wenn man unterwegs ist, und quasi schadstofffrei. Durch das Sterilisieren von Gläschenkost, das zur Abtötung von Keimen nötig ist, treten allerdings größere Verluste an Vitaminen auf als bei schonend zubereitetem selbstgekochtem Brei (siehe Kapitel 4, S. 60 ff.). Diskutiert wird, ob industriell erzeugte Gläschen für ältere Kinder dick machen. Sie sind hoch aufgeschlossen, also verkocht, und enthalten zu wenig feste, stückige Zutaten, die zum Kauen

anregen. Durch wissenschaftliche Studien ist dies aber nicht belegt.

Bestrahlung

Weltweit werden immer mehr Lebensmittel mit radioaktiver Bestrahlung behandelt. Damit sollen die in der globalisierten Nahrungsmittelproduktion üblichen weiten Transporte erleichtert und die Haltbarkeit der Produkte erhöht werden. Auch der Befall von Krankheitserregern, der in der Massenproduktion von Lebensmitteln zu einem unabsehbaren Risiko für große Bevölkerungskreise werden kann, soll damit eingedämmt werden. Bei der Bestrahlung werden durch kurzwellige Gamma-, Röntgen- oder Elektronenstrahlen die verderbnisauslösenden und krankheitserregenden Mikroorganismen abgetötet. Auch das Austreiben von Kartoffeln und Zwiebeln lässt sich durch eine solche Behandlung verhindern. Weil sich die Lebensmittel dabei nur wenig erwärmen, können auch hitzeempfindliche oder tiefgefrorene Produkte mittels Bestrahlung haltbar gemacht werden. Die Qualität und Beschaffenheit der Lebensmittel wird dabei kaum verändert. Allerdings können Vitaminverluste eintreten, so dass auch frisches Obst und Gemüse sich dann der Dosenqualität annähert. Auch kann der Verbraucher getäuscht werden, da er Frische und Beschaffenheit nicht mehr am Äußeren erkennen kann. Die möglichen Auswirkungen von bestrahlten Lebensmitteln auf die menschliche Gesundheit werden in der Öffentlichkeit nach wie vor kontrovers diskutiert. Eine Expertengruppe kam im Auftrag der Weltgesundheitsorganisation (WHO) bereits 1980 zu dem noch heute geltenden Ergebnis, dass mindestens bis zu einer Dosis von 10 Kilogray (entspricht einer Energiemenge von 10 000 Joule pro Kilogramm), keine Bedenken bezüglich Toxikologie, Mikrobiologie und Nährwert bestehen. Dies gilt prinzipiell auch bei höheren Dosiswerten, bei denen allerdings die Gefahr besteht, dass Geschmack, Geruch und Konsistenz beeinträchtigt werden. Die Weltgesundheitsorganisation sieht die Bestrahlung vornehmlich als Möglichkeit, das Nahrungsmittelangebot in den Entwicklungsländern zu verbessern, wo oft Knappheit entsteht, weil die Vorräte verderben. In Europa hingegen herrscht ein Lebensmittelüberangebot, weswegen die Bestrahlung eigentlich aus Verbrauchersicht unnötig ist. In mehreren Mitgliedstaaten der EU wird die Bestrahlung von Lebensmitteln bereits seit Jahren kommerziell eingesetzt, in Deutschland ist sie zurzeit noch verboten. Im März 1999 ist eine EU-Richtlinie in Kraft getreten, die das Recht auf dem Gebiet der Lebensmittelbestrahlung harmonisiert. Dabei ist – auch aus Gründen der Transparenz für den Verbraucher – vorgesehen, bestrahlte Lebensmittel und bestrahlte Zutaten in Lebensmitteln ausnahmslos zu kennzeichnen.

Bio

(*siehe auch* Kontrolliert biologische Tierhaltung, Kontrolliert biologischer Anbau)
Weil viele Eltern Wert darauf legen, dass wenigstens ihre kleinen Kinder möglichst schadstoffarme Nahrung bekommen, produzieren Babykosthersteller zunehmend mit Rohstoffen aus ökologischem Anbau. Die Kennzeichnung »Bio« soll dem Verbraucher zeigen, dass die Rohstoffe ohne chemisch-synthetische Mineraldünger und ohne → Pestizide erzeugt wurden. Um den zunehmenden Missbrauch der Begriffe »Öko« oder »Bio« zu verhindern, wurde 1991 die EG-Verordnung zum ökologischen Landbau verabschiedet. Durch detaillierte Kontrollen bei Erzeugern, Verarbeitern und Importeuren soll erreicht werden, dass nur da »Bio« draufsteht, wo auch »Bio« drin ist. Bis 1999 war nur

der ökologische Pflanzenbau in der Verordnung geregelt, seit Juli 1999 wurde auch die Erzeugung tierischer Produkte mit in den ökologischen Landbau einbezogen. Die EU-Vorschriften sind weniger streng als die der deutschen Bioverbände wie etwa Bioland und Demeter. So dürfen nach EU-Recht Hersteller von Bioprodukten auf ihren Höfen auch Nicht-Biowaren erzeugen, was nach den deutschen Vorgaben der Bioverbände nicht zulässig ist, um Vermischungen zu verhindern. Die Bioverbände haben auch eigene Kontrollsysteme, die zusätzlich zu den staatlichen Kontrollen auf die Einhaltung der Vorschriften achten. Problematisch ist oft die Kontrolle der Importwaren (siehe Kapitel 4, S. 60 ff.). Nach geltendem Recht darf bei Produkten mit mindestens 95 Prozent Ökozutaten der eigentliche Name des Produkts eine Ökokennzeichnung tragen (zum Beispiel Biomüsli, → Müsli). Außerdem muss dann auf diesen Produkten stehen, dass sie aus ökologischer Landwirtschaft stammen. Bei Mischprodukten (mit Zutaten aus konventionellem und ökologischem Landbau), bei denen weniger als 70 Prozent der landwirtschaftlichen Zutaten aus ökologischem Anbau stammen, darf seit dem 1.1.1998 kein Ökohin-

weis auf der Verpackung erfolgen. Bei einem Anteil von mehr als 70 Prozent Öko-Landbauzutaten und weniger als 95 Prozent ist ein entsprechender Hinweis auf der Vorderseite der Verpackung erlaubt; er muss allerdings eine gesetzlich vorgeschriebene Form einhalten. Zudem muss aus der Zutatenliste deutlich hervorgehen, welche Zutaten aus ökologischem Anbau stammen.

Umstritten ist unter Wissenschaftlern, ob Bioprodukte qualitativ besser sind. Dass sie besser schmecken, ist für Feinschmecker sicher. Das haben auch neuere Untersuchungen ergeben, bei denen Testesser die Biowaren geschmacklich bevorzugten. Futterwahlversuche bei Tieren ergeben, dass Ratten, Hühner, Kaninchen zumeist die Bioprodukte den konventionell erzeugten vorziehen. Vergleichsuntersuchungen zeigten, dass Biogefütterte Tiere auch gesünder waren.

Bioland
siehe Kontrolliert biologische Tierhaltung, Kontrolliert biologischer Anbau

Bonbons
siehe Süßigkeiten

Brei
siehe Beikost

Cerealien

(*siehe auch* Cornflakes, Müsli)
Die Bezeichnung »Cerealien«
(Frühstücksgetreide, Frühstückscerealien) geht auf die römische
Göttin Ceres, die Göttin des
Getreides und des Ackerbaus,
zurück. Sie ist ein Sammelbegriff
für Getreideprodukte und
-mischungen aus Hafer, Mais,
Reis, Weizen, Gerste und Roggen.
Angeboten werden Flocken, zum
Beispiel Haferflocken, → Müslis,
Crunchys, → Cornflakes. Zwar
enthält vor allem Vollkorngetreide eine Reihe an lebenswichtigen Vitaminen, Mineral- und
Ballaststoffen. Darum gibt es
kaum ein gesünderes Frühstück
als ein → Müsli oder Getreideflocken mit Obst, Joghurt oder
Milch. Doch Smacks, Pops und
Co. werden meist aus geschältem
Getreide ohne Keimling und
Randschichten hergestellt und
sind darum nährstoffärmer als
Frühstücksgetreideprodukte aus
dem vollen Korn. Um Nährstoffverluste auszugleichen, werden
viele Frühstückscerealien mit
Vitaminen und → Mineralstoffen
angereichert. Sie enthalten
zudem eine Menge Zucker, Crunchys auch reichlich Fett (siehe
Kapitel 5, S. 84 ff.). Sie sind
darum eher eine Süßigkeit als ein
vollwertiges Frühstück.

Chips

Die gewürzten, salzigen Scheiben
sind vor allem bei Jugendlichen
beliebte Knabbereien. Chips werden in der Regel aus Kartoffeln
hergestellt. Etwa vier Kilogramm
Kartoffeln werden für ein Kilogramm Chips benötigt. Zubereitet werden sie aus geschälten
und in hauchdünne Scheiben
geschnittenen Kartoffeln. Die
rohen Kartoffelscheiben werden
bei 180 Grad in der Fritteuse im
Pflanzenfett gebacken, dann
gesalzen und je nach Sorte (zum
Beispiel mit Käse, Kräutern oder
Paprika) gewürzt, oft kommen
auch Aromen und Geschmacksverstärker hinzu. Kartoffelsticks
(kleine Kartoffelstäbchen) werden auf die gleiche Weise hergestellt. Stapelchips werden dagegen aus Kartoffelpüree
produziert: Spezialmaschinen rol-
len den gewürzten Teig aus und
stechen gleichmäßig runde Chips
aus, die dann frittiert und
gewürzt werden. Durch das Frit-
tieren saugen sich die Kartoffelscheiben mit Fett voll und können bis zu 40 Prozent Fett
enthalten, Stapelchips liefern nur
etwa 30 Prozent Fett. Noch weniger Fett steckt in Maischips, die
auch Tortillachips genannt werden. Chips können ungesunde
→ Trans-Fettsäuren enthalten,
die u. a. Herz-Kreislauf-Erkrankungen begünstigen. Der

→ Geschmacksverstärker Glutamat (E 621) ist in vielen Chipstüten zu finden. Er soll dazu führen, dass man, einmal begonnen, mit dem Chipsessen nicht mehr aufhören kann. Bewiesen ist das aber nicht.

Cola

Colagetränke wie *Coca-Cola*, *Pepsi Cola* zählen zu den beliebtesten Getränken bei Kindern und Jugendlichen. Sie werden industriell aus Trinkwasser hergestellt, dem Zucker, Genusssäuren (zum Beispiel Phosphorsäure), Koffein und verschiedene Aromen als geschmackswirksame Stoffe zugesetzt werden. Die Zutaten sind gesundheitlich nicht unproblematisch: Die Phosphorsäure kann, wenn Kinder viel Cola trinken, zu Knochenschwund (Osteoporose) führen. Denn Phosphorsäure gilt als »Kalziumräuber« und entzieht dem Körper den wichtigen Knochenbaustoff. Der Schwund kann ausgeglichen werden durch kalziumreiche Kost mit Milch und verschiedenen Gemüsen (siehe Kapitel 8, S. 154 ff.). Das Koffein kann nach Meinung von Kritikern zu suchtähnlicher Abhängigkeit führen – was die Softdrink-Lobbyverbände allerdings bestreiten (siehe Kapitel 6, S. 108 ff.). Aufgrund des hohen Zuckergehalts von bis zu 11 Pro-

zent (1 Liter Cola enthält damit etwa 110 Gramm Zucker; das entspricht rund 21 Stücken Würfelzucker) können Colagetränke zudem bei übermäßigem Genuss die Entstehung von → Übergewicht und → Karies begünstigen (siehe Kapitel 7, S. 128 ff.). Der Zucker wird allerdings teilweise durch Süßstoffe ersetzt; solche Produkte werden dann als → Light-Produkte verkauft.

Conveniencekost

Weil vielen Eltern beim Essen die Bequemlichkeit über alles geht und sie keine große Lust zum Selberkochen haben, sind so genannte Conveniencegerichte für die Zielgruppe der Kleinkinder ein großer Verkaufserfolg (zum Beispiel *Soo groß!* von Hipp). Die Bezeichnung »Conveniencekost« (convenient = bequem) steht dabei für »vorgefertigte« Lebensmittel. Zu ihnen zählen in erster Linie garfertige Lebensmittel (zum Beispiel → Tiefkühlkost, Fertiggerichte), tischfertige Speisen (zum Beispiel Salate mit Dressing) und direkt verzehrfertige Speisen. Darüber hinaus zählen auch Instanterzeugnisse (zum Beispiel Instantbrühe, Kartoffelpüreepulver), Kurzkochspeisen, kalt quellende Desserts auf Stärke- oder Getreidebasis, fertige Teigmischungen sowie Trockenmüsli zu den Convenienceprodukten. Die Vorteile der Conveniencekost liegen unter anderem in der leichteren Handhabung der Produkte sowie der schnelleren und einfacheren Zubereitung. Allerdings liegen in der standardisierten Rezeptur auch Nachteile; so ähneln sich die Produkte eines Herstellers beispielsweise im Geschmack. Zudem sind die Gerichte vielfach überwürzt, so dass der Eigengeschmack der enthaltenen Lebensmittel nicht mehr zur Geltung kommt. Durch die Verwendung von → Aromen wird der Körper getäuscht, die → Zusatzstoffe können bei häufigem Verzehr zu Gesundheitsschäden führen. Für Allergiker sind besonders die versteckten Allergene gefährlich; Allergologen raten deshalb von Conveniencekost ab (siehe Kapitel 8, S. 154 ff.).

Cornflakes

Cornflakes sind wie auch viele → Cerealien eher Süßigkeiten als ein gesundes Frühstück. Sie werden aus entkeimtem, geschrotetem Mais (engl.: corn) hergestellt. Zuerst wird ein süßer Maisbrei produziert, der dann getrocknet, gedämpft und auf Walzen zu Flocken gepresst und anschließend geröstet wird. So entstehen das leichte Karamellaroma und der »Raschel«-Effekt.

Cornflakes sind meist mit Malz und → Salz aromatisiert. Sie enthalten auch reichlich Zucker, allerdings weniger Süße als Cerealien wie etwa die so genannten Crunchys oder Snacks. Herkömmliche Cornflakes werden meist mit Vitaminen und Mineralstoffen angereichert. Produkte aus dem Naturkostladen oder Reformhaus kommen ohne aus. Cornflakes sind teurer als → Müsli oder Flocken zum Frühstück.

Diabetes

Bisher galt Diabetes vornehmlich als eine Krankheit der alten Leute. Doch mittlerweile erkranken zunehmend Kinder daran, und zwar überall auf der Welt (siehe Kapitel 8, S. 154 ff.). Diabetes mellitus, so der medizinische Fachausdruck, wird im Volksmund als »Zucker« oder »Zuckerkrankheit« bezeichnet. Sinngemäß übersetzt bedeutet der medizinische Fachausdruck: Durchlauf honigsüßen Urins. Hiermit wird ein Charakteristikum der Krankheit beschrieben: Diabetiker, die nicht behandelt werden, haben einen hohen Zuckergehalt (Glukosegehalt) im Urin. Weitere wichtige Kennzeichen eines Diabetes mellitus sind: Gewichtsabnahme (Abnahme von Muskelmasse und Fettgewebe), Müdigkeit und verstärkter Durst bei gleichzeitig erhöhtem Harnvolumen. Beim Krankheitsbild Diabetes mellitus liegt eine angeborene oder im Lauf des Lebens erworbene Funktionsstörung der Bauchspeicheldrüse vor. Dadurch wird das Hormon Insulin, das in erster Linie für die Regulation des Blutglukosespiegels verantwortlich ist, zu wenig oder gar nicht produziert. Diabetes mellitus kann im jugendlichen Alter (Jugenddiabetes, Diabetes Typ I) ebenso wie im Erwachsenenalter (Altersdiabetes, Diabetes Typ II) auftreten. Typ-I-Diabetiker haben einen absoluten Insulinmangel, weshalb sie auf die Zufuhr von Insulin (mittels Spritzen) angewiesen sind. Ihre Nahrungsaufnahme bzw. ihre Kohlenhydratzufuhr müssen Typ-I-Diabetiker an die Aufnahme von Insulin anpassen. Ein hoher → Zuckerkonsum und → Übergewicht gekoppelt mit Bewegungsarmut können bei erblicher Veranlagung zu Diabetes mellitus Typ II führen. Die weltweite Zunahme von Diabeteserkrankungen wird von Experten der Weltgesundheitsorganisation auf die »Coca-Kolonisierung der Welt« und den steigenden Konsum von industriellen Nahrungsmitteln zurückgeführt (siehe Kapitel 8, S. 154 ff.). Dabei spielt auch das Übergewicht eine Rolle. Bei Typ-II-Diabetikern

genügt zur Behandlung oft eine Gewichtsreduzierung sowie eine Umstellung der Ernährung. Sonst kann es zu Nerven- und Blutgefäßerkrankungen mit Augenschäden bis hin zur Erblindung und auch Nierenschädigungen kommen. In Deutschland werden jährlich 28 000 Amputationen aufgrund von Diabetes nötig.

Diät

siehe Übergewicht

Dreimonatskoliken

Vor allem in den ersten drei Lebensmonaten schreien manche Kinder nachmittags und abends stundenlang. Sie ziehen die Beinchen an und sind meist durch nichts zu beruhigen. Bislang ging man davon aus, dass sich das Kind mit Blähungen oder Bauchkrämpfen quält, weil das Verdauungssystem des Säuglings in den ersten Lebensmonaten noch nicht voll ausgebildet ist. Auch das Anziehen der Beine spricht dafür und die Tatsache, dass es dem Baby meist besser geht, wenn Winde abgehen und es den Darm entleert hat. Es gibt die Empfehlung, betroffene Säuglinge laktosefrei, also ohne Milchzucker, zu ernähren. Auf diese Weise können gute Erfolge erzielt werden. Allerdings nicht immer, da nicht ausschließlich Laktose Blähungen verursacht.

Hebammen raten stillenden Frauen dazu, besonders blähende Speisen wie Kohl und Zwiebeln zu meiden. Auch Kuhmilch kann zu Unwohlsein beim Kind führen, sowohl beim gestillten als beim flaschenernährten Baby. Ursache ist eine allergische Reaktion auf das Kuhmilcheiweiß. Geraten wird oftmals, diese als problematisch bekannten Speisen zu meiden. Allerdings sollte darauf nicht automatisch verzichtet werden, sondern erst dann, wenn das Kind darauf tatsächlich mit Unwohlsein reagiert. Strikte Speisepläne aus »Wasser und Brot« bergen die Gefahr, dass es bei der Mutter zu Engpässen in der Nährstoffversorgung kommt. Außerdem lassen solche Beschränkungen das Stillen so kompliziert erscheinen, dass es möglicherweise aufgegeben wird. Hebammen empfehlen Müttern auch, Tees mit den Darm beruhigenden Substanzen wie Fenchel und Kümmel zu trinken. Die Stoffe sollen über die Muttermilch günstig auf den Körper des Kindes einwirken. Neu auf dem Markt ist eine Spezialnahrung (*Conformil* des Herstellers Milupa, siehe Kapitel 7, S. 128 ff.), die nach Herstellerangaben sehr stark laktosereduziert ist. Sie enthält so genannte prebiotische Zutaten, welche für eine bessere Bakterienbesiedlung im Darm

sorgen sollen. Außerdem wurde das enthaltene Eiweiß leicht hydrolysiert (aufgespalten), um es leichter verdaulich zu machen. Auch das Fettsäuremuster wurde verändert, um eine bessere Verträglichkeit und Linderung der Beschwerden zu erzielen. Die Wirksamkeit ist laut Milupa wissenschaftlich erwiesen; wobei bei den maßgeblichen Studien allerdings auch Mitarbeiter der Firma beteiligt waren. Exzessives Schreien bei Babys ist aber nicht nur auf Ernährung und Verdauung zurückzuführen. Darum können Spezialnahrungen und Diäten immer nur einem Teil der Kinder helfen. Auch das Anziehen der Beine ist nicht nur ein Zeichen für Schmerzen, sondern generell ein Ausdruck des Kindes für Unwohlsein. Reagieren Eltern gestresst, verunsichert oder ängstlich auf kindliches Schreien, spürt dies das Kind. Auch eine hektische Umgebung, übermäßig viele Reize und Eindrücke machen Kinder unruhig. Elterliche Zuwendung oder auch Unterstützung durch Freunde und Verwandte, Gelassenheit, Singen und Herumtragen können die Kleinen ebenso beruhigen wie eine reizarme Umgebung und ein geregelter Tagesablauf.

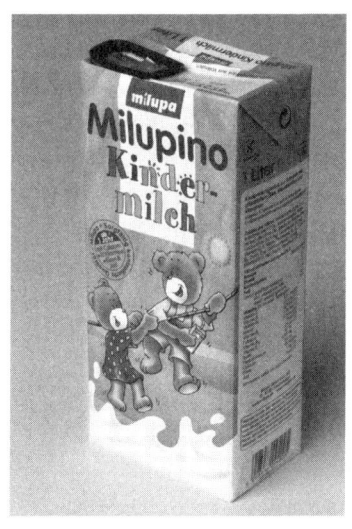

EHEC

Vor allem Kinder können von neuartigen Krankheitserregern befallen werden, die mit dem Kürzel EHEC bezeichnet werden: Enterohämorrhagische Escherichia coli. Bei den EHEC handelt es sich um eine aggressive Art von Kolibakterien, die zum ersten Mal in Hamburgern von McDonald's gefunden wurden. Die bekannteste Bakterienart aus dieser Gruppe ist die vom Typ E.coli 0157:H7. Es handelt sich um Mikroben, die durch eine Genveränderung besonders gefährlich wurden. Kolibakterien kommen natürlicherweise im Darm von Menschen und warmblütigen Tieren in großer Zahl vor. Kolibakterien gelten daher als Indikatoren für eine fäkale Verunreinigung von Lebensmitteln. Die EHEC stellen eine besondere Gruppe der Kolibakterien dar; sie sind in der Regel im menschlichen Darm nicht zu finden. Ihr natürlicher Lebensraum sind Rinder und andere Wiederkäuer, bei denen sie im Darm und Kot vorkommen können. Über diesen Weg können vom Tier stammende Lebensmittel verunreinigt werden. Als Hauptquelle für EHEC-Infektionen des Menschen gilt der Verzehr von rohem oder unzureichend gegartem Rindfleisch. Weitere Ursachen können der Genuss von roher oder unzureichend erhitzter → Milch bzw. Milcherzeugnisse in Form von Rohmilch, Vorzugsmilch, »Milch ab Hof«, nicht erhitzter Frischkäse oder Sauermilchquark aus nicht erhitzter Milch sein. Die Bakterien können allerdings auch in Orangensaft, Gemüse, Erdbeeren, ja sogar im Trinkwassser vorkommen. Auch die direkte Übertragung von Mensch zu Mensch spielt eine Rolle, zumal für eine Infektion schon winzige Keimmengen (weniger als 100 Bakterien) ausreichen. Als Ursache für die Entstehung und Ausbreitung der Bakterien gilt die nicht artgerechte Fütterung der Rinder mit Getreide. Wenn sie artgemäß mit Heu und Gras gefüttert werden, werden die EHEC-Bakterien noch im Verdauungstrakt der

Tiere abgetötet. Bei Bauernhöfen, die ihre Rinder artgerecht füttern, ist das EHEC-Risiko daher gering. Die durch EHEC-Infektionen hervorgerufenen Erkrankungen verlaufen sehr unterschiedlich. Manche bleiben symptomlos und daher unbemerkt. In der Regel aber äußern sich EHEC-Erkrankungen anfänglich als Durchfälle, die bei schwereren Verläufen mit blutigen Stühlen und schmerzhaften Unterleibskrämpfen einhergehen. Erkranken Kinder an der Infektion, entwickelt sich in 6 bis 8 Prozent der Fälle das so genannte hämolytisch-urämische Syndrom (HUS), auch Gasser-Syndrom genannt: Hierbei kommt es zu Gefäßveränderungen in der Niere mit akutem Nierenversagen, das in etwa 5 bis 10 Prozent der Fälle mit dem Tod endet.

Eis

Eis ist nicht gleich Eis. Es gibt *Fruchteis* (Fruchtanteil von mindestens 20 Prozent, Zitrusfrüchte mindestens 10 Prozent), *Rahmeis* (Milchfettgehalt von mindestens 18 Prozent, das entspricht 60 Prozent Schlagsahne mit einem Fettgehalt von 30 Prozent, zum Beispiel Fürst-Pückler-Eis), *Milcheis* (mindestens 70 Prozent Milch oder Milcherzeugnisse), *Eiskrem* (mindestens 10 Prozent Milchfett) und *Sorbet/Fruchtsorbet* (Fruchtanteil von mindestens 25 Prozent, saure Früchte und Zitrusfrüchte nur 15 Prozent). Außerdem enthält Eis → Aromastoffe, färbende Lebensmittel oder → Farbstoffe. Als geschmacksgebende Komponenten können aber auch → Kaffee, → Kakao, Nüsse, → Schokolade oder Vanille enthalten sein. Weiterhin gibt es *Softeis*, ein aufgeschäumtes Speiseeis aus Eispulver. *Softeis* gerät immer wieder in die Schlagzeilen, weil es mit unerwünschten Keimen belastet ist. Auch in Eis aus Eisdielen wies das Verbrauchermagazin »Öko-Test« Mikroben nach. Diese sind auf einen Mangel an Hygiene in der Eisdiele zurückzuführen und können Bauchschmerzen sowie Magen-Darm-Erkrankungen verursachen. Verunreinigtes Eis kann man mit bloßem Auge nicht erkennen. Von Eistheken mit unsauberen Eisportionierern und Gefäßen mit trübem Wasser, in denen die Eiskellen aufbewahrt werden, sollte man darum besser Abstand nehmen. Bei Eis am Stiel aus der Kühltruhe spielen Keime nach Angaben von »Öko-Test« keine Rolle. Eis ist reich an Kalorien, was hauptsächlich auf den hohen Gehalt an → Zucker, → Fett und teilweise an Sahne und Eiern zurückzuführen ist. Doch wie bei anderen Süßigkeiten auch, spricht nach Ansicht von Fachleuten nichts dagegen, wenn ein Eis hin und wieder das Leben von Kindern versüßt.

Eisen

Generationen von Kindern wurden genötigt, Spinat zu essen. Man war der Ansicht, dass das Gemüse besonders viel Eisen enthalte. Heute weiß man, das dies nicht stimmt. Bei der Berechnung des Eisengehalts von Spinat war das Komma verrutscht und dem grünen Gemüse somit ein höherer Eisengehalt bescheinigt worden als tatsächlich der Fall ist: Spinat enthält keine nennenswerten Mengen an Eisen. Eisen gehört zu den lebensnotwendigen Spurenelementen. Es wird für den Aufbau der Muskulatur und des Gehirns benötigt. Der Bedarf eines Babys an diesem Spurenelement ist etwa sechsmal höher als der eines Erwachsenen. Eisenmangel kann die körperliche und geistige Leistungsfähigkeit sowie den Wärmehaushalt beeinträchtigen. Auch das optimale Funktionieren des Immunsystems ist eisenabhängig. Bei Kindern kann Eisenmangel die Ursache für ein verzögertes Wachstum sowie Störungen bei der Intelligenzentwicklung sein. Eine dauerhaft zu niedrige Eisenzufuhr oder auch

erhöhte Verluste, zum Beispiel durch starke Blutungen, können zur Eisenmangelanämie (Blutarmut) führen. Vom Tier stammende Lebensmittel enthalten einen Großteil des Eisens in Form von so genanntem Häm-Eisen (Bestandteil von Hämoglobin und Myoglobin.) Dieses Eisen wird vom Körper deutlich besser aufgenommen als das Eisen aus Pflanzen. Allerdings verbessert Vitamin C die Aufnahme von Eisen aus pflanzlichen Lebensmitteln erheblich. Darum empfehlen Ernährungswissenschaftler, zum Essen ein Glas Orangensaft zu trinken oder Salat zu essen. Brot, Fleisch, Wurstwaren und Gemüse gelten als die wichtigsten Quellen für das Spurenelement. Eisen aus natürlichen Lebensmitteln wie Fleisch wird besser vom Körper aufgenommen als aus damit angereicherten Produkten.

Emulgator

Zahlreiche Desserts, Suppen und Saucen enthalten Emulgatoren, die für den cremigen Charakter sorgen. Unter dem Begriff »Emulgator« werden Stoffe zusammengefasst, die die Bindung der Lebensmittel ermöglichen. Bei der traditionellen Herstellung etwa von Mayonnaise müssen die Bestandteile lange gerührt werden, die Emulgatoren

als industriell eingesetzte
→ Zusatzstoffe hingegen sorgen
für schnelle und billige Bindung.
Neben der Emulsionsbildung und
Stabilisierung können sie auch
die Fettreifbildung von Schokola-
denerzeugnissen (darunter wird
der weiße Belag verstanden, der
nach falscher Lagerung von
Schokolade auftreten kann) und
das Altbackenwerden von Brot
und Feingebäck verhindern.

Natürlich vorkommende Emulgatoren, die als Zusatzstoffe eingesetzt werden dürfen, sind zum
Beispiel das Lezithin des Eigelbs
und ölreicher Samen (E 322)
sowie andere weiter verbreitete
Phosphatide, Mono- und Diglyceride von Speisefettsäuren
(E 471). Manche Emulgatoren in
industriell hergestellten Nahrungsmitteln stehen im Verdacht,
den Darm anzugreifen und damit
unter anderem das Allergierisiko
zu erhöhen (siehe Kapitel 8,
S. 154 ff.).

Enzyme

Enzyme sind die neuen Wunder-
mittel der Lebensmittelindustrie.
Sie kommen beim Brötchenba-
cken zum Einsatz, aber auch als
Fleischzartmacher, bei der Produktion von Steaks aus einzelnen
Fleischteilen oder von Schinken
aus Schlachtabfällen. Chemisch
betrachtet sind Enzyme hochspe-
zialisierte Eiweißstoffe, die in

der Lage sind, eine chemische
Reaktion zu beschleunigen.
Enzyme werden bei der Lebensmittelherstellung gezielt genutzt,
beispielsweise auch bei der Herstellung von Bier oder Käse. Hier
spielt das Enzym Lab eine wichtige Rolle, das heute meist gen-
technisch gewonnen wird. Dabei
prägen sie den Geschmack und
die stoffliche Beschaffenheit des
Lebensmittels. Enzyme kommen
natürlicherweise in Lebensmitteln oder den darin enthaltenen
Mikroorganismen vor und können wie die → Schimmelpilze für
den Verderb von Lebensmitteln
verantwortlich sein, so zum Beispiel für das Weichwerden von
Früchten. Enzyme, etwa in Brötchen, können Allergien auslösen.
Sie müssen generell nicht
gekennzeichnet werden.

E-Nummer

Viele Verbraucher befürchten,
dass es sich bei den mit E-Nummern bezeichneten Substanzen in
Lebensmitteln generell um
schädliche Stoffe handelt. Doch
dies muss nicht unbedingt der
Fall sein. Die E-Nummern auf
Lebensmittelverpackungen stehen lediglich für bestimmte
→ Zusatzstoffe. Sie sind europaweit gültig. Die E-Nummern
dokumentieren sogar, dass diese
Substanz auf ihre toxikologische
Unbedenklichkeit überprüft

wurde. So werden Zusatzstoffe vor ihrer Zulassung in aufwändigen Testreihen zum Beispiel auf eine erb- oder fruchtschädigende sowie krebserregende Wirkung hin untersucht. Ergeben sich im Tierversuch mögliche Hinweise auf eine der genannten Wirkungen, darf der Zusatzstoff in Lebensmitteln nicht verwendet werden. Zusatzstoffe können dennoch bei hohem Konsum unerwünschte Nebenwirkungen haben, etwa für Zähne, Knochen, Darm. Für → Allergiker sind sie ein Risiko. Auch Hyperaktivität oder Migräne kann mit zusatzstoffhaltiger Kost in Verbindung stehen (siehe Kapitel 8, S. 154 ff.).

Fanta
siehe Limonade

Farbstoff

Bei der industriellen Herstellung von Nahrungsmitteln geht die Farbe oft verloren: durch Trocknen, durch langes Lagern, durch das Kochen, die Verarbeitung. Weil blasse und farblose Speisen niemand essen will, gleicht die Industrie die Verluste mit Farbstoffen aus. Als Farbstoffe werden färbende Substanzen in Lebensmitteln bezeichnet, die keinen Nährwert wie Kohlenhydrate, Eiweiße oder Fette besitzen. Die Farbe hat dennoch eine große Bedeutung für die Ernährung: Farbstoffe regen den Appetit an (»das Auge isst mit«) und fördern die Bildung von Verdauungssekreten. Die in der Lebensmittelindustrie verwendeten Farbstoffe zählen zu den → Zusatzstoffen; ihre Zulassung unterliegt gesetzlichen Vorschriften. Man unterscheidet natürliche und synthetisch hergestellte Farbstoffe. Natürliche Farbstoffe (Naturfarbstoffe) sind für die charakteristische Farbe der jeweiligen Lebensmittel verantwortlich. Zu ihnen zählen beispielsweise Carotinoide (Gelb, Orange), Flavonoide (Rot, Violett), Chlorophylle (Grün) oder Riboflavin (Vitamin B_2, intensiv Gelb). Auch der Gallenfarbstoff Bilirubin, der Blutfarbstoff Hämoglobin sowie der Muskelfarbstoff Myoglobin sind natürliche Farbstoffe. Synthetische Farbstoffe sind im Vergleich zu natürlichen stabiler, farbintensiver, einheitlicher in der Zusammensetzung und leichter zu verarbeiten. Allerdings gelten sie als »Fremdstoffe« und werden damit aus Verbrauchersicht häufig als unerwünscht angesehen; zumal einige von ihnen allergieähnliche Reaktionen (→ Allergie) hervorrufen können.

Fastfood
siehe auch Conveniencekost
Schnelles Essen wird immer

beliebter – doch besonders gesund ist es nicht: Selbst McDonald's rät davon ab, täglich Hamburger zu verzehren (siehe Kapitel 5, S. 84 ff.). Zum »klassischen« Fastfood zählen die typischen Schnellimbissgerichte wie Hot Dogs, Currywurst oder auch Fischbrötchen. Heutzutage gibt es ein großes Angebot an Fastfood. Dazu zählen etwa Döner Kebab, Frikadellen, gebratene Hähnchen, Kartoffelpuffer, Pizza, Pommes frites (→ Kartoffeln) und vor allem Hamburger. Fastfood ist in der Regel fett- und damit energiereich sowie → ballaststoffarm, so dass es bei vermehrtem Verzehr die Entstehung von → Übergewicht begünstigen kann. Nicht zu vernachlässigen ist allerdings auch der hohe Eiweißgehalt bestimmter Fastfoodprodukte. Kinder zwischen 7 und 9 Jahren nehmen über einen Hamburger etwa 32 Prozent, über einen Cheeseburger sogar etwa 42 Prozent der empfohlenen Eiweißzufuhr für einen Tag auf. Hingegen ist der Gehalt an Vitaminen – bedingt durch die langen Warmhaltezeiten und die Zutatenauswahl – bei Fastfood vielfach gering. Die Fastfood-Snacks enthalten auch eine Vielzahl von Zusatzstoffen, die an der Ausgabestelle allerdings nicht deklariert werden (siehe auch die Zutatenliste von McDonald's im Anhang, S. 267 ff.).

Fett

siehe Öle

Fisch

Fisch wird von Kindern am liebsten in Form von Fischstäbchen gegessen. Meeresfisch ist reich an dem Spurenelement Jod und liefert wie alle Fische gesunde mehrfach ungesättigte Fettsäuren. Darum empfehlen Fachleute, dass zweimal pro Woche Fisch auf den Tisch kommen sollte. Kinder von Allergikern sollten nicht vor dem 10. Lebensmonat Fisch erhalten. Der Fettgehalt der verschiedenen Fischarten ist sehr unterschiedlich. Fettfische (zum Beispiel Aal, Makrele und Hering) haben einen Fettgehalt über 10 Prozent, bei mittelfetten Fischen (zum Beispiel Sardelle, Rotbarsch, Karpfen und Lachs) liegt er zwischen 2 und 10 Prozent. Zu den Magerfischen zählen Kabeljau, Schellfisch, Seelachs und Hecht; sie haben weniger als 2 Prozent Fett. Das Fett der Fische ist reich an lebensnotwendigen mehrfach ungesättigten Fettsäuren (→ PUFA), einige enthalten vor allem Omega-3-Fettsäuren, die eine schützende Wirkung vor Herz-Kreislauf-Erkrankungen besitzen. Fisch enthält so gut wie keine Kohlenhydrate, stattdessen aber sehr gut bekömmliches, hochwertiges Eiweiß. Die für den Stoffwechsel wichtigen B-Vitamine sind sowohl in Süß- als auch in Salzwasserfischen reichlich enthalten. Das für die Schilddrüse wichtige →Jod kommt in nennenswerten Mengen insbesondere in Seefischen vor. Die Belastung mit Schadstoffen wie Quecksilber, Blei, Arsen, Cadmium ist in den vergangenen Jahren zurückgegangen. Hingegen können Tiere aus konventionellen Fischfarmen (zum Beispiel Lachs) oder Teichen (zum Beispiel Forellen) mit Rückständen von Antibiotika, Hormonen und →Farbstoffen belastet sein. In Naturkostläden gibt es inzwischen ein kleines Sortiment an Fisch aus →kontrolliert biologischer Tierhaltung. Nematoden, die vor Jahren für Schlagzeilen sorgten, sind nach wie vor vereinzelt in Fisch zu finden. Sie verderben zwar den Appetit, sind aber ungefährlich, wenn der Fisch gründlich durchgegart wird.

Fleisch

Fleisch ist für viele Menschen kein »Stück Lebenskraft«, wie es die Werbung verspricht. Skandale wie BSE, die Maul- und Klauenseuche, aber auch Hormonskandale und Schweinepest

schrecken den Verbraucher vom Verzehr von Fleisch und Fleischerzeugnissen zunehmend ab. Dabei ist Fleisch eigentlich gesund. Das darin enthaltene Eiweiß ist biologisch hochwertig und leicht verdaulich. Fleisch ist ein guter Lieferant für einige Vitamine des B-Komplexes, wie zum Beispiel Vitamin B_{12} (vor allem Rind, Kalb, Lamm) und Niacin (vor allem Schwein). Vor allem das im Fleisch enthaltene →Eisen ist für das Wachstum von Babys und Kindern wichtig. Seit Ende des zweiten Weltkriegs ist der Fleischverzehr kontinuierlich gestiegen. Dies gilt aus wissenschaftlicher Sicht als bedenklich, da der erhöhte Fleischkonsum zu Lasten pflanzlicher Nahrung geht. Insgesamt wird die fleischbetonte Ernährung als eine Ursache für das vermehrte Auftreten der so genannten Wohlstandskrankheiten wie beispielsweise Fettleibigkeit, Herzkrankheiten sowie Gicht angesehen. Erst in den letzten Jahren ist der Fleischverzehr im Zuge des wachsenden Gesundheitsbewusstseins, aber auch durch Skandale wie BSE und Schweinepest, wieder gesunken. Während Babys nach den Empfehlungen des Forschungsinstituts für Kinderernährung im 2. Lebenshalbjahr täglich eine kleine Portion Fleisch essen soll-

ten, reichen für größere Kinder
zwei- bis dreimal pro Woche
etwas Fleisch und evtl. zwei- bis
dreimal pro Woche ein wenig
Wurst. Fleisch- und Wurstarten
aus → kontrolliert biologischer
Erzeugung sind nach heutigen
Kenntnissen frei von BSE und
enthalten keine Rückstände von
Antibiotika und Hormonen. Für
→ Gläschenkost wird fast ausschließlich biologisch erzeugtes
Fleisch verwendet. Wer sich lieber vegetarisch ernähren
möchte, kann den Babybrei mit
eisenreichem Getreide wie etwa
Hafer zubereiten und die Verfügbarkeit des Eisens aus pflanzlicher Nahrung durch Vitamin-C-
reiche Säfte verbessern. Bei
größeren Kindern sollten Milch
und Milchprodukte sowie Eier
auf den Tisch kommen, wenn
kein Fleisch gegessen wird.

Fluor
Das Spurenelement Fluor härtet
den Zahnschmelz und beugt
somit Karies vor. Darum empfehlen die einschlägigen Gesellschaften, die sich mit Kindergesundheit, Ernährung und
Zahnpflege beschäftigen, Säuglingen bereits ab der 2. Lebenswoche bis zum Ende des 3. Lebensjahres täglich eine Fluoridtablette mit einem Gehalt von
0,25 Milligramm zu verabreichen.
Fluoride entfalten ihre Wirkung

bereits, bevor die ersten Zähne
durchbrechen. Sie wirken vermutlich sowohl lokal als auch
innerlich. Zwar ersetzen Tabletten das gründliche Zähneputzen
nicht. Doch oftmals klappt es
damit vor allem bei kleinen Kindern nicht, weil sie sich beharrlich weigern, den Mund zu öffnen. Grundsätzlich besteht aber
die Gefahr der Überdosierung.
Werden gleichzeitig Fluoridtabletten eingenommen, Zahnpasta
mit Fluorid verwendet, fluoridiertes Speisesalz zum Kochen
eingesetzt und ein fluorreiches
Mineralwasser getrunken, können möglicherweise Zahnschmelzflecken (Zahnfluorose)
auftreten. Eine geringe bis
mäßige Zahnfluorose macht sich
meist durch bandförmige weiße
Flecken bemerkbar. Es ist jedoch
unwahrscheinlich, dass Kleinkinder neben den Tabletten größere
Mengen an fluridhaltigen Produkten aufnehmen. Darum raten
Kinderärzte dennoch dazu, Babys
und Kleinkindern Fluoridtabletten, die es auch in Kombination
mit Vitamin D gibt, zu verabreichen.

Folsäure
Folsäure zählt zu den Vitaminen,
die nach Ansicht von Experten
zu wenig verzehrt werden. Vor
allem bei Schwangeren kann dies
in Einzelfällen zu schweren Schä-

digungen beim Kind führen, dem so genannten Neuralrohrdefekt (»offener Rücken«). Der Nährstoff gehört zu den Vitaminen der B-Gruppe. Im menschlichen Organismus ist Folsäure in Verbindung mit Vitamin B_{12} (Cobalamin) für die Zellneubildung und damit unter anderem für Bildung und Reifung der roten Blutkörperchen unentbehrlich. Folsäure kommt sowohl in Lebensmitteln pflanzlicher als auch tierischer Herkunft vor. So ist das Vitamin in praktisch allen Blattgemüsen (lat.: folium = Blatt) enthalten, beispielsweise in Salat und Spinat. Folsäurereich sind darüber hinaus Kohlgemüse, Spargel, Bohnen, Tomaten, Gurken und Getreide sowie Leber. Allerdings sind die Gehalte und auch die Verzehrmengen der folsäurestarken Lebensmittel wie etwa Leber insgesamt recht gering, so dass die empfohlene Folsäureaufnahme vom überwiegenden Teil der Bevölkerung nicht erreicht wird. Zudem reagiert das Vitamin sehr empfindlich auf Wärme, Licht und Sauerstoff. Deshalb treten bei der Lebensmittelzubereitung erhebliche Verluste auf. Die Aufnahme verschiedener Medikamente, insbesondere der Antibabypille, kann die Folsäureversorgung weiter verschlechtern. Auch können Zusatzstoffe, namentlich die Sulfite, die Aufnahme erschweren. Folsäure zählt insgesamt zu den »kritischen« Vitaminen: Kinder, Jugendliche, Schwangere und Stillende, aber auch viele Männer sind oftmals nicht ausreichend versorgt, ebenso Frauen, die viele Jahre mit der »Pille« verhütet haben. Ein leichter Folsäuremangel führt zu Leistungsabfall, Konzentrationsschwäche und psychischen Beeinträchtigungen. Später kann es zu Schleimhautveränderungen im Bereich der Mundhöhle, Störungen des Magen-Darm-Trakts (unter anderem Durchfall) und Veränderungen des Blutbilds kommen.

Besonders wichtig ist eine ausreichende Folsäureversorgung vor und zu Beginn einer Schwangerschaft: Fehlt das Vitamin, so steigt das Risiko für Missbildungen des Kindes (Neurahlrohrdefekt oder »offener Rücken«). Frauen, die schwanger werden könnten oder wollen, wird deshalb empfohlen, täglich 400 Mikrogramm Folsäure einzunehmen und diese Einnahme auch im ersten Drittel der Schwangerschaft fortzusetzen. Das Risiko für Neuralrohrdefekte lässt sich dadurch um 70 Prozent senken. Neuerdings wird allerdings auch Kritik an zusätzlichen Folsäuregaben laut: Denn es steigt die Zahl der Zwillingsgeburten und damit auch das

Risiko von Komplikationen
(siehe Kapitel 7, S. 128 ff.).

Folgemilch
siehe Muttermilchersatz

Fruchtnektar
siehe Saft

Fruchtsaftgetränk
siehe Saft

Fruchtzwerge
siehe Kinderlebensmittel

Functional Food
(siehe auch Probiotika)
Functional Foods (engl.: funktio-
nelle Lebensmittel) sind der Hit
im Supermarkt. Die Nahrungsmittelindustrie erhofft sich damit
stark steigende Umsätze. Dabei
handelt es sich um Lebensmittel,
die über ihren eigentlichen Nährwert hinaus einen gesundheitlichen Zusatznutzen (zum Beispiel bei der Vorbeugung von
Erkrankungen, Verbesserung des
Gesundheitsstatus) bieten sollen.
Eine eindeutige Definition für
diese Produktgruppe sowie eine
rechtliche Regelung bezüglich
Zulassung, Deklaration und Werbung gibt es in der Europäischen
Union bisher nicht. Functional
Foods können als Zusätze beispielsweise Vitamine, → Ballaststoffe, Oligosaccharide, Mineralstoffe, essenzielle Fettsäuren,

→ probiotische Bakterienkultu-
ren (zum Beispiel Bifidusbakterien, Laktobazillen) oder
→ sekundäre Pflanzenstoffe enthalten. Bisher gibt es auf dem
deutschen Markt allerdings fast
keine Functional Foods mit
nachgewiesener Wirkung. Eine
Ausnahme stellen → probiotische Milchprodukte dar, die
jedoch regelmäßig konsumiert
werden müssen, um eine Wirkung zu erzielen. Bei besonders
empfindlichen Konsumenten
sind aber auch Schäden möglich
(siehe Kapitel 7, S. 128 ff.). Seit
kurzem wird eine mit Phytosteri-
nen angereicherte Margarine
angeboten, die nachweislich den
Cholesterinspiegel senken kann.
Für viele andere Produkte, so
zum Beispiel für mit → Omega-3-
Fettsäuren angereichertes Brot
oder ACE-Getränke (Getränke
mit Zusatz der → Vitamine C und
E sowie dem Provitamin A =
Beta-Carotin), gibt es bisher
keine Studien, die einen Nutzen
dieser Lebensmittel zeigen.
Einige Functional Foods können,
wie viele natürliche Lebensmittel
auch, einen Beitrag zu einer
gesunderhaltenden Ernährungsweise leisten. Sie sind allerdings
schädlich, wenn sie als Ersatz für
eine ausgewogene Ernährung mit
einem hohen Gehalt an Gemüse,
Obst und Vollkornprodukten
angesehen werden.

Gemüse

Gemüse ist gesund. Es leistet einen wichtigen Beitrag zu einer ausgewogenen Ernährung. Gemüse enthält eine Reihe von Vitaminen, insbesondere Beta-Carotin, Vitamin B$_6$, → Vitamin C und → Folsäure sowie → Mineralstoffen wie Kalium, → Eisen, Magnesium und → Kalzium. Gemüse ist auch kalorien- und fettarm und liefert wichtige → Ballaststoffe. Gemüse ist darüber hinaus eine gute Quelle für gesundheitsfördernde → sekundäre Pflanzenstoffe. Diese gehen – wie auch ein Großteil der Vitamine und Mineralstoffe – beim Kochen ins Kochwasser über. Um die Auslaugung und auch die Vitaminverluste durchs Erhitzen zu minimieren, sollte Gemüse nur kurz, also »bissfest«, gegart werden. Am schonendsten ist es, Gemüse zu dünsten, also in wenig Wasser nur kurze Zeit zu garen. Die meisten Gemüsearten lassen sich außerdem auch roh verzehren. Grüne Bohnen müssen hingegen erhitzt werden, weil sie Giftstoffe enthalten, die erst durch 20-minütiges Kochen zerstört werden. Gemüsekonserven, auch die für Babys und Kleinkinder, werden ausgiebig erhitzt und auch sterilisiert. Teilweise werden Vitamine und Mineralstoffe nachträglich wieder zugesetzt. Bei herzhaften Gemüsegläschen für Babys jedoch nicht (siehe Kapitel 4, S. 60 ff.). Kinder mögen oftmals kein gekochtes Gemüse. Sie akzeptieren es jedoch meist, wenn es püriert als Suppe oder Sauce auf den Tisch kommt. Auch essen viele gern Rohkost, also geraspelt, in kleine Stücke geschnitten oder einfach von der Hand in den Mund.

Geschmacksverstärker

(siehe auch Glutamat)
Viele Fertiggerichte, auch für Kinder, enthalten Geschmacksverstärker: Substanzen, die den Effekt von → aromawirksamen Stoffen (zum Beispiel → Zucker, → Süßstoffe, Säuren, Kochsalz, Bitterstoffe) intensivieren. Ihre Wirkung beruht auf der Stimulierung der Geschmacksrezeptoren im Mundraum. Dabei rufen sie selbst allerdings keine oder nur eine geringe Geschmacksempfindung hervor, haben also praktisch keinen Eigengeschmack. Zu den bekanntesten und wichtigsten Vertretern zählen Natriumglutamat (E 621), die Natrium- und Kaliumsalze des Inosin-5-monophosphats (IMP; E 631 und 632) und des Guanoisin-5-monophosphats (GMP; E 627 bzw. 628). Aber auch Maltol (E 636) sowie weitere synthetische Verbindungen, wie zum Beispiel Ethylmaltol (E 637), werden vielfach als Geschmacksverstärker

eingesetzt. Geschmacksverstärker sind im allgemeinen unbedenklich, können aber bei empfindlichen Konsumenten Unverträglichkeitsreaktionen hervorrufen (siehe Kapitel 5, S. 84 ff.). Zudem täuschen sie die Konsumenten über die wahre geschmackliche Beschaffenheit des Lebensmittels, was besonders bei Kindern weitreichende Konsequenzen für Essverhalten und Gesundheit haben kann (siehe Kapitel 2, S. 20 ff.).

Gläschenkost

Unter Gläschenkost versteht man → Beikost für Säuglinge und Kleinkinder in Form von Brei, die im Handel als Fertignahrung in kleinen Gläsern angeboten wird. Zumindest in der ersten Zeit, wenn sich das Baby an die Breinahrung gewöhnt und nur minimale Mengen (wenige Teelöffel) zu sich nimmt, ist die Gläschenkost sehr praktisch. Neben dem problemlosen Einkauf und der guten Lagerhaltung sind die → Nitrat- und Schadstoffkontrollen Argumente für die Gläschenkost. Inzwischen verwenden fast alle Firmen Rohstoffe aus → kontrolliert ökologischem Anbau (kbA) oder aus kontrolliertem Vertragsanbau zur Herstellung von Babykost. Nachteilig ist hingegen, dass es sich bei der Gläschenkost um Konserven han-

delt. Damit die Produkte drei Jahre haltbar sind, werden die Gläschen nach der Zubereitung sterilisiert, also bis zu 45 Minuten bei 120 Grad erhitzt. Dabei sind die Verluste an → Vitamin C doppelt so hoch wie bei selbstgekochtem, schonend zubereitetem Brei. Auch die Mengen an Vitamin B_1 sind deutlich geringer. Gläschensorten mit Obst oder Tomate werden meist pasteurisiert, also nur für kurze Zeit bei hohen Temperaturen erhitzt, wobei es aber auch zu Vitaminverlusten kommt. Die Vitamine werden bei einigen Gläschensorten, wie etwa Obstbreien, wieder zugesetzt, bei anderen, etwa Gläschen mit Fleisch, hingegen nicht. Weil auch der Fleischanteil in diesen Gläschen sehr gering ist, werden die Kinder oft nicht satt, es fehlt an lebenswichtigen Nährstoffen wie etwa → Eisen. Ein weiterer Nachteil der Gläschen ist nach Ansicht von Fachleuten, dass Breie für ältere Kinder hoch aufgeschlossen sind und zu wenig stückige, bissfeste Zutaten enthalten. Sie machen nicht satt, sie werden einfach heruntergeschluckt statt gekaut. Dies könnte die – wissenschaftlich allerdings nicht belegte – Beobachtung erklären, dass Kinder, die mit Gläschen großgezogen wurden, häufig dicker sind. Auch aus Kostengründen empfiehlt sich selbstgekochter Brei (siehe Kapitel 4, S. 60 ff.). Das Gemüse (zum Beispiel Möhren, Kartoffeln) sollte möglichst frisch sein und aus → kontrolliert biologischem Anbau stammen.

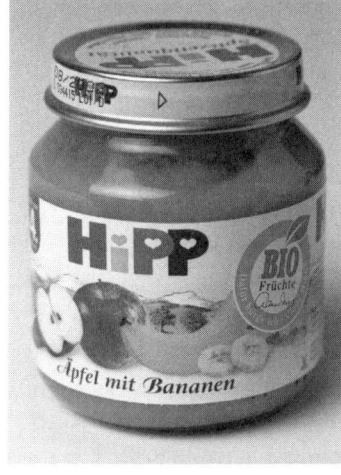

Glutamat

Glutamat ist der bekannteste → Geschmacksverstärker. Er verdankt seine Wirkung der Glutaminsäure. Aufgrund ihres typischen Eigengeschmacks, der als »Umami« (japanisch: lecker) bezeichnet wird und heute neben süß, salzig, sauer und bitter als fünfte Grundgeschmacksart gilt, wird Glutaminsäure als Geschmacksverstärker (E 620) verwendet. Die Salze der Glutaminsäure heißen Glutamate, das Natriumsalz wird entsprechend als Mononatriumglutamat bezeichnet. Glutamat (E 621)

bewirkt vor allem bei fleischähnlichen → Aromen eine Intensivierung des sensorischen Eindrucks und wird daher beispielsweise bei Gefrier- und Trockenprodukten sowie Konserven auf Fleisch- und Fischbasis als Geschmacksverstärker eingesetzt. Es eignet sich nicht für den Einsatz in süßen und sauren Speisen sowie Frucht- und Molkereiprodukten. Besonders in der asiatischen Küche wird Glutamat weitverbreitet eingesetzt, deshalb wurde es früher auch als Ursache des »China-Restaurant-Syndroms« (Auftreten von Kopf-, Magen-, Gliederschmerzen und Übelkeit) vermutet, heute gilt diese Theorie jedoch als widerlegt: Glutamat führt nicht zwingend und bei jedem zu den betreffenden Symptomen. Bei empfindlichen Personen können dennoch Unverträglichkeitsreaktionen auftreten (siehe Kapitel 5, S. 84 ff.).

Gummibärchen

Gummibärchen zählen zu den beliebtesten Leckereien vieler Kinder. Ihre Basis ist eine erhitzte Zuckerlösung (Glukosesirup), der zur Verdickung und Verfestigung Mehrfachzucker (zum Beispiel Agar, Pektin, Gummi arabicum, dünnkochende Stärke, Amylopektin) oder Gelatine zugesetzt wird. Gummibärchen werden mit → Aroma- und

→ Farbstoffen (natürliche Lebensmittelfarben) oder → Fruchtsaft hergestellt. Es gibt sie in den Farben Rot, Weiß, Gelb, Grün und Orange (färbende Auszüge aus schwarzer Johannisbeere [Cassis], Apfel, Zitrone, Kiwi und Orange). Im Handel sind so genannte »vegetarische« Gummibärchen erhältlich, die ohne Gelatine hergestellt werden, statt dessen aber das → Verdickungsmittel Agar-Agar enthalten. Gummibärchen enthalten bis zu 70 Prozent Zucker, machen darum die Zähne kaputt und sind zudem ansehnliche Kalorienbomben. Durch versteckte Allergieauslöser sind bei empfindlichen Kindern Reaktionen bis hin zum Schock möglich. Allergologen raten ihnen vom Verzehr ab, auch weil etwa Hersteller Haribo die Zutaten als Betriebsgeheimnis hütet und die Allergieauslöser daher nicht zu ermitteln sind (siehe Kapitel 8, S. 154 ff.).

HA-Nahrung
siehe Hypoallergene Säuglingsnahrung

Honig
Dem Honig werden viele gesundheitsfördernde Wirkungen nachgesagt. Er soll das Immunsystem stärken, ein probates Mittel bei Erkältungskrankheiten sein und eine Reihe von Heilwirkungen

entfalten, wenn man ihn regelmäßig genießt. Viele Wirkungen sind jedoch aus Beobachtungen abgeleitet, nicht aber durch wissenschaftliche Studien nachgewiesen. Honig besteht neben Wasser vor allem aus verschiedenen Zuckern wie Frucht- und Traubenzucker. Weitere Bestandteile sind organische Säuren, zudem verschiedene Mineralien (vor allem Phosphor, → Eisen, → Kalzium, Kupfer, Mangan, Magnesium, Natrium und Kalium), Enzyme, Eiweiße, Vitamine sowie Farb- und Aromastoffe. Dem Honig dürfen weder → Farb-, → Aroma- oder → Konservierungsstoffe zugesetzt, noch honigeigene Bestandteile entzogen werden. Weil Honig vor allem süß schmeckt und durch seine zähe Konsistenz besonders hartnäckig an den Zähnen kleben bleibt, ist er noch schlechter für die Zähne als herkömmlicher Zucker. Bedingt durch den relativ starken Eigengeschmack benötigt man davon beim Kochen und Backen jedoch weniger, als wenn Haushaltszucker verwendet wird. Auch handelt es sich bei dem Bienensaft um ein weitgehend naturbelassenes Nahrungsmittel, das – anders als Zucker – Vitamine und Mineralstoffe enthält. Bezogen auf den hohen Kaloriengehalt spielen diese aber keine Rolle bei der Versorgung mit

Nährstoffen. Honig sollte darum, wie andere Süßungsmittel auch, sparsam verwendet werden. Babys bis zu einem Jahr sollen keinen Honig erhalten. Darin können Keime des Bakteriums Clostridium botulinum enthalten sein, die im Darm des Kindes ein gefährliches Gift bilden. Ist Honig als Bestandteil in Fertigprodukten enthalten, etwa in Honigschleim, ist dies unproblematisch, da die Breie ausreichend lange erhitzt werden, wodurch der Erreger abgetötet wird. Das gilt zumindest für in Deutschland hergestellte Produkte. In ausländischer Ware fanden die Behörden vereinzelt mit dem gefährlichen Erreger belastete Produkte.

Hyperaktivität

Das Zappelphilipp-Syndrom plagt zunehmend Eltern, Lehrer und auch die betroffenen Kinder. Hyperaktivität wird auch als hyperkinetisches Syndrom (HKS) bezeichnet. Die derzeit im deutschen Sprachraum gültige Bezeichnung für dieses Krankheitsbild lautet ADHS (Aufmerksamkeitsdefizit-/Hyperaktivitätsstörung). Die Bezeichnung verdeutlicht, dass es sich in erster Linie um eine Aufmerksamkeitsstörung handelt; Hyperaktivität (»Überaktivität«) kann je nach Ausprägung hinzukom-

men oder auch nicht. Zu den Symptomen der ADHS zählen in erster Linie Aufmerksamkeitsschwäche, Impulsivität (mangelnde Verhaltenskontrolle) und Hyperaktivität (»Zappelphilipp-Syndrom«). Die Kinder handeln und reden oft, ohne nachzudenken, zeigen eine niedrige Frustrationstoleranz und handeln planlos. Sie sind vielfach unruhig, umtriebig und weisen einen gesteigerten Bewegungsdrang, grobmotorische Bewegungen und eine laute Sprache auf. Trotz normaler Intelligenz treten durch dieses Verhalten Lernstörungen auf. Die ADHS beginnt oft schon im Baby- und Kleinkindalter und kann bis ins Erwachsenenalter erhalten bleiben. In der Regel legt sich die Hyperaktivität allerdings in der Pubertät. Bei ADHS-Patienten liegt eine Störung im komplizierten Ablauf des Hirnstoffwechsels vor. Zur Entstehung des Krankheitsbildes gibt es bisher noch keine eindeutigen Erklärungen. Es gilt lediglich als erwiesen, dass der Faktor »Vererbung« eine Rolle spielt. Als weitere Ursachen werden Probleme bei der Geburt oder zurückliegende Erkrankungen vermutet. Die früher häufig verbreiteten Ansätze, ADHS über → Allergien und Unverträglichkeiten auf einzelne Nahrungsbestandteile zu erklären (zum Beispiel Phosphate, salicylsäurehaltige Lebensmittel, Milchallergie), sind heute nahezu vollständig widerlegt. Offenbar wird die Störung nicht durch einzelne, identifizierbare Substanzen ausgelöst. Dennoch ist ein Zusammenhang mit der Ernährung wissenschaftlich nachgewiesen. Denn Behandlungen mit einer Diät, die sämtliche bekannten Allergene ausschließt, sind sehr erfolgreich (siehe Kapitel 8, S. 154 ff.). Häufiger praktiziert wird die Therapie mit dem Medikament *Ritalin*, das aber wegen seiner Nebenwirkungen umstritten ist.

Hypoallergene Säuglingsnahrung (HA-Nahrung)

Über ein Drittel aller Kinder kommt mit einem Allergierisiko zur Welt. Für sie wurde die so genannte hypoallergene Säuglingsnahrung (griech.: hypo = unterhalb, gering, weniger als gewöhnlich) entwickelt. Darunter versteht man Fertignahrungsmittel auf Kuhmilchbasis (→ Milch, Milcherzeugnisse). Die Besonderheit von hypoallergener Säuglingsnahrung liegt darin, dass die enthaltenen Eiweiße durch ein spezielles Verfahren so stark zerlegt (hydrolisiert) wurden, dass sie in den meisten Fällen vom Körper des Kindes nicht mehr als Allergen (allergieauslösende Substanz) erkannt werden.

Darüber hinaus ist HA-Nahrung in der Regel auch von anderen Stoffen mit allergenem Potenzial (zum Beispiel Milch- und Fruchtzucker, Gluten oder Hühnereiweiß) befreit. Die entsprechenden Produkte tragen den Zusatz »HA« (hypoallergen). Ihre Verwendung empfiehlt sich bei Kindern, die nicht gestillt werden und ein erhöhtes Allergierisiko haben, etwa weil bereits die Eltern oder Geschwister unter → Allergien, Asthma oder → Neurodermitis leiden. Stillen ist allerdings auch in diesem Fall der beste Schutz vor Allergie – zumal auch HA-Nahrung nicht in jedem Fall hundertprozentige Sicherheit bietet. Denn auch sie enthält noch Reste von allergieauslösenden Stoffen, weswegen Kinder auch auf hypoallergene Nahrung allergisch reagieren können (siehe Kapitel 7, S. 128 ff.). Daher dürfen Kinder, die bereits eine Allergie auf Kuhmilch ausgebildet haben, nicht mit hypoallergener Nahrung gefüttert werden. In diesem Fall kann vielmehr eine Milch auf Sojabasis in Betracht kommen, die jedoch in einigen Fällen auch nicht vertragen wird. Diese ist im Handel unter anderem als »Spezialnahrung« oder »Milch auf pflanzlicher Basis« erhältlich. Für besondere Fälle kann in Apotheken außerdem eine Spezialnahrung (Semielementarnahrung, stark hydrolisierte Spezialnahrung zum Beispiel *Alpharé*, *Nutramigen*, *Pregestimil*, *Pregomin*) erworben werden, deren Eiweiße noch stärker als in der HA-Nahrung zerlegt sind. Diese Spezialnahrung ist allerdings rezeptpflichtig. Darüber hinaus ist sie recht teuer und hat einen bitteren Geschmack.

Jod

Vor allem in der Schwangerschaft und Stillzeit ist eine ausreichende Versorgung mit Jod sicherzustellen, sonst kann es zu schweren Schäden beim Kind kommen (zum Beispiel Unterfunktion der Schilddrüse, spastische Muskellähmungen, Schielen, Taubheit). Das Spurenelement Jod ist Bestandteil der Schilddrüsenhormone. Sie regulieren die Körpertemperatur, den Wasserhaushalt, den Sauerstoffverbrauch und die Funktion des zentralen Nervensystems, außerdem nehmen sie über den Kohlenhydrat-, Fett- und Eiweißstoffwechsel Einfluss auf das Wachstum und die körperliche Entwicklung. Wird zu wenig Jod mit der Nahrung aufgenommen, vergrößert sich die Schilddrüse; es kann zur Bildung eines Kropfs (Struma) kommen. Jod ist – wenn auch nur in Spuren – sowohl in pflanzlichen als auch in vom Tier stammenden Nahrungsmitteln enthalten. Nennenswerte Mengen an Jod sind vor allem in → Fisch aus dem Meer und anderen Meerestieren enthalten. Beim Kochen geht ein Teil des Jods durch Auslaugung ins Kochwasser verloren. Zur ausreichenden Jodversorgung sollte jodiertes Speisesalz verwendet werden. Auch viele fertige Lebensmittel wie Brot werden inzwischen mit Jodsalz hergestellt. Die immer wieder diskutierte Überversorgung mit Jod ist bei üblichem Salzgebrauch unwahrscheinlich. Babybreie sollten im ersten Lebensjahr nicht gesalzen werden, auch nicht mit jodiertem Speisesalz. Die Versorgung des Kindes erfolgt zunächst über die Muttermilch oder eine Muttermilchersatznahrung. Manchen → Gläschen und Breien wird außerdem reines Jod zugesetzt (in der → Zutatenliste als Kaliumjodit oder Kaliumjodat gekennzeichnet), was empfehlenswert ist. Es ist zwar möglich, mit zwei Fischmahlzeiten pro Woche, durch Gebrauch von jodiertem Speisesalz und den Verzehr mit Jod angereicherter Lebensmittel den erhöhten Bedarf in der Schwangerschaft und Stillzeit zu decken. Studien haben aber ergeben, dass in der Bevölkerung via Nahrungsmittel zu wenig Jod verzehrt wird. Schwangeren Frauen wird darum die Einnahme von Jodtabletten empfohlen (200 Mikrogramm pro Tag).

Joghurt

siehe Milcherzeugnisse

Joule

siehe Kalorien

Kaba

siehe Kakao

Kaffee

Kinder kriegen keinen Kaffee. Das im Kaffee enthaltene Koffein aber bekommen viele dennoch, in Cola beispielsweise. Koffein wirkt anregend auf das Herz-Kreislauf-System und die Nierenfunktion. Eine Tasse Kaffee (150 Milliliter) enthält etwa 60 bis 120 Milligramm Koffein, ein Tässchen Espresso (40 Milliliter) ungefähr 45 Milligramm. In einem Glas → Cola finden sich rund 20 bis 50 Milligramm, in schwarzem → Tee (125 Milliliter) 30 bis 60 Milligramm und in → Kakao (125 Milliliter) 2 bis 5 Milligramm. Auch einige Schmerzmittel enthalten Koffein: der Gehalt einer Schmerztablette liegt zwischen 30 und 100 Milligramm. Kaffee-Ersatz oder Kinderkaffee enthält kein Koffein und wird aus verschiedenen Arten von Getreide, aus Zichorie,

Zuckerrüben, anderen Wurzelfrüchten, aus zuckerhaltigen Früchten, Feigen, Sojabohnen und anderen Ölfrüchten oder sogar Eicheln hergestellt. Dem Koffein wird eine suchterzeugende Wirkung zugeschrieben. Kritiker werfen den Herstellern von Colagetränken vor, diese Wirkung bewusst einzusetzen, was diese jedoch bestreiten (siehe Kapitel 6, S. 108 ff.).

Kakao

Viele Kinder trinken Milch am liebsten mit Kakao. Doch die Vorzüge der → Milch werden durch kakaohaltiges Instantgetränkepulver gemindert. Denn das Pulver, das ohne Kochen in kalte und warme Milch eingerührt werden kann, enthält vor allem Zucker (bis zu 80 Prozent). In einer Tasse sind umgerechnet zwischen vier und sechs Stück Würfelzucker zu finden. Somit ist eine Tasse Kakao eher als Süßigkeit denn als gesundes Getränk anzusehen. Daran ändert auch nichts, dass im Instantkakao oft Traubenzucker enthalten ist. Er liefert genauso viele Kalorien wie herkömmlicher Zucker und macht die Zähne ebenso kaputt. Wegen des hohen Zuckeranteils zählen die handelsüblichen Schokogetränke zu den wichtigsten Dickmachern (siehe Kapitel 6, S. 108 ff.). Im Handel gibt es auch zuckerreduzierte Instantkakaos. Haushaltszucker wird darin meist gegen den Mehrfachzucker Maltodextrin ausgetauscht. Der schmeckt zwar weniger süß als Kristallzucker, liefert aber ebensoviele Kalorien. Auch die Anreicherung von Kakaopulver mit Vitaminen und Mineralstoffen macht Kakao nicht gesünder. Eine Alternative ist »echter« Kakao. Er enthält in der Regel keinen Zucker und kann nach eigenem Geschmack gesüßt werden. Nachteilig ist jedoch, dass er sich nur in kochend heißer Milch löst, die Zubereitung also etwas aufwendiger ist als mit Instantprodukten. Kakao aus dem Bioladen enthält weniger Zucker als herkömmliches Pulver. Der Ökotrank schmeckt darum stärker nach Schokolade und wird von Kindern meist ebenso akzeptiert wie konventionelle Instantkakaos. In Naturkostläden und Reformhäusern gibt es auch Pulver aus Carob. Dahinter verbirgt sich das geröstete und fein vermahlene Fruchtmark der Johannisbrotbaumfrüchte. Carobpulver wird zwar als Kakaoersatz verwendet, schmeckt aber weniger schokoladig.

Kalorien

(siehe auch Übergewicht)
Der für den Menschen verwertbare Energiewert eines Lebensmittels wird auf Verpackungen von Lebensmitteln, in Rezepten und in Nährwerttabellen meist in Kalorien bzw. Kilokalorien (Kcal) angegeben. Zwar gibt es auch die Bezeichnung Joule (J) bzw. Kilojoule (kJ), doch sie hat sich bei den Verbrauchern nicht durchgesetzt. Als Umrechnungsfaktor gilt: 1 Kilokalorie = 4,184 Kilojoule bzw. 1 Kilojoule = 0,239 Kilokalorie. Der Kaloriengehalt eines Lebensmittels allein ist aber nicht ausschlaggebend. Berücksichtigt werden muss gleichzeitig, wie hoch der Gehalt an lebenswichtigen Stoffen ist, also etwa an Vitaminen und → Mineralstoffen. Ein Vollkornbrot, mit Butter bestrichen und Käse belegt, liefert zwar eine Menge Kalorien, gleichzeitig aber auch viele Vitamine, Mineral- und → Ballaststoffe. Ein Hamburger ist zwar möglicherweise kalorienärmer als das Vollkornsandwich, hat aber auch bezüglich Vitaminen und Mineralstoffen wenig zu bieten.

Kalzium

Viele Kinder und Jugendliche haben heute einen Mangel an Kalzium. Ursache ist oft überhöhter Colakonsum, denn die darin enthaltene Phosphorsäure gilt als »Kalziumräuber« (siehe Kapitel 8, S. 154 ff.). Auch werden zu wenig kalziumhaltige Lebensmittel und hier insbesondere Milch verzehrt. Das ist bedenklich, denn Kalzium ist von großer Bedeutung für den Aufbau von Zähnen und Knochen, spielt aber auch eine wichtige Rolle bei der Blutgerinnung. Es steuert darüber hinaus die Erregung von Muskeln und Nerven, stabilisiert Zellmembranen und ist für die Aktivierung einiger → Enzyme verantwortlich. Während der Stillzeit ist der Kalziumbedarf der Frau beinahe doppelt so hoch (rund 1500 Milligramm/Tag) wie bei einer nicht stillenden Frau. Kalziumreiche Lebensmittel sind → Milch (ein halber Liter Milch liefert etwa 600 Milligramm Kalzium), → Milcherzeugnisse, Nüsse, → Gemüse (zum Beispiel Grünkohl, Spinat, Brokkoli, Mangold), Hülsenfrüchte und → Vollkornprodukte. Allerdings beeinflussen verschiedene Faktoren die Aufnahme von Kalzium. So wird sie beispielsweise durch eine vermehrte Aufnahme von so genannten Oxalaten (zum Beispiel aus Rhabarber, → Schokolade, → Nuss-Nougat-Creme, → Kakao) sowie eine vermehrte Zufuhr von Fett oder auch Gerbsäure (aus → Kaffee, schwarzem → Tee) und Phytinsäure (aus Getreide) gesenkt. → Vitamin D und Lactose wirken sich dagegen günstig auf die Aufnahme von Kalzium aus. Eine Reihe von Hor-

monen (zum Beispiel Parathormon, Calcitonin, Östrogen, Testosteron) wirkt regulierend auf den Blutkalziumspiegel. Beim Kalziummangel kommt es zu Muskelkrämpfen und vermehrtem Kalziumentzug aus den Knochen. Bei Säuglingen und Kleinkindern kann sich infolge eines Kalzium- und Vitamin-D-Mangels eine Rachitis (→ Vitamin D) ausbilden. Kalziummangel kann eine → Osteoporose begünstigen, neuerdings auch schon bei Kindern.

Karies

Karies ist heute in vielen Regionen bei Kindern seltener anzutreffen als früher. Dennoch tritt sie immer noch häufig auf. Hinzu kommen neuartige Zahnschäden (»Erosionsschäden«), die durch Säuren etwa in Limonaden ausgelöst werden. In Deutschland leiden mehr als 90 Prozent der Erwachsenen an Karies. Die neuartigen Zahnschäden sind in ihrem Ausmaß statistisch noch nicht erfasst. Karies kann sich durch dunkle Verfärbungen, helle Entkalkungszonen, Schmerzen beim Verzehr von Süßigkeiten, Heiß- oder Kaltempfindlichkeit sowie durch dauernde oder immer wiederkehrende Schmerzen, Löcher im Zahn und Lockerungen von Füllungen bemerkbar machen. Die neuen Erosionsschäden sind zu erkennen an der Auflösung des Zahnschmelzes; bei extremen Formen bleiben vom Zahn nur noch Stummel. Als Karies (lat.: morsch sein) bezeichnet man die Zerstörung von Zahnhartsubstanzen durch saure Stoffwechselprodukte von Bakterien (»Zahnfäulnis«). Voraussetzung für das Entstehen von Karies ist Zahnbelag (Plaque). Dieser wird von Bakterien gebildet, die die Zahnoberfläche besiedeln. Werden die Bakterien ausreichend ernährt (besonders durch → Zucker), bilden sie Säuren, die zuerst den Zahnschmelz (äußere Schicht der Zähne) und dann den ganzen Zahn zerstören, wenn auf regelmäßige Kontrollen durch den Zahnarzt verzichtet wird. Bei den neuen Zahnschäden ist direkte Einwirkung von Säuren verantwortlich. Hauptgründe für die Entstehung von Karies sind ein hoher Zuckerverzehr und das Vorhandensein von Bakterien. Aber auch ungenügendes Kauen (fehlender Reinigungs- und Speicheleffekt), eine falsche Zahnstellung, Zahnfleischtaschen, Umwelteinflüsse sowie die genetische Veranlagung können das Kariesrisiko beeinflussen. Die Erosionsschäden entstehen durch hohen Konsum etwa von Zitronensäure, die in → Limonaden wie *Fanta* enthalten ist, in zahlreichen Fertig-

gerichten, aber auch in Kinderlebensmitteln, ja sogar manchen Babygläschen und Juniortees. Auch natürliche Fruchtsäuren, die aber in diesem Alter weit seltener verzehrt werden, können den Zahnschmelz angreifen. Voraussetzung zum Schutz vor Karies ist eine gute Mundhygiene mit regelmäßigem und gründlichem Zähneputzen. Darüber hinaus sind eine → Fluoridanwendung (fluoridangereicherte Zahnpasten oder Einnahme von Fluoridpräparaten nach Absprache mit dem Zahnarzt), regelmäßige Zahnarztbesuche sowie das Verzichten auf zuckerhaltige Zwischenmahlzeiten wichtig. »Zuckerfreie« Bonbons enthalten statt Zucker verschiedene Zuckeraustauschstoffe. Diese verursachen keine Karies, wirken aber in größeren Mengen abführend. Bei Säuglingen und Kleinkindern ist es wichtig, die Verwendung von zuckerhaltigen Instant-Tees und Obstsäften einzuschränken. Zudem sollten sie nicht länger als für das eigentliche Trinken nötig an Saugflaschen nuckeln (vor allem nicht beim Einschlafen), da sonst umfangreiche kariöse Zerstörungen die Folge sein können. Zum Schutz vor neuartigen Zahnschäden empfehlen Zahnärzte, nach dem Genuss säurehaltiger Limonaden, Früchte oder Salatsaucen die Zähne gerade nicht sofort zu putzen, weil sonst der Zahnschmelz erst recht angegriffen wird.

Kartoffeln, Kartoffelchips, Pommes frites

Kartoffeln wurden lange Zeit als Dickmacher verdammt. Dabei sind die Knollen als solche eher kalorienarm. Dick machen vielmehr die – bei Kindern und Jugendlichen sehr beliebten – Kartoffelerzeugnisse, die einen hohen Fettgehalt haben. Dazu zählen frittierte Pommes, Kroketten, vorgebackene Reibekuchen, → Chips, Sticks und andere Knabbereien aus Kartoffeln. Während der Verzehr von frischen Kartoffeln seit Jahren abnimmt, steigt der Verbrauch an Kartoffelerzeugnissen stetig. Eine Tatsache, die von Fachleuten bedauert wird, weil nur die frische, gekochte Kartoffel als Gesundbrunnen gilt. Sie liefert hochwertiges Eiweiß, ist reich an Vitamin C und dem Mineralstoff Kalium. Kindern, die kein Gemüse mögen, wird empfohlen, reichlich Kartoffeln zu essen. Sie werden von den Kleinen meist auch besser akzeptiert als Karotten und Co. Kartoffeln werden aufgrund ihres hohen → Vitamin-C-Gehalts auch als »Zitrone des Nordens« bezeichnet. Pulverpürees, etwa von Pfanni, aber auch

aus dem Bioladen und Reformhaus, enthalten allerdings nur halb so viel Vitamin C wie selbstgemachtes Püree. In Kartoffeln ist manchmal das giftige Solanin zu finden. Es ist vor allem in grünen Stellen und in den »Kartoffelaugen« enthalten. Solanin schmeckt kratzend und bitter. Grüne Stellen und Keime müssen großzügig weggeschnitten werden, da das Gift sehr hitzebeständig ist und bei den gewöhnlichen Gartemperaturen nicht zerstört wird, sondern ins Kochwasser übergeht. Kartoffeln aus → kontrolliert biologischem Anbau enthalten nachweislich weniger → Nitrat, ergaben Untersuchungen. Sie sollten für die Zubereitung von Babykost, aber auch für die Mahlzeiten von Kleinkindern verwendet werden.

Ketchup

Ketchup wird von Kindern besonders gern zu Pommes frites (→ Kartoffeln), → Nudeln, aber auch zu gegrilltem → Fleisch und Würstchen gegessen. Darüber hinaus eignet er sich zum Würzen von Salatsaucen, Dressings und Eintöpfen. Aufgrund seines hohen Zuckergehalts (bis zu 30 Prozent) ist Ketchup sehr → kalorienreich und schädigt außerdem die Zähne. Bei Produkten aus dem Bioladen wird häufig auf den Zusatz von

Zucker verzichtet. Zudem enthalten diese Produkte keine → Geschmacksverstärker, → Verdickungsmittel (zum Beispiel modifizierte Stärke) und Stabilisatoren.

Kinderkaffee
siehe Kaffee

Kinderlebensmittel
Kinder sind eine beliebte Zielgruppe, und beim Einkauf haben sie häufig das Sagen. Kinderlebensmittel richten sich deshalb durch ihre Aufmachung (meist farbenfroh) und Größe (meist kleine Portionspackungen) speziell an die Kids. Das Angebot umfasst unter anderem → Milcherzeugnisse (zum Beispiel Fruchtjoghurt, Milchmischgetränke, Frischkäse- und Quarkzubereitungen), Brotbelag (zum Beispiel → Nuss-Nougat-Creme, Schokoladencreme), → Wurst, → Süßigkeiten (zum Beispiel *Milchschnitte*, → Müsliriegel, Nussriegel, Schokoriegel, → Schokolade, Vitaminbonbons), → Cerealien (zum Beispiel Smacks, Pops, Knusperflocken), Gebäck (zum Beispiel Kekse, Zwieback), Getränke (zum Beispiel kalziumangereicherte → Säfte, Multivitaminsäfte, → Limonaden) und Fertiggerichte (zum Beispiel Nudelsuppen, Juniormenüs). Da der

Begriff nicht verbindlich definiert ist, existieren auch keine speziellen Richtlinien, welche Anforderungen die Produkte erfüllen müssen. Kinderlebensmittel bieten deshalb in Bezug auf Zutaten oder Nährstoffgehalt im Allgemeinen keinerlei Vorteile gegenüber herkömmlichen Lebensmitteln, sondern sind eher als Marketingmaßnahme zu sehen. So wird ein Großteil der Kinderlebensmittel mit Vitaminen und → Mineralstoffen angereichert. Dies geschieht allerdings vorwiegend aus werbestrategischen Gründen, denn ein ernährungsphysiologisches Konzept ist in aller Regel nicht erkennbar. Daneben ist der Anteil an Zusatzstoffen (insbesondere → Aroma- und → Farbstoffe) bei Kinderlebensmitteln häufig höher als in vergleichbaren konventionellen. Um Geschmack und Haltbarkeit zu verbessern, enthalten manche Kinderprodukte darüber hinaus → Alkohol (als technischen Hilfsstoff, der nicht in der → Zutatenliste aufgeführt sein muss). Auffallend sind die im Vergleich zu »Erwachsenenprodukten« häufig stark überhöhten Preise. Da bislang eine gesetzliche Definition von »Kinderlebensmitteln« fehlt, existieren im Gegensatz zu Säuglingsanfangsnahrung, Folgenahrung und → Beikost (siehe auch → Gläs-

chenkost, → Muttermilchersatzprodukte) in der Regel keine ver-
bindlichen Qualitätskriterien,
beispielsweise im Hinblick auf
Rückstände oder Schadstoffe
sowie zulässige → Zusatzstoffe
(siehe Kapitel 5, S. 84 ff.). Werden die Lebensmittel jedoch kon-
kret für eine bestimmte Alters-
gruppe empfohlen (zum Beispiel:
ab 15. Lebensmonat) und auch
für einen bestimmten Zweck
(zum Beispiel als Komplettmahl-
zeit), müssen die Produkte die
Vorgaben der Diätverordnung
erfüllen. Sie schreibt unter anderem einen bestimmten Gehalt an
Salz in den Speisen vor, die Produkte müssen praktisch frei von
Schadstoffen sein und einen
geringen Nitratgehalt aufweisen.
Die Vorgaben der Diätverordnung müssen neben Babykost
auch die Produkte der Babykost-
anbieter für Kinder ab 1 bis zu
4 Jahren erfüllen.

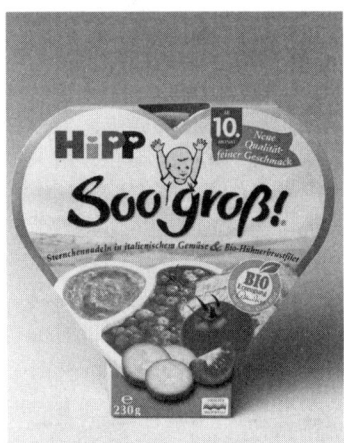

Kinderschokolade
siehe Schokolade, Süßigkeiten

Kindertee
siehe Tee

Knochenschwund
siehe Cola, Osteoporose

Kohlenhydrate
Kohlenhydrate machen glücklich.
Denn Nahrungsmittel, die viele
Kohlenhydrate enthalten, erhöhen den Spiegel des so genannten Glückshormons Serotonin im
Blut und verbessern so die Stimmung. Während Nudeln, Reis
oder Bananen längerfristig die
Stimmung heben, weil sie nur
langsam vom Körper abgebaut
werden, wirken Schokolade und
andere zuckerreiche Süßigkeiten
nur kurze Zeit günstig auf die
Gemütsverfassung. Kohlenhydrate (auch Saccharide oder
Zuckerstoffe genannt) zählen
neben Eiweißen und → Fetten
zu den Hauptnährstoffen. Derzeit
empfehlen Fachverbände wie die
Deutsche Gesellschaft für Ernährung (DGE), dass Jugendliche
und Erwachsene mehr als 50 Prozent der benötigten Kalorien in
Form von Kohlenhydraten zu
sich nehmen sollten. Dabei sind
Kohlenhydrate nicht gleich Kohlenhydrate. Empfohlen werden
so genannte langkettige Kohlenhydrate, die nur langsam abge-

baut werden, somit den Blutzuckerspiegel gleichmäßig belasten und den Körper gleichbleibend mit Energie versorgen.
Lebensmittel, die diese Kohlenhydrate enthalten, sind zum Beispiel Vollkorngetreide, Brot,
Müsli und Kartoffeln. Zucker
gehört zu den kurzkettigen Kohlenhydraten. Weil er schnell vom
Körper abgebaut wird, gehen
zuckerreiche Süßigkeiten sofort
ins Blut, machen umgehend fit
und glücklich. Doch das Glück
ist nur von kurzer Dauer. Denn
das für den Abbau benötigte
Insulin fällt auch schnell wieder
ab, man fühlt sich schlapp und
müde.

Konservierungsstoffe

Konservierungsstoffe gewinnen
in der Ernährung immer größere
Bedeutung, weil die Supermarkt-
konzerne von den Herstellern
möglichst lange Haltbarkeit im
Regal verlangen und zudem viele
Rohstoffe über weite Strecken
transportiert werden müssen. Zu
den Konservierungsstoffen im
weiteren Sinne zählen traditio-
nelle Substanzen wie beispielsweise Kochsalz (→ Salz),
→ Zucker, → Alkohol sowie alle
genießbaren Säuren (zum Beispiel Essigsäure). Sie sind nur in
relativ hohen Konzentrationen
(Salz: 1 bis 3 Prozent, Zucker:
50 Prozent, Ethanol: 5 bis 75 Pro-

zent) wirksam und verändern
deshalb den Charakter des kon-
servierten Lebensmittels deutlich
(zum Beispiel sauer eingelegtes
→ Gemüse, Salzfisch, kandierte
Früchte, Rumfrüchte). Zu den
Konservierungsstoffen im enge-
ren Sinne zählen industriell eingesetzte Stoffe wie zum Beispiel
Propionsäure und ihre Salze
(E 200–203) sowie die Benzoesäure und ihre Salze (E 210–213).
Sie sind schon in geringen
Konzentrationen (0,1 Prozent)
wirksam und verändern den
Charakter des Lebensmittels hinsichtlich Farbe, Geruch, Konsistenz und Aussehen nicht. Ihre
Wirksamkeit beruht darauf, dass
sie in die Mikroorganismen (zum
Beispiel Bakterien oder Schimmelpilze) eindringen und ihre
Stoffwechselprozesse unterbin-
den, so dass sie nicht mehr
lebensfähig sind und absterben.
Es gibt Menschen, die nach der
Aufnahme von Konservierungsstoffen (insbesondere Benzoesäure und ihre Abkömmlinge
sowie PHB-Ester) mehr oder
weniger starke körperliche Reaktionen verzeichnen. Darüber hinaus weisen einige Menschen
eine Intoleranz (Unverträglichkeit) gegenüber den Konservierungsstoffen E 220–228 (Schwe-
feldioxid und verschiedene
Sulfite) auf, die europaweit für
über 60 Lebensmittelgruppen

zugelassen sind und besonders in Wein und Trockenobst, aber auch in industriellem Kartoffelpüree vorkommen. Sie können zudem das Wachstum aggressiver Bakterien begünstigen, die die Darmwand angreifen (siehe Kapitel 8, S. 154 ff.). Die bei der Herstellung eines Lebensmittels verwendeten Konservierungsstoffe müssen – wie alle → Zusatzstoffe – auf der Verpackung deklariert werden – in Fällen wie den Sulfiten jedoch erst ab einer bestimmten Menge.

Kontrolliert biologische Tierhaltung (kbT)

Die Rohstoffe für Babykost stammen häufig aus Bioproduktion, bei Fleisch also aus kontrolliert biologischer Tierhaltung (kbT). Die kontrolliert biologische Tierhaltung hat das Ziel, die Tiere artgerecht in einen weitgehend geschlossenen Betriebskreislauf zu integrieren, indem sie beispielsweise ihr Futter möglichst auf betriebseigenen Weiden finden sollen oder zumindest Futter aus → kontrolliert biologischem Anbau erhalten. Generell gilt, dass die verwendeten Futtermittel (eigene und auch zugekaufte) sowie Ausgangserzeugnisse für Futtermittel, Futtermittelkomponenten, -zusatzstoffe und -behandlungsstoffe nicht unter Verwendung von Gentechnik hergestellt worden sein dürfen.

Daneben existieren Positivlisten für Ausgangsprodukte des Futters und für das Futter selbst sowie für Zusatzstoffe, Reinigungs- und Desinfektionsmittel. In ihnen ist geregelt, welche Substanzen eingesetzt werden dürfen. Der höchste zulässige Tierbestand für Betriebe mit kontrolliert biologischer Tierhaltung richtet sich nach der Größe der Betriebsflächen des Hofes. Anfallender Dünger muss auf die eigenen Betriebsflächen zurückgebracht oder an »Partnerbetriebe« abgegeben werden. Künstliche Besamung und andere Arten der künstlichen Fortpflanzung (wie zum Beispiel der Embryotransfer) sind verboten. Eingriffe, wie das Stutzen von Schnäbeln bei Geflügel, dürfen nicht systematisch angewendet werden. Aus Sicherheits-, Tierschutz- und Hygienegründen können von der Kontrollstelle allerdings bestimmte Maßnahmen genehmigt werden. Hierzu gehört zum Beispiel das Enthornen junger Tiere (zum Beispiel Kälber). Tiere aus kbT dürfen im Stall nicht »in Anbindung« gehalten werden; Ausnahmen sind jedoch aus Sicherheits- oder Tierschutzgründen in Einzelfällen möglich. Tiertransporte müssen möglichst schonend und in Übereinstimmung mit den einschlägigen rechtlichen Bestimmungen erfolgen.

Kontrolliert biologischer Anbau (kbA)

Die gesetzlich geschützte Bezeichnung »kbA« darf nur dann für Lebensmittel verwendet werden, wenn diese ohne chemische Pflanzenschutzmittel, synthetische Düngemittel und chemische Zusätze im Rahmen einer bodenschonenden Landwirtschaft produziert wurden. Aus diesem Grund finden sich bestimmte Rückstände nicht, die in konventionell erzeugten Lebensmitteln vorkommen können. Auch schmecken die Lebensmittel aus ökologischer Produktion in der Regel besser (→ Bio). Zudem wird die Umwelt durch eine ökologische Landwirtschaft wesentlich weniger belastet, Gewässer werden geschont und eine natürliche Artenvielfalt auf dem Feld sowie an den Feldrändern gefördert. Dies hat allerdings auch seinen Preis: Lebensmittel aus kontrolliert biologischem Anbau kosten mehr als vergleichbare konventionelle Lebensmittel. Das liegt zum einen an der erheblichen Arbeit für das Unkrautvernichten (welche nicht selten als Handarbeit erledigt werden muss) und zum anderen in schädlingsbedingten Ernteausfällen. Zudem übersteigt die Nachfrage vielfach das Angebot. Lebensmittel aus kontrolliert biologischem Anbau sind in Naturkostläden, aber auch in Reformhäusern und Supermärkten erhältlich. Auf manchen Wochenmärkten bieten die Erzeuger ihre Produkte aus kbA direkt an. Letzteres hat den Vorteil, dass sich der Kunde selbst von der Herkunft seiner Ware überzeugen kann. Ein großer Teil der Erzeuger von kontrolliert biologischen Lebensmitteln (→ kontrolliert biologische Tierhaltung) hat sich in Verbänden (zum Beispiel Bioland, Naturland, Demeter) zusammengeschlossen. Diese Verbände haben Richtlinien, an die sich ihre Mitglieder halten müssen und die strenger sind als die auf europäischer Ebene existierenden Normen.

Lebertran

Lebertran war einst ein ungeliebter Begleiter der Kindheit: Früher bekamen Kinder häufig Lebertran verabreicht, um das Risiko für Wachstumsstörungen (zum Beispiel Rachitis und → Osteoporose oder Osteomalazie) zu senken und die Abwehrkräfte zu steigern. Besonders schmackhaft und lecker waren diese Präparate nicht. Lebertran (auch Fischleberöl oder Leberöl) ist ein aus Fischleber gewonnenes Öl. Solches für medizinische Zwecke genutztes Leberöl (Medizinal-Leberöl) zeichnet sich durch einen hohen Gehalt an → Vitamin A und D aus, allerdings unterliegen die Vitamingehalte wie bei allen Naturprodukten Schwankungen. Darüber hinaus enthält Lebertran auch Omega-3-Fettsäuren (→ PUFA), die sich positiv auf die Gesundheit auswirken, indem sie beispielsweise das Risiko von Herz-Kreislauf-Erkrankungen im fortgeschrittenen Alter senken. Heute hat Lebertran an Bedeutung verloren, nicht zuletzt, weil standardisierte Vitaminpräparate sehr viel genauer zu dosieren sind. Eine ausgewogene Ernährung, die auch ein bis zwei Fischmahlzeiten pro Woche enthält, macht den Verzehr von Lebertran ohnehin überflüssig.

Limonade

Cola, *Fanta* und andere Limonaden sind beliebte Durstlöscher bei Kindern und Jugendlichen. Ursprünglich war Limonade ein Getränk aus Zitronensaft (oder Limonensaft) mit → Trinkwasser- und Zuckerzusatz. Heutzutage versteht man darunter vor allem Erfrischungsgetränke, die aus → Fruchtsaft, → Zucker (mindestens 7 Prozent) und → Trinkwasser/→ Mineralwasser/Quellwasser/Tafelwasser, aber auch aus künstlichen Essenzen unter Zusatz von Kohlensäure hergestellt werden. Aufgrund ihres

hohen Zuckergehalts können Limonaden bei häufigem Konsum das → Kariesrisiko erhöhen und zur Entstehung von → Übergewicht beitragen. So genannte Light-Produkte enthalten statt Zucker → Süßstoffe, um den Brennwert (Kaloriengehalt) zu senken. Die zumeist eingesetzte Zitronensäure kann zu neuartigen Zahnschäden, den so genannten Erosionsschäden, führen (siehe Kapitel 8, S. 154 ff.). Anstelle von Limonaden sollten lieber Saft-Mineralwasser-Gemische (Schorlen) oder ungesüßte Früchte- oder Kräutertees als Durstlöscher verwendet werden. Diese sind in der Regel nicht nur kalorienärmer, sondern enthalten auch eine Reihe von Vitaminen und → Mineralstoffen, die für die gesunde Entwicklung des Kindes von Bedeutung sind. Wenn sie selbst hergestellt werden, enthalten sie auch keine zahnschädigende Zitronensäure.

Listerien

Listerien sind Krankheitserreger, die vor allem in der Schwangerschaft zu schwerwiegenden Folgen führen können, für die Mutter, aber auch für das Kind. Die Bakterien (wissenschaftlicher Name: Listeria monocytogenes), können die Infektionskrankheit Listeriose auslösen. Der Mensch infiziert sich mit Listerien in erster Linie durch den Verzehr von Rohmilch oder Rohmilchkäse. Bei gesunden Erwachsenen verläuft eine Listeriose meist unerkannt mit unspezifischen Symptomen wie grippeartigem Fieber, Schüttelfrost, Kreuzschmerzen, Rachenentzündung und Lymphknotenschwellung im Hals. Bei immungeschwächten, älteren oder kranken Menschen kann die Erkrankung allerdings sehr plötzlich und heftig auftreten. Dabei kann es zu einer deutlich ausgeprägten Hirnhautentzündung (Meningitis) kommen; viele Patienten werden rasch verwirrt oder fallen ins Koma. Eine Behandlung der Erkrankung erfolgt mit Hilfe von Antibiotika. Häufig und sehr gefährlich ist die Übertragung der Krankheit von der schwangeren Mutter auf das ungeborene Kind in den letzten Schwangerschaftswochen. Dies kann zu einer Frühgeburt und im schlimmsten Fall zu einer Totgeburt führen. Neugeborene von infizierten Müttern leiden oftmals unter Krämpfen, Erbrechen, Benommenheit, Atemstörungen bis hin zum Atemstillstand, Hautveränderungen (Geschwüre) und Hirnhautentzündungen. Häufig ist auch die geistige Entwicklung der Kinder gestört. Etwa 30 bis 50 Prozent der infizierten Säuglinge sterben innerhalb weniger Tage nach der Geburt. Aufgrund

einer möglichen Krankheitsübertragung sollten Frauen während der Schwangerschaft auf den Verzehr von rohen Produkten tierischen Ursprungs (zum Beispiel Hackfleisch, Rohmilch) verzichten, da diese möglicherweise mit Listerien verunreinigt sein könnten. → Gemüse sollte stets gut gewaschen und ebenso wie → Fleisch ausreichend erhitzt werden.

Malzbier

Malzbier ist das einzige Bier, das Kinder manchmal trinken dürfen – auch wenn es für sie nicht unbedingt geeignet ist. Das dunkel-bernsteinfarbene (zum Teil braunschwarze) Getränk, das auch Karamell- oder Kinderbier genannt wird, unterliegt wie alle Biere dem Deutschen Reinheitsgebot und kann, da es vergoren wird, einen Alkoholgehalt von bis zu 1 Volumenprozent haben. Charakteristisch für Malzbier ist sein vollmundig süßer Malzgeschmack, der das Getränk besonders bei Kindern beliebt macht. Davon zu unterscheiden ist ein Malztrunk oder Malzgetränk, das nicht gegoren sein muss. Sowohl Malzbier als auch Malzgetränke sind wegen des hohen → Zuckergehalts kalorienreich und können bei übermäßigem Genuss die Entstehung von → Übergewicht begünstigen. Der

Alkoholgehalt in den Getränken ist zwar gering. Wegen des bierähnlichen Geschmacks sind Malzgetränke jedoch nicht für Kinder geeignet, da sie möglicherweise die Gewöhnung an alkoholische Getränke begünstigen.

Mehrfach ungesättigte Fettsäuren

siehe PUFA

Milch

(siehe auch Milcherzeugnisse)
Milch ist aus der Ernährung von Kindern nicht wegzudenken. Sie ist ein wichtiger Lieferant von → Kalzium sowie den → Vitaminen A und B$_2$ (Riboflavin). Wasser ist mit bis zu 88 Prozent der Hauptbestandteil von Milch, deren natürlicher Fettgehalt zwischen 3 und 5 Prozent variiert. Der Eiweißgehalt von Milch liegt bei etwa 3 Prozent, wobei im Milcheiweiß alle essenziellen Aminosäuren enthalten sind. Aus Gründen der längeren Haltbarkeit wird Milch → pasteurisiert, ultrahocherhitzt (H-Milch) oder sterilisiert. Während die Gehalte an Vitaminen in pasteurisierter und in H-Milch in etwa gleich sind, kommt es beim Sterilisieren zu größeren Verlusten. Fachleute empfehlen, Kindern ab etwa 1 Jahr Milch zu geben. Vorher sollte Kuhmilch nur in geringen

Mengen für die Zubereitung des Milch-Getreide-Breis eingesetzt werden. H-Milch kann einen unangenehmen Kochgeschmack aufweisen, weshalb frischer, pasteurisierter Vollmilch der Vorzug zu geben ist. Die direkt von Bauern ab Hof erhältliche Rohmilch ist völlig unbehandelt. Betriebe, die Rohmilch abgeben, unterliegen daher strengen Hygienevorschriften. Verpackte, kontrollierte Rohmilch gelangt als Vorzugsmilch in den Handel. Da sie nicht hitzebehandelt wird, ist sie nur kurzfristig haltbar und muss innerhalb von 24 Stunden an den Verbraucher abgegeben werden. Für Säuglinge und Kleinkinder ist Rohmilch keinesfalls geeignet. Auch die kontrollierte Vorzugsmilch ist aufgrund von möglichen Verunreinigungen (zum Beispiel mit → Listerien) ungeeignet. Man kann sie zwar abkochen und damit das Risiko einer Infektion verringern. Da das Erhitzen im Haushalt jedoch größere Nährstoffverluste mit sich bringt als das Pasteurisieren im industriellen Maßstab, sollte auf pasteurisierte Milch zurückgegriffen werden. Wenn Kinder oder auch Erwachsene auf Kuhmilch → allergisch reagieren sind dafür häufig entweder das in der Milch enthaltene Kasein oder die Molkenproteine verantwortlich. Ein Arzt kann klären, durch welchen Inhaltsstoff der Milch die allergische Reaktion ausgelöst wird.

Milchbrei
siehe Beikost, Säuglingsnahrung

Milcherzeugnisse
Die meisten → Kinderlebensmittel sind Milcherzeugnisse. Dazu zählen Joghurts, Quarkspeisen, Frischkäseprodukte, Trinkjoghurts und Milchdrinks. Wie ihr Ausgangsprodukt enthalten sie biologisch hochwertiges Eiweiß, Laktose (Milchzucker), leicht verdauliches Milchfett, Vitamine (besonders Vitamin A und B$_2$) sowie verschiedene → Mineralstoffe (zum Beispiel → Kalzium). Häufig enthalten die Milcherzeugnisse für Kinder zu viel → Zucker und Fett. Statt mit frischen Früchten werden sie mit → Aromastoffen, Vitaminen und → Mineralstoffen angereichert. Spezielle Milchprodukte für Kinder bieten meist keine ernährungsphysiologischen Vorteile gegenüber denen für Erwachsene, teilweise sind sie noch süßer und fettreicher und tragen somit zu einem ungesunden Ernährungsverhalten bei. Zudem sind sie teurer als normale Lebensmittel.

Milchpulver
siehe Muttermilchersatz

Milchschnitte
siehe Süßigkeiten

Mineralstoffe
(siehe auch Eisen, Fluor, Kalzium)
Lebensmittel für Kinder werden häufig mit Mineralstoffen angereichert. Mineralstoffe sind chemische Verbindungen, die sowohl im Erdboden als auch in Gesteinen und im Wasser vorkommen. Sie dienen pflanzlichen und tierischen Organismen als lebensnotwendige Bau- bzw. Reglerstoffe. So zählen → Kalzium und Magnesium beispielsweise zu den Baustoffen. Jod, Natrium, Kalium und Chlor sind hingegen Reglerstoffe; sie sind zum Beispiel an enzymatischen Reaktionen beteiligt. Einige Elemente besitzen Bau- und Reglereigenschaften zugleich: so ist Phosphor beispielsweise am Aufbau von Knochen und Zähnen beteiligt, zudem aber auch in die Regulierung des Säure-Basen-Haushaltes involviert.
Obwohl die Versorgung mit den meisten Mineralstoffen ausreichend ist, werden sie vielen Lebensmitteln beigegeben. Während ein Zusatz von → Jod sinnvoll ist, scheint die Anreicherung von Säften beispielsweise mit Kalzium nicht sinnvoll. Bei täglichem Genuss von → Milch und → Milcherzeugnissen erhalten

Kinder ausreichend von diesem Mineralstoff.

Mineralwasser

Im umgangssprachlichen Sinn bezeichnet Mineralwasser ein Wasser, das → Mineralstoffe und Kohlensäure enthält. Lebensmittelrechtlich müssen vom natürlichen Mineralwasser Quellwasser, Tafelwasser und Sodawasser unterschieden werden. *Natürliches Mineralwasser* wird aus unterirdischen, natürlichen oder künstlich erschlossenen Quellen gewonnen. Die Wässer werden genau überprüft und dürfen mit wenigen Ausnahmen nicht verändert werden, das heißt, sie müssen von natürlicher Reinheit sein und aufgrund ihres Gehalts an Mineralstoffen und sonstigen Bestandteilen bestimmte ernährungsphysiologische Wirkungen besitzen. Mit Ausnahme von Kohlensäure darf natürlichem Mineralwasser nichts zugesetzt werden. Für einen besseren Geschmack und eine bessere Bekömmlichkeit dürfen Kohlensäure, → Eisen und Schwefel entzogen werden. Auf dem Etikett muss allerdings ein entsprechender Verweis (»enteisent«) erfolgen. *Quellwasser* kann, muss aber keine Kohlensäure enthalten. Es braucht zudem keine amtliche Anerkennung. Wie natürliches Mineralwasser muss es unterirdischer Herkunft sein, allerdings muss der Ursprung der Quelle nicht in vor Verunreinigung geschützten Wasservorkommen liegen. Auch Quellwasser kann mit Kohlensäure versetzt, enteisent oder entschwefelt sein. Auf dem Etikett sind Hinweise auf eine bestimmte geographische Herkunft und Begriffe wie »Sprudel«, »Brunnen« oder »Quelle« verboten.

Tafelwasser ist nichts anderes als Trinkwasser, das mit → Zusatzstoffen wie zum Beispiel Natriumchlorid (→ Salz), Kalziumchlorid, Natriumcarbonat, Natriumhydrogencarbonat (Natron), Kohlensäure, Meerwasser und salzreichem Wasser versetzt ist. Tafelwasser darf keinen Quellennamen tragen und muss auf dem Etikett als Tafelwasser deklariert sein. Mineral-, Quell- und Tafelwasser dürfen den Hinweis »für die Zubereitung von Säuglingsernährung geeignet« tragen, sofern sie bestimmte Grenzwerte für einige Mineralstoffe einhalten. So dürfen nicht mehr als 20 Milligramm/Liter Natrium, 10 Milligramm/Liter Nitrat, 0,02 Milligramm/Liter Nitrit, 1,5 Milligramm/Liter Fluorid und nicht mehr als 240 mg/l Sulfat enthalten sein. Außerdem werden strenge mikrobiologische

Anforderungen an diese Wässer gestellt. Solche Mineralwässer sind sinnvoll für die Zubereitung von → Muttermilchersatzprodukten, wenn das Leitungswasser beispielsweise einen zu hohen → Nitratgehalt hat.

Multivitaminsaft

Multivitaminsäfte zählen inzwischen mit zu den bei Kindern und Erwachsenen beliebtesten Säften. Multivitaminsäfte sind kohlensäurefreie Getränke aus Fruchtsäften, Fruchtsaftkonzentraten oder Fruchtmark aus einheimischen und/ oder tropischen Früchten (→ Saft). Wie alle Fruchtsäfte werden auch Multivitaminsäfte durch → Pasteurisierung haltbar gemacht. Konservierungsstoffe sind nicht zugelassen. Multivitaminsäfte werden, anders als sonstige Fruchtsäfte, häufig mit verschiedenen Vitaminen angereichert. Damit ein Vitamin auf dem Etikett aufgeführt werden kann, müssen 100 Milliliter Saft mindestens 15 Prozent des Tagesbedarfs decken. Da dies mit Vitaminen aus natürlichen Früchten nicht zu schaffen ist, werden künstliche Vitamine zugegeben. Diese müssen als zusätzliche Inhaltsstoffe auf dem Etikett deklariert werden. Von künstlich vitaminisierten Erzeugnissen ist in der Regel abzuraten, weil die

individuell benötigte Dosis für den Körper am besten durch Vitamine in natürlichen Lebensmitteln wie Äpfeln, Orangen, Kiwis, Kartoffeln erlangt wird (siehe Kapitel 7, S. 128 ff.). Ein Zuviel an manchen Vitaminen wie beispielsweise Betacarotin kann sogar schaden, wie amerikanische und finnische Studien zeigen. Die empfohlene tägliche Aufnahmemenge von 8 bis 10 Milligramm für Betacarotin kann möglicherweise bereits überschritten sein, wenn man nur einen halben Liter Mulitvitaminsaft trinkt. In Naturkostläden gibt es Vielfruchtsäfte, die zwar auch einige Vitamine enthalten, aber nicht künstlich damit angereichert sind. Die meisten Multivitaminsäfte sind durch den fruchteigenen Zucker von Natur aus so süß, dass auf eine zusätzliche Zuckerung verzichtet werden kann. Falls dennoch Zucker zugesetzt wird, muss dies ebenfalls auf dem Etikett vermerkt werden.

Müsli

Morgens gibt's Müsli, und weil dies als besonders gesund gilt, gibt es immer mehr Sorten und Fertigmischungen. Die allerdings sind nicht alle gleichermaßen gesund. Der Zuckergehalt in den industriell hergestellten Müslimischungen ist teilweise recht hoch, so dass → Karies und → Übergewicht begünstigt werden können. Noch kalorienreicher sind Crunchys, die in Fett und Zucker geröstet werden und darum besonders knusprig sind. Für ein *Frischkornmüsli*, das in der Regel im eigenen Haushalt hergestellt wird, werden neben frisch gemahlenem, eingeweichtem Getreide auch angekeimte Samen von eingeweichtem Getreide, Hülsenfrüchten, Ölsaaten und Ölsamen verwendet. → Müsliriegel sind Getreidemischungen, die in Zucker und Fett geröstet und zu Riegeln gepresst werden. Sie haben kaum noch etwas mit einem Müsli gemein.

Müsliriegel
siehe Süßigkeiten, Müsli

Muttermilch
Muttermilch ist das einzige Nahrungsmittel, das von Natur aus alles enthält, was der Mensch zum Wachsen benötigt. Die Zusammensetzung der Milch passt sich dabei den Bedürfnissen des Kindes entsprechend seiner Entwicklung an, zumindest in den ersten 4 bis 6 Lebensmonaten. So wird nach der Geburt die Vormilch, das so genannte Kolostrum produziert, das wichtige Eiweißstoffe für den Aufbau der Abwehrkräfte des Babys enthält. Anschließend wird die transitori-

sche Milch gebildet. Diese reift in den nächsten 2 bis 3 Wochen zur eigentlichen Muttermilch heran, die mehr Fett und weniger Proteine als die Vormilch enthält. Mit Hilfe der Muttermilch entwickelt sich in den ersten Wochen die Bakterienbesiedlung im Darm des Neugeborenen. Dabei werden bereits die wichtigen Bifidusbakterien gefördert, die eine Darmbesiedlung durch Krankheitserreger hemmen. Die Energie, die das Baby zum Wachstum benötigt, bezieht es zu etwa 40 Prozent aus Kohlenhydraten, wie zum Beispiel dem Milchzucker (Laktose). Der restliche Energiebedarf wird über die Fette der Frauenmilch gedeckt, die wesentlich mehr wertvolle ungesättigte Fettsäuren enthalten als zum Beispiel Kuhmilch. Die essenziellen Fettsäuren (Omega-3- und Omega-6-Fettsäuren, siehe auch → PUFA) sind in der Muttermilch unabhängig von der Ernährungsweise der Mutter in ausreichender Menge enthalten. Muttermilchfette sind leicht verdaulich, da in der Milch das Enzym zur Fettverdauung gleich mitgeliefert wird. Frauenmilch enthält darüber hinaus viele lebenswichtige Aminosäuren zur Deckung des Eiweißbedarfs des Babys. Allerdings sind die Eiweißgehalte von Muttermilch wesentlich geringer als die von

Kuhmilch. Denn zu viel Eiweiß würde den Stoffwechsel des Neugeborenen belasten, da sich die Nieren in den ersten Lebensmonaten noch im Aufbau befinden. Das für den Knochenaufbau benötigte → Kalzium und das vor allem für die Gehirnentwicklung wichtige → Eisen werden vom Säugling besonders effektiv aus der Muttermilch aufgenommen. Auch die Vitaminversorgung, insbesondere mit → Vitamin A, C und E, ist bei gestillten Babys in aller Regel gewährleistet. Das Stillen ist vor einiger Zeit in die Diskussion geraten. Ursache dafür war die Entdeckung, dass Babys über die Frauenmilch nicht nur Nährstoffe und Immunfaktoren aufnehmen, sondern auch Schadstoffe. Diese stammen aus dem mütterlichen Fettgewebe, in dem sie sich im Laufe des Lebens der Mutter angesammelt haben und aus dem ein Teil des kindlichen Energiebedarfs gewonnen wird. Zu den Schadstoffen, die Säuglinge über das Stillen aufnehmen, zählen beispielsweise Polychlorierte Biphenyle (PCB), Pestizide (zum Beispiel DDT und Lindan) sowie Dioxine. Allerdings ist in den letzten 20 Jahren ein merklicher Rückgang der Schadstoffbelastung zu verzeichnen (siehe Kapitel 3, S. 38 ff.). So ist Muttermilch trotz bestehender

Belastung durch Schadstoffe das Beste fürs Baby. Ihre Zusammensetzung ist wie kein zweites Lebensmittel genau auf die Bedürfnisse des Säuglings zugeschnitten. Auch die Verfügbarkeit der Inhaltsstoffe für den kindlichen Körper ist optimal; bisher reicht keine Ersatznahrung an sie heran. Darüber hinaus fördert der intensive körperliche Kontakt beim Stillen die Entwicklung des Kindes. Empfohlen wird insbesondere zum Schutz vor Allergien, Babys am besten 6, mindestens aber 4 Monate voll zu stillen. Für Säuglinge, die aus gesundheitlichen Gründen nicht gestillt werden können, etwa wegen einer Hepatitiserkrankung der Mutter, nach einer Brustoperation oder bei der Diagnose Mammakarzinom, ist → Muttermilchersatznahrung im Handel erhältlich. Diese sollte allerdings nur in solchen medizinisch begründeten Ausnahmefällen nach Rücksprache mit einem Arzt zum Einsatz kommen.

Muttermilchersatz(nahrung)

(siehe auch Säuglingsnahrung) Wenn Mütter nicht stillen können oder wollen, bekommt das Baby sein Fläschchen mit Muttermilchersatz. Dabei handelt es sich meist um eine industriell hergestellte Nahrung für den Säugling.

Sie ist der Muttermilch qualitativ deutlich unterlegen und kann das Risiko fürs Kind erhöhen, unter anderem an Allergien zu erkranken. Grundlage für industriell erzeugte Ersatznahrung ist Kuhmilch. Als Ersatz für die Muttermilch ist die so genannte Säuglingsanfangsnahrung im Handel, zu erkennen an der Bezeichnung »Pre«. Diese Produkte sind sehr dünnflüssig und enthalten nur Milchzucker als Kohlenhydrat. Säuglingsanfangsnahrung mit der Zusatzbezeichnung »1« sättigt stärker und enthält teilweise auch unnötigen Kristallzucker. Folgenahrung mit der Bezeichnung »2« darf Babys erst im fünften Lebensmonat gegeben werden. Diese Produkte enthalten meist mehr Eiweiß und Mineralstoffe als »Pre«- und »1«-Nahrung, weitere Kohlenhydrate und teilweise auch überflüssigen Kristallzucker. »Pre«-Nahrung reicht als alleinige Nahrung in den ersten sechs Lebensmonaten aus. Die sättigendere »1«-Nahrung und Folgenahrung können dem Baby zwar gegeben werden, sind aber nicht nötig. Für allergiegefährdete Kinder wurde eine allergenarme Milchnahrung (→ hypoallergene Säuglingsnahrung) entwickelt. Diese enthält das Eiweiß der Milch in stark abgebauter Form, so dass es seine allergieauslösende Wirkung

weitgehend, aber nicht vollständig verliert.

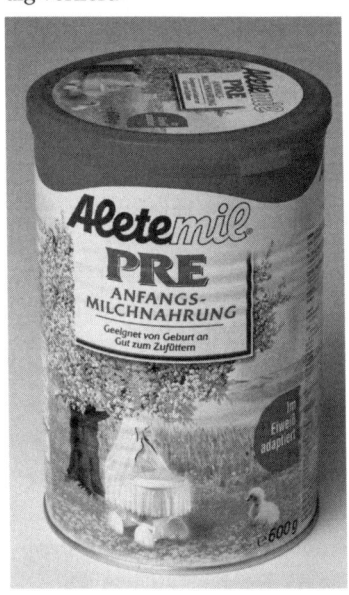

Die Ersatzprodukte können, im Vergleich zur Muttermilch, das Risiko für → Übergewicht und → Allergien erhöhen. Auch kann die geistige Entwicklung im Vergleich zu gestillten Kindern schlechter sein, auch die Immunabwehr kann bei so genannten Flaschenkindern schwächer sein. Die Muttermilchersatzprodukte sollten deshalb nur in besonders begründeten medizinischen Ausnahmefällen eingesetzt werden, etwa wenn die Mutter krankheitshalber nicht stillen kann. Dann allerdings sind die industriell erzeugten Ersatzprodukte selbsthergestellten Milchnahrungen überlegen und daher zu empfehlen. Von rein pflanzlichen, selbsthergestellten Milchgetränken wie Mandel-, Reis- oder Getreidemilch raten Ernährungsfachleute ab. Sie liefern zu wenig Kalorien und Vitamine, und die Qualität des Eiweißes stimmt nicht. Reine Ziegenmilch enthält zu wenig Folsäure. Milchpulver auf Ziegenmilchbasis für Babys sind hingegen meist mit diesem Vitamin angereichert und empfehlenswert. Ob sie einen Schutz vor Allergien darstellen, wie die Hersteller behaupten, wurde bislang nicht ausreichend untersucht.

Nahrungsergänzungsmittel

Vitamintabletten, Stärkungspillen, das zählt bei vielen Kindern schon zur Grundausstattung, spätestens ab dem Schulalter. Solche Präparate zählen zu den Nahrungsergänzungsmitteln. Sie können Vitamine und → Mineralstoffe enthalten, aber auch zahlreiche andere Substanzen wie zum Beispiel Omega-3-Fettsäuren (→ PUFA), Aminosäuren, → sekundäre Pflanzenstoffe, → Ballaststoffe oder Kieselerde. Rechtlich gesehen sind Nahrungsergänzungsmittel keine Arzneimittel, sondern Lebensmittel. Ihre Aufgabe liegt in der Lieferung zusätzlicher Nährstoffe bei unausgewogener Ernährung etwa von Senioren und Jugendlichen oder bei einem erhöhten Nährstoffbedarf (zum Beispiel von Schwangeren und Stillenden oder in der Pubertät). Spezielle Kinderpräparate sind in ihrer Zusammensetzung den Anforderungen dieser Gruppe angepasst. Der ernährungsphysiologische Wert von Nahrungsergänzungsmitteln ist umstritten. Grundsätzlich sind sie nicht notwendig, wenn eine vielseitige pflanzlich orientierte Ernährung praktiziert wird. Dies ist allerdings in der Praxis bei den wenigsten Menschen der Fall. Daher können Nahrungsergänzungsmittel unter Umständen hilfreich sein, wenn es darum geht,»kritische« Nährstoffe wie zum Beispiel das Vitamin → Folsäure oder den → Mineralstoff → Jod zu ersetzen. Sie sind allerdings nicht in der Lage, eine insgesamt unausgewogene, das heißt → fettreiche, → kohlenhydrat- und → ballaststoffarme Kost auszugleichen und »gesund« zu machen. In qualitativer Hinsicht bestehen keine Unterschiede zwischen preiswerten Produkten aus zum Beispiel Drogeriemärkten und teuren Präparaten aus der Apotheke. Es empfiehlt sich in jedem Fall, die Inhaltsstoffe zu vergleichen. Abzuraten ist von teilweise extrem hoch dosierten Produkten, wie sie aus dem Ausland bezogen werden können.

Nesquik

siehe Kakao

Neurodermitis

Die Neurodermitis ist eine immer wieder auftretende Entzündung der Haut mit Juckreiz, Rötung, Nässen, Schuppung und Krustenbildung. Da sie zu den Allergien oder atopischen Krankheiten gehört (die sich durch eine genetisch bedingte, überschießende Immunreaktion auszeichnen), wird die Neurodermitis auch als atopische Dermatitis, atopisches Ekzem oder endogenes Ekzem bezeichnet. Zu den atopischen Erkrankungen gehören unter anderem auch das allergische Asthma, die allergische Bindehautentzündung und der allergische Schnupfen (→ Allergie). Die Neurodermitis tritt bei etwa 4 Prozent der Bevölkerung auf (Kinder im Vorschulalter sind überproportional betroffen mit etwa 12 Prozent) – meist schon im Säuglingsalter oder ab dem 2. bis 3. Lebensmonat, in seltenen Fällen erst nach der Pubertät. Die Krankheitsentstehung ist noch immer nicht ganz geklärt. Gesichert ist, dass verschiedene Faktoren (zum Beispiel Ernährung, psychische Faktoren und Umweltfaktoren wie das Klima) zusammenspielen und dass eine erbliche Veranlagung möglich ist. Folge ist in jedem Fall eine

Unterfunktion der Talg- und Schweißdrüsen, die über einen noch nicht genau bekannten Zwischenschritt zu allergischen Hautreaktionen mit intensivem Juckreiz führen. Die Symptome können – auch abhängig vom Alter – stark variieren. In der Säuglingszeit zeigt sich die Krankheit zu Beginn meist an Wangen und an behaarten Kopfteilen, später geht sie auf das ganze Gesicht, den Rumpf, vor allem den Windelbereich sowie die Ellbeugen und Kniekehlen über. Anfangs zeigen sich klar abgegrenzte, juckende Rötungen mit Bläschen. Durch das Kratzen kommt es zu entzündlich-nässenden oder verkrusteten Hauterscheinungen, die umgangssprachlich auch »Milchschorf« genannt werden. In Kindheit und Jugend sind vor allem die Ellbeugen und Kniekehlen sowie Nacken, Fußrücken und Hände befallen. Erwachsene weisen die gleichen Symptome wie Jugendliche auf; zusätzlich können das Gesicht und der obere Körperstammbereich Zeichen der Neurodermitis zeigen. Eine Verschlechterung der Erkrankung kann durch psychische Belastungen, kaltes Wetter und zu stark geheizte Innenräume oder durch bestimmte Waschmittel, Kleidermaterialien, vor allem Wolle, Textilchemikalien und manche Nahrungsmittel, wie zum Beispiel Nüsse, → Milch, → Alkohol und dergleichen entstehen. Eine deutliche Besserung ist bei Klimawechsel zu beobachten, zum Beispiel durch Gebirgsklima, vor allem in Höhen über 1500 m, und bei Meeresklima. Mit zunehmendem Alter findet meist eine deutliche Besserung der Erkrankung statt. Von den betroffenen Säuglingen sind etwa 70 Prozent bis zur Pubertät beschwerdefrei. Ein Teil der Betroffenen entwickelt jedoch eine andere Erkrankung des atopischen Formenkreises, so zum Beispiel Asthma.

Nitrat

(*siehe auch* Nitrit, Nitrosamine) Nitrate sind heute in Lebensmitteln weit verbreitet, im Gemüse etwa, aber auch im Trinkwasser. Sie sind in der Regel Folgeerscheinungen der Verwendung von Kunstdünger und auch Gülle in der Landwirtschaft. In der Lebensmittelindustrie finden Nitrate außerdem als → Zusatzstoff Verwendung. So dürfen (Natrium- und Kalium-) Nitrat (E 251 bis E 252) bei der Käseherstellung (zum Beispiel von Gouda, Leerdamer und Tilsiter) eingesetzt werden, wo sie eine Verformung der Käselaibe unterdrücken. Nitrate als solche sind für den Erwachsenen nicht gesundheitsschädigend, mitunter

sogar gesund: Hohe Dosen führen zu einer verstärkten Durchblutung der Herzkranzgefäße, daher werden Abkömmlinge des Nitrats als Medikamente gegen Durchblutungsstörungen eingesetzt. Erst die aus den Nitraten gebildeten → Nitrite und → Nitrosamine sind für den menschlichen Organismus giftig. Eine hohe Stickstoffdüngung führt bei einer Reihe von Pflanzen zur hohen Nitratanreicherung. Als nitratreiche Gemüsesorten gelten Kopfsalat, Radieschen, Rote Bete, → Spinat und einige Kohlsorten sowie Karotten. Neben den genannten Gemüsesorten gilt auch das Trinkwasser als Lieferant hoher Nitratmengen. → Mineralwasser, das für die Säuglingsernährung geeignet sein soll, darf nicht mehr als 10 mg Nitrat pro Liter enthalten.

Nitrit

(*siehe auch* Nitrat, Nitrosamine) Nitrite werden vor allem bei der Wurstherstellung eingesetzt, als Kaliumnitrit (E 249) oder Natriumnitrit. Nitrit wird aber auch im menschlichen Körper durch → Enzyme des Speichels und Mikroorganismen im Magen-Darm-Trakt aus → Nitrat gebildet. Nitrit kann in hoher Dosierung den Sauerstofftransport im Blut behindern. Als Vergiftungserscheinungen treten Atemnot, Übelkeit und auch Magenschmerzen auf. Die Bildung von Nitrit im Speichel kann mehr als die Hälfte der Gesamtbelastung des Menschen mit Nitrit ausmachen. Von großer Bedeutung ist aber auch die Bildung von Nitrit durch Bakterien im Magen, vor allem, wenn die zur Abtötung von → Mikroorganismen notwendige Salzsäurebildung des Magens gering ist. Dies ist bei Säuglingen und Kleinkindern, aber auch bei vielen älteren Menschen der Fall. Da in den ersten drei Monaten nach der Geburt noch Schutzmechanismen fehlen, kann es durch eine Überbelastung mit Nitrit bzw. Nitrat zu lebensbedrohlichen Zuständen (»Blausucht«) kommen. Eine Nitritbelastung entsteht zudem, wenn stickstoffüberdüngtes, zubereitetes Gemüse wie → Spinat wieder erwärmt wird, da das erneute Erhitzen die Nitritbildung aus Nitrat begünstigt. Nitrit besitzt aber auch konservierende Eigenschaften. So werden sowohl (Natrium-)Nitrit als auch Pökelsalze, die Nitritverbindungen enthalten, eingesetzt, um die rote Farbe in Fleisch und Wurst zu erhalten und die Produkte haltbarer zu machen. Nitrit hemmt das für den Menschen hochgefährliche Bakterium Clostridium botulinum sehr wirksam. Clostri-

dien können ein Gift (Botulinumtoxin) produzieren, das auf den Menschen schon in einer Menge von einem zehnmillionstel Gramm tödlich wirkt. Wer die Belastung reduzieren möchte, sollte Lebensmittel aus → kontrolliert biologischem Anbau kaufen. Bei Biowurst ist auch Nitritpökelsalz verboten, weswegen sie etwas brauner aussieht.

Nitrosamine

(siehe auch Nitrat, Nitrit)
Nitrosamine sind krebserregende Substanzen, die besonders beim Erhitzen gepökelter Wurstwaren sowie geräucherter Fische entstehen. Insgesamt ist die tägliche Belastung mit Nitrosaminen durch die Nahrung als gering einzuschätzen. Der Körper selbst produziert Mengen, die etwa zehnmal höher liegen. Eine ausreichende → Vitamin-C-Versorgung trägt offenbar dazu bei, die Nitrosaminbildung zu hemmen.

Nudeln

Nudeln zählen zu den Lieblingsspeisen vieler Kinder. Und es spricht aus ernährungsmedizinischer Sicht auch gar nichts dagegen. Sie bestehen im Wesentlichen aus Mehl/Grieß und Wasser (Hartweizenteigwaren), Eierteigwaren enthalten zusätzlich Eier, wodurch die Nudeln kräftig gelb gefärbt werden. Gute

Teigwaren werden aus Hartweizengrieß hergestellt, der leicht verdauliche Kohlenhydrate (Stärke), Eiweiß, Vitamine und → Mineralstoffe enthält. Nudeln enthalten vor allem → Kohlenhydrate, daneben viel Eiweiß, aber wenig → Fett (meist ist die mitverzehrte Sauce das »Kalorienübel«). Künstliche Zusätze wie → Farbstoffe oder → Konservierungsmittel sind verboten, bestimmte natürliche Zusätze wie → Gemüse oder Gewürze jedoch erlaubt. Man sollte sich natürlich nicht ausschließlich von Nudeln ernähren, aber das tun ja selbst die größten Spaghettifans nicht.

Nutella
siehe Nuss-Nougat-Creme

Nuss-Nougat-Creme
Nutella und andere Nuss-Nougat-Cremes sind die Frühstücksfavoriten in vielen Familien. Und: Sie sind oft die ersten Kalorienbomben am Morgen. Die Masse aus Nussmus, → Milch, → Fett, → Zucker und Kakaoerzeugnissen muss mindestens 10 Prozent Haselnüsse enthalten. Bilden andere Nussarten die Grundlage, muss das Produkt entsprechend gekennzeichnet werden etwa als »Mandel-Nougat-Creme«. Der Zusatz von Pflanzenfetten, eventuell anderer Speisefette, Milch-

erzeugnissen oder Sojamehl gewährleistet die streichfähige Konsistenz der Creme. Aus ernährungsphysiologischer Sicht sind die Produkte aufgrund des hohen Zucker- und Fettgehalts und des dadurch hohen Energiegehalts (20 Gramm oder 1 Esslöffel entsprechen etwa 100 Kalorien) als sehr ungünstig anzusehen. Der häufige Verzehr begünstigt die Ausbildung von → Übergewicht und → Karies. Einige Produkte werden damit beworben, dass sie wertvolle Milchbestandteile enthielten. Dies ist aber irreführend, weil die enthaltenen Mengen im Vergleich zum Kaloriengehalt der Brotaufstriche minimal sind (siehe Kapitel 6, S. 108 ff.).

Obst
Obst sollte bei Kindern (und Erwachsenen) täglich auf den Tisch kommen. Die Deutsche Gesellschaft für Ernährung empfiehlt: »five a day«, also fünf Portionen → Gemüse und Obst am Tag. Als Faustregel gilt: Die Portionen sollten so groß sein, dass sie in eine Hand passen. Während viele Kinder Gemüse ablehnen, ist es meist kein Problem, sie für Obst zu begeistern. Obst enthält in großer Menge → Mineralstoffe und Vitamine, insbesondere Vitamin A, → Vitamin C, Vitamin B$_6$, Kalium, → Eisen und

Magnesium. Je farbenreicher die Frucht ist, desto vitamin- und mineralstoffreicher ist sie in der Regel. Fruchtsäuren geben den unterschiedlichen Obstsorten ihren charakteristischen Geschmack. Die in Obst enthaltenen → Ballaststoffe wirken sich positiv auf die Verdauung aus. Frisches Obst sollte – abgesehen von Bananen und Nüssen – möglichst mit der Schale verzehrt werden, da sich die meisten Vitamine, Mineral- und Ballaststoffe dicht unter der Schale befinden. Darum ist der Verzehr von Obst aus → kontrolliert biologischem Anbau empfehlenswert. Konventionell erzeugtes Obst sollte besser geschält werden, da es Rückstände von → Pestiziden enthalten kann. Getrocknete Früchte können → Karies fördern, da sie viel Zucker enthalten und an den Zähnen haften bleiben. Die häufig enthaltenen Sulfite (erkennbar am Zusatz »geschwefelt« oder den Zusatzstoffbezeichnungen E 220 bis E 228) können das Wachstum aggressiver Bakterien im Darm begünstigen und allergische Reaktionen auslösen (→ Konservierungsstoffe; siehe auch Kapitel 8, S. 154 ff.). Die in Obst und Gemüse enthaltenen → sekundären Pflanzenstoffe rücken neuerdings vermehrt in das Interesse der Öffentlichkeit. Ihnen werden

eine Reihe von gesundheitsfördernden Effekten zugeschrieben, unter anderem wirken sie krebsschützend, immunstimulierend, blutdrucksenkend und haben einen günstigen Einfluss auf den Cholesterinspiegel. Kinder sollten deshalb schon früh an den reichlichen Genuss von Obst (und Gemüse) gewöhnt werden. Insbesondere Obst kann wegen seines süßen Geschmacks ideal als kleiner → Pausensnack, zum Beispiel in der Schule, eingesetzt werden.

Öle

Öle sind ein wichtiger Bestandteil der Ernährung von Kindern. Sie liefern einfach und mehrfach ungesättigte Fettsäuren (→ PUFA), die für die Entwicklung des Gehirns wichtig sind. Olivenöl, Raps- und Sesamöl enthalten vor allem einfach ungesättigte Fettsäuren, Distel-, Maiskeim-, Sonnenblumen-, Soja- und Kürbiskernöl vor allem mehrfach ungesättigte Fettsäuren. Für die Zubereitung von Babybreien wird Rapsöl empfohlen. Dieses Öl vereinigt die Vorteile des Olivenöls (hoher Gehalt an Ölsäure) mit denen von Sojaöl (ausgewogenes Verhältnis von Omega-3- und Omega-6-Fettsäuren) und liefert relativ wenig gesättigte Fettsäuren, die unter anderem in

Butter enthalten sind. Werden primär pflanzliche Öle zum Kochen verwendet, ist aber auch hin und wieder gegen einen Zusatz an Butter im Essen oder aufs Brot nichts einzuwenden.

Omega-3- und Omega-6-Fettsäuren
siehe PUFA

Orangensaft
siehe Saft

Osteoporose
Bisher galt Osteoporose als Krankheit, von der vor allem alte Frauen betroffen waren (»Witwenbuckel«). Doch mittlerweile erkranken oft schon Kinder und Jugendliche daran – vor allem, wenn sie viel Cola trinken. Die Osteoporose (»Knochenschwund«) ist durch eine Verringerung des Knochengewebes und eine dadurch erhöhte Brüchigkeit der Knochen sowie Schmerzen im unteren Bereich der Wirbel und der Hüftgelenke gekennzeichnet. Auch ein Größenverlust kann beobachtet werden. Ein US-amerikanischer *Coca-Cola*-Angestellter beispielsweise, der an Osteoporose litt, schrumpfte um 25 Zentimeter. Mit zunehmendem Alter kann sich ein Rundrücken ausbilden. Osteoporose kann bereits im jugendlichen Alter beginnen. Die so genannte juvenile Osteoporose ist aber sehr selten und bislang noch wenig erforscht, so können derzeit keine definitiven Aussagen zu Risikofaktoren gemacht werden. Als begünstigender Faktor gilt der überhöhte Konsum von Colagetränken bei gleichzeitig geringer Zufuhr an → Kalzium (siehe Kapitel 8, S. 154 ff.). Risikofaktoren für die im späteren Alter auftretende Osteoporose sind insbesondere: Bewegungsmangel (sitzende Tätigkeiten, kein Sport), → kalziumarme Kost, familiäre Veranlagung (Großeltern, Eltern mit Osteoporose), Östrogenmangel (späte Menstruation, frühe Menopause). Besonders gefährdet sind auch magersüchtige Mädchen und Frauen. Ferner können starkes Rauchen und hoher Konsum von → Alkohol, → Kaffee und → Tee die Krankheit begünstigen. Um einer Osteoporose vorzubeugen, ist eine ausreichende Zufuhr von → Kalzium von Kindheit an zu empfehlen. Gute Kalziumlieferanten sind → Milch und → Milcherzeugnisse, aber auch einige → Gemüsearten wie Brokkoli, Grünkohl, Fenchel oder auch Lauch und kalziumreiche → Mineralwässer (mehr als 150 Milligramm/Liter). Und sparsam mit Cola umgehen!

9

Pasteurisation

Milch wird in aller Regel pasteurisiert. Unter Pasteurisation wird eine kurze schockartige Erhitzung verstanden. Sie dient in der Regel der Haltbarmachung vor allem von flüssigen Lebensmitteln wie → Milch oder → Saft, aber auch → Ketchup und → Gläschenkost (Obstbreie). Durch die kurze Erhitzungsdauer (weniger als 1 Minute) und die hohen Temperaturen (70 bis 90 °C) wird ein Großteil der krankheitserregenden Keime (zum Beispiel Salmonellen, → Listerien) im Lebensmittel abgetötet. Gleichzeitig werden wertgebende Inhaltsstoffe (zum Beispiel die hitzeempfindlichen Vitamine) nur in geringem Maße geschädigt und Konsistenz sowie Aussehen (zum Beispiel Farbe) nicht wesentlich beeinflusst.

Pausensnack

Snack, das ist die kleine Mahlzeit zwischendurch (engl.: snack = kleine Mahlzeit, Imbiss). Die Werbung preist eine Vielzahl von oft süßen und fettigen Pausensnacks an. Gesünder sind → Milch und → Milcherzeugnisse, → Vollkornbrot und -brötchen, frisches → Obst und → Gemüse. Das klassische Schulbrot kann vollwertig gestaltet werden, indem (Vollkorn-)Brot oder Brötchen mit Streichfett, Frischkäse oder mit einem vegetarischen Brotaufstrich dünn bestrichen und zum Beispiel mit magerem Aufschnitt oder fettarmem Käse sowie Gurken- oder Tomatenscheiben, Paprika oder Salatblättern belegt werden. Hingegen sollten besonders zuckerhaltige Lebensmittel, wie zum Beispiel → Nuss-Nougat-Creme oder Erdnussbutter, vermieden werden. Den Kindern Pausensnacks in Form von → Süßigkeiten wie *Milchschnitten* oder Kuchen mitzugeben, ist aufgrund des hohen Zucker- und Fettgehalts und des meist nur geringen Gehalts oder des Fehlens von Vitaminen, → Mineralstoffen, → Ballaststoffen und → sekundären Pflanzenstoffen eine ungeeignete Alternative. Pausensnacks sollten längerfristig sättigen und den Blutzuckerspiegel gleichmäßig belasten. Zuckerhaltige Snacks wie Riegel und andere Süßigkeiten gehen zwar sofort ins Blut, lassen den Blutzuckerspiegel ansteigen und machen kurzfristig munter. Doch schon nach kurzer Zeit sinkt der Blutzuckerspiegel ab, die Kinder fühlen sich schlapp und müde. Gemüse, Obst, Milchprodukte und Vollkornlebensmittel werden nur langsam vom Körper abgebaut, liefern stetig Energie und machen darum fit und munter.

PCB

siehe Muttermilch

Pestizide

Vor allem bei Nahrungsmitteln
für Babys und Kleinkinder ist
darauf zu achten, dass sie möglichst wenig Rückstände von Pestiziden enthalten. Unter dem
Sammelbegriff Pestizide (engl.:
pest = Plage, Schädling) werden
chemische Vorratsschutz-, Pflan-
zenschutz- und Schädlingsbe-
kämpfungsmittel verstanden,
die in der Landwirtschaft eingesetzt werden, um Ernteausfälle
einzudämmen. Dazu gehören die
Herbizide (Unkrautvernichtungs-
mittel), Insektizide (Insektenver-
nichtungsmittel) und Fungizide
(Mittel gegen Pilze). Heute werden überwiegend schnell abbau-
bare chemische Stoffe eingesetzt,
die bis zur Ernte weitestgehend
abgebaut sein sollen. Einige Pestizide haben allerdings eine hor-
monähnliche Wirkung, deren Folgen schwerwiegend sein können,
aber nicht unmittelbar wahrge-
nommen werden. Dazu zählen
Veränderungen etwa der Sperma-
qualität, die die Fortpflanzungs-
fähigkeit beeinträchtigen können. Zudem stellen Pestizide
immer einen Eingriff in das ökologische Gleichgewicht dar. So
werden sowohl Schädlinge als
auch Tiere, die sich von Schädlin-
gen ernähren, bedroht oder ent-

wickeln Resistenzen. Alarmie-
rend ist auch, dass der Anteil der
im Grundwasser gefundenen
Pestizide in letzter Zeit wieder
ansteigt, was langfristig gesehen
wiederum die Qualität der Nahrungsmittel bedroht. Lebensmittel, die für Säuglinge und
Kleinkinder angeboten werden,
unterliegen besonders strengen
Regelungen und Kontrollen.
Der Gehalt an Schadstoffen wie
Pestiziden liegt in solchen
Lebensmitteln praktisch bei null.
Wer keine fertige Babykost kaufen möchte, sollte das Risiko
minimieren, indem er Lebensmittel aus → kontrolliert biologischem Anbau kauft und zubereitet; dort ist der Einsatz von
Pestiziden verboten.

Phenylketonurie

Die Phenylketonurie (PKU) –
auch Fölling-Krankheit oder Phe-
nylbrenztraubensäureschwach-
sinn genannt – ist eine seltene
angeborene Stoffwechselstörung.
Wer daran leidet, muss bestimmte Lebensmittel und den
Süßstoff Aspartam meiden. Bei
der PKU fehlt ein bestimmtes
→ Enzym (Phenylalaninhydroxy-
lase). Die Krankheit verläuft in
den ersten Lebensmonaten ohne
merkbare Erscheinungen. Erst
ein Stillstand in der geistigen und
körperlichen Entwicklung etwa
im 6. Lebensmonat deutet auf ein

Vorliegen dieser Krankheit hin. Wenn sie nicht behandelt wird, kann es zu Schwachsinn, gekoppelt mit der Neigung zu Krämpfen, kommen. Die Lebenserwartung von Menschen mit unbehandelter Phenylketonurie liegt bei etwa 20 Jahren. Wird die Krankheit frühzeitig erkannt und behandelt, ist die Lebenserwartung vollkommen normal. Die wichtigste Behandlung der Phenylketonurie besteht in einer phenylalaninarmen Diät. Da Phenylalanin in allen eiweißhaltigen Lebensmitteln vorkommt, müssen besondere diätetische Produkte verwendet werden, die entsprechend als phenylalaninarm gekennzeichnet sind. Zusätzlich zu der eiweißarmen Diät muss ein Nahrungsergänzungspulver gegeben werden, das Eiweiß (ohne die Aminosäure Phenylalanin) sowie Vitamine und Mineralstoffe enthält, um eventuelle »Mängel« der Diät auszugleichen. Der → Süßstoff Aspartam ist für PKU-Kranke nicht geeignet, weil er Phenylalanin enthält.

Phosphat
siehe Hyperaktivität

Pizza
Pizza zählt zu den Lieblingsgerichten von Kindern. Pizza wird in großem Umfang als Fertigge-

richt angeboten und kann → Zusatzstoffe wie den → Geschmacksverstärker → Glutamat enthalten. Pizza ist reich an → Kalorien und begünstigt gerade bei Kindern (wie viele andere Fastfoodprodukte) die Entstehung von → Übergewicht. In Naturkostläden und Reformhäusern gibt es tiefgefrorene Pizzen aus Vollkornmehl, die eine Alternative zu herkömmlichen Pizzen aus dem Supermarkt sein können, wenn es schnell gehen muss. Vorgebackene Teigböden aus Vollkornmehl (Naturkostladen), mit Gemüse, Käse und eventuell etwas Wurst oder Schinken belegt, ergeben ebenfalls eine vollwertige Mahlzeit.

Pommes frites
(*siehe auch* Kartoffeln)
Pommes frites gehören zu den beliebten → Convenience- oder → Fastfoodprodukten. Mit einem Fettgehalt von etwa 7 Prozent sind sie erheblich fettreicher als etwa Salzkartoffeln. Der übermäßige Verzehr kann daher zu → Übergewicht beitragen. Zudem enthalten die Produkte reichlich → Salz. Pommes frites aus dem Schnellrestaurant oder vom Imbiss liefern mehr Fett als Pommes frites, die zu Hause im Backofen zubereitet werden. Pommes von der Bude oder aus Fastfoodrestaurants können

auch so genannte Trans-Fettsäuren enthalten. Sie schaden Herz und Blutgefäßen und spielen nach neueren Erkenntnissen auch bei der Entstehung von Allergien und Asthma eine Rolle.

Probiotika, Prebiotika

Probiotika, etwa der Joghurt *LC1* von Nestlé, zählen zu den erfolgreichsten Innovationen auf dem Lebensmittelmarkt. Sie sollen besonders gesund sein, können aber bei empfindlichen Menschen auch Schäden verursachen (siehe Kapitel 7, S. 128 ff.). Unter *Probiotika* werden lebende Mikroorganismen (zum Beispiel verschiedene Lactobazillen und Bifidobakterien) verstanden, die mit einem Lebensmittel aufgenommen werden und die Gesundheit positiv beeinflussen sollen. Der eigentliche Wirkort der Probiotika ist der Dickdarm, wo sie die Ansiedlung schädlicher Bakterien unterdrücken und von wo aus sie die körpereigene Abwehr steigern sollen. Im Gegensatz dazu sind *Prebiotika* nichtverdauliche Lebensmittelbestandteile (zum Beispiel → Ballaststoffe, Oligofruktose), die den Probiotika als Nahrung dienen und darüber auch die Darmflora günstig beeinflussen. Ob diese Stoffe wirklich helfen, ist nicht definitiv bewiesen. Um jedoch überhaupt gesundheitsfördernde Effekte zu zeigen, müssen Pro- und Prebiotika kontinuierlich und in ausreichender Menge verzehrt werden.

Die meisten Pro- und Prebiotika werden Milcherzeugnissen wie etwa Joghurt zugesetzt, da diese von Natur aus lebende Mikroorganismen enthalten. Inzwischen werden auch probiotische Käse, → Milchgetränke, → Eis, → Wurst und Süßwaren angeboten. Auf dem Markt sind auch probiotische Produkte für Schwangere und Stillende, aber auch für Babys und Kleinkinder. Manche Fachleute sehen dies als problematisch an, weil der kindliche Körper durch die fremden Bakterien bei der Entwicklung seiner individuellen Darmflora möglicherweise behindert wird (siehe Kapitel 7, S. 128 ff.). Zudem können manche der zugesetzten Bakterien als Krankheitserreger wirken und etwa Entzündungen auslösen.

PUFA

PUFAs zählen zu jenen Substanzen, die als Zusatz in Lebensmitteln angeblich besonders gesund sein sollen. Es handelt sich dabei um mehrfach ungesättigte Fettsäuren (engl.: **P**oly **u**nsaturated **F**atty **A**cids). Sie sind ein für den Menschen lebensnotwendiger Bestandteil der Nahrungsfette. PUFAs können vom menschlichen Körper nicht aufgebaut werden und müssen daher mit der Nahrung aufgenommen werden. Bei einem Mangel an essenziellen Fettsäuren kann es zu schweren Stoffwechselstörungen kommen. In Deutschland ist dies nicht zu befürchten: in den meisten Fällen ist die Versorgung mit diesen Fettsäuren aufgrund der überreichlichen Fettzufuhr gewährleistet. Allerdings hat sich aufgrund von Beobachtungen an Eskimos gezeigt, dass eine höhere Aufnahme der in Kaltwasserfischen (etwa Lachs, Makrele, Hering) vorkommenden PUFA das Risiko für Herz-Kreislauf-Erkrankungen senken kann. Diese auch als Omega-3-Fettsäuren bezeichneten Substanzen haben eine blutgefäßerweiternde Wirkung und hemmen das Zusammenklumpen des Blutes. Der regelmäßige Verzehr von Fischen (1 bis 2 Mahlzeiten pro Woche) kann deshalb zur Senkung des Arteriosklerose-, Schlaganfallrisikos und des plötzlichen Herztods beitragen. Ob die Zufuhr von PUFAS über Muttermilchersatzpulver oder als Zusatz in anderen Lebensmitteln die gleiche Wirkung hat, ist nicht hinreichend geklärt. PUFAs können stattdessen auch mit Sonnenblumen-, Maiskeim- oder Distelöl verzehrt werden.

Quellwasser
siehe Mineralwasser

Red Bull
siehe Limonade

Rohmilch
siehe Milch

Saccharin
(siehe auch Süßstoffe)
Saccharin (E 954) ist beliebt bei Leuten, die gern abnehmen wollen. Der künstlich hergestellte → Süßstoff wird zu den → Zusatzstoffen gezählt. Die Süßkraft von Saccharin übersteigt die von Haushaltszucker bei weitem: Die Süßkraft von 1 Gramm Saccharin entspricht der von etwa 200 bis 500 Gramm → Saccharose, weshalb nur sehr geringe Mengen des Süßungsmittels in Lebensmitteln eingesetzt werden müssen. Da Saccharin keine → Kalorien liefert, eignet es sich zur Herstellung kalorienreduzierter Lebensmittel, so genannter Light-Produkte. Saccharin beeinflusst den Insulinspiegel im Gegensatz zur Saccharose nicht, deshalb kann Saccharin auch für die Herstellung von »Diabetiker-Lebensmitteln« (siehe auch → Diabetes) verwendet werden. Produkte, die mit Saccharin anstelle von → Zucker gesüßt sind, müssen durch die Angabe »mit Süßungs-

mitteln« gekennzeichnet werden.
Dies gilt für verpackte wie auch
für lose verkaufte Lebensmittel.
Anfang der Siebzigerjahre hatte
Saccharin in Versuchen mit
Laborratten bei den männlichen
Tieren Blasenkrebs hervorgerufen. Weitere Untersuchungen
konnten diesen Zusammenhang
allerdings nicht mehr bestätigen.
Saccharin ist nahezu weltweit
zugelassen. Ein 10 Kilogramm
schweres Kind sollte aber nicht
mehr als 25 Milligramm Saccharin pro Tag aufnehmen. Diese
Menge entspricht etwa zwei
Süßstofftabletten. Für Erwachsene mit einem angenommenen
Körpergewicht von 70 Kilogramm empfiehlt es sich, die Aufnahme auf etwa 14 Tabletten täglich zu begrenzen. Saccharin
wird in der Tiermast als Masthilfsmittel eingesetzt, weil es die
Gewichtszunahme der Tiere
begünstigt. Bei Menschen ist der
gleiche Effekt möglich (→ Süßstoffe).

Saccharose
siehe Zucker

Saft
Säfte, vor allem in kleinen Tetrapacks mit Strohhalm, sind bei
Kindern sehr beliebt. Gesund
sind sie nicht unbedingt. Unterschieden werden verschiedene
Getränke mit unterschiedlichem

Frucht- und Zuckergehalt.
Fruchtsaft besteht zu 100 Prozent aus gepresstem → Obst und
darf weder → Konservierungs-
oder → Farbstoffe noch sonstige
chemische Zusätze enthalten.
Fruchtsäfte werden mittels einer
→ Pasteurisation haltbar
gemacht. Während Direktsäfte
direkt aus der frischen Frucht
gewonnen werden, bestehen
Säfte aus Konzentraten aus
gepresstem Saft, dem gleich nach
dem Pressen 50 bis 80 Prozent
des natürlichen Fruchtwassers
entzogen wurde. Das Konzentrat
wird für den Transport tiefgefroren und erst beim Abfüllen wieder aufgetaut und mit Wasser auf
die ursprüngliche Stärke rückver-
dünnt. Bei Fruchtsaftkonzentraten ist es erlaubt, einen eventuel-
len Verlust des Fruchtzuckers
durch einen Zusatz von Haushaltszucker bis zu 15 Gramm pro
Liter auszugleichen, ohne dass
dies angegeben werden muss.
Aber auch Direktsäfte enthalten
→ Zucker. Er wird dem Saft zwar
nicht zugesetzt, sondern stammt
aus den verarbeiteten Früchten.
Doch Zucker ist Zucker und
macht auch Säfte zu einem kalo-
rienreichen Lebensmittel.
Ein *Fruchtnektar* besitzt je nach
Fruchtart mindestens 25 bis 50
Prozent Fruchtanteil. Nektare
stellen eine Mischung aus
Fruchtsaft und/oder Fruchtmark,

Wasser und Zucker dar. Der Fruchtanteil muss auf dem Etikett deklariert sein. Ebenso wie die Säfte enthalten Nektare keine Konservierungs-, Farbstoffe oder sonstige chemische Zusätze. Nektare können unterschieden werden in Nektare aus Früchten, die ohne Wasser-Zucker-Zusatz nicht genießbar wären, wie zum Beispiel Sauerkirsche oder schwarze Johannisbeere, und in Nektare aus solchen Früchten, die auch unverdünnt genießbar sind wie Orangen, Grapefruits, Äpfel, Birnen.

Fruchtsaftgetränke gehören lebensmittelrechtlich gesehen zu den Erfrischungsgetränken (wie beispielsweise auch die → Limonaden) und nicht zu den Säften. Sie enthalten Trinkwasser, → Mineralwasser oder Tafelwasser sowie Fruchtsaft, Fruchtsaftkonzentrat, Fruchtmark und/oder Fruchtmarkkonzentrat. Der Fruchtsaftgehalt ist geringer als die vorgeschriebene Menge für Nektare und variiert je nach Frucht. So enthalten Fruchtsaftgetränke aus Kernobst oder Traubensäften einen Saftanteil von mindestens 30 Prozent, ein Zitrussaftgetränk von mindestens 6 Prozent und ein Saftgetränk aus anderen Früchten von mindestens 10 Prozent. Wie auch beim Nektar muss der Fruchtanteil des Fruchtsaftgetränks auf dem Etikett angegeben sein. Säfte sind reich an → Kohlenhydraten und deshalb auch an → Kalorien. Daneben enthalten sie weitere Inhaltsstoffe des Obstes (zum Beispiel Vitamine, → Mineralstoffe und → sekundäre Pflanzenstoffe). Unverdünnt sind sie wegen ihres Kaloriengehalts als durstlöschendes Getränk nur bedingt zu empfehlen. Für Kinder (und Erwachsene) eignen sich mit Wasser verdünnte Fruchtsäfte (zum Beispiel Apfelschorle) besser. Nektare wie auch Fruchtsaftgetränke besitzen nur einen geringen oder gar keinen ernährungsphysiologischen Wert und sind daher ebenso verzichtbar wie Limonaden. Grundsätzlich ist es immer besser, einen Saft selbst mit Wasser zu verdünnen, als fertige Schorlen oder Nektare zu verwenden.

Salz
Zu viel Salz im Essen steht im Verdacht, krank zu machen. Zumindest bei entsprechend veranlagten Personen kann es Bluthochdruck mitverursachen und schlimmstenfalls zum Herzinfarkt führen. Junge Menschen sind allerdings nicht so stark gefährdet wie ältere. Doch auch bei jungen Erwachsenen kann es schon zum Herzinfarkt und anderen Herz-Kreislauf-Erkrankungen

kommen. Bis heute sind diese Zusammenhänge jedoch nicht abschließend geklärt. Es ist aber in jedem Fall empfehlenswert, den Kochsalzkonsum zu beschränken. Gerade Kinder sollten frühzeitig daran gewöhnt werden, dass Essen nicht salzig sein muss, um zu schmecken. Gewürze und Kräuter sind wesentlich schmackhafter und abwechslungsreicher. Wer aus medizinischer Sicht seinen Kochsalzkonsum reduzieren sollte und auf den Salzgeschmack nicht verzichten mag, kann auf Kochsalzersatzprodukte zurückgreifen, wie sie im Lebensmittelhandel und in Reformhäusern angeboten werden.

Säuglingsnahrung

Unter diesem Begriff werden spezielle Lebensmittel für Babys verstanden. Diese können fertig gekauft (Milch, Breie) oder im Haushalt selbst hergestellt werden. Säuglingsanfangsnahrung, im Handel auch als »Pre« oder »Anfangsnahrung« oder »Erstmilch« bezeichnet, basiert im Allgemeinen auf Kuhmilch (→ Milch). Sie ist durch Zusatz verschiedenster Nährstoffe in ihrer Zusammensetzung der → Muttermilch angepasst. Allerdings ist sie der Muttermilch keineswegs ebenbürtig hinsichtlich der Stärkung des Immunsystems,

der geistigen Entwicklung und des Schutzes vor Allergien und Übergewicht. Auch Säuglingsanfangsnahrung mit der Bezeichnung »1« kann von Beginn an gefüttert werden. Sie ist aufgrund von Zusätzen wie Maltose, → Saccharose, Maltodextrin, Glucosesirup und glutenfreier Stärke sämiger und sättigender und soll dazu führen, dass Babys früher durchschlafen. Obwohl »Pre«-Nahrung in den ersten 6 Monaten vom Nährstoffgehalt her für die Versorgung des Babys vollkommen ausreichend ist und ähnlich wie → Muttermilch wegen der dünnflüssigen Konsistenz »nach Bedarf« gefüttert werden kann, geben die meisten Eltern ihrem Baby schon bald nach der Geburt »1«-Nahrung. Sie haben Angst, dass das Kind nicht satt wird, was aus Sicht von Fachleuten aber unbegründet ist.

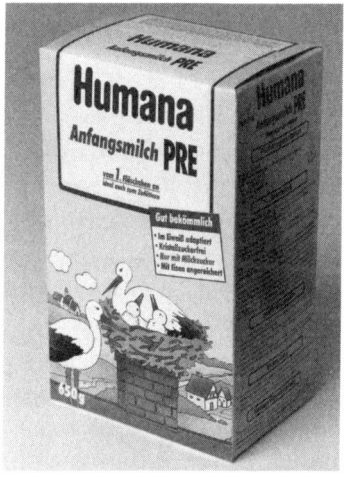

Säuglingsfolgenahrungen (im Handel mit einer »2« und »3« gekennzeichnet) sind für Säuglinge vom 5. bis 8. Lebensmonat bzw. darüber hinaus konzipiert. Sie sind etwas gehaltvoller als »1«-Nahrung und mit weiteren Vitaminen und Mineralstoffen angereichert, bieten ansonsten aber keine ernährungsphysiologischen Vorteile. Fachleute halten Folgenahrung darum für entbehrlich. Babynahrung mit dem Zusatz »2« darf nicht vor dem 5. Monat eingesetzt werden, da sie mehr Eiweiß, → Fett und → Kohlenhydrate enthält als dem Säugling in den ersten Lebensmonaten zuträglich ist. Nahrung mit der Ziffer »3« ist erst ab dem 8. Lebensmonat geeignet. Daneben gibt es für Kinder ab dem 5. Monat, die nicht mehr ausschließlich gestillt oder mit der Flasche gefüttert werden (→ Beikost), zahlreiche Breie und Flocken aus der Tüte zum Anrühren oder fertig aus dem → Gläschen. Es gibt Produkte auf (Kuh-) Milchbasis, zum Beispiel fertige Grießbreie mit einem Zusatz an getrocknetem Milch- und Obstpulver, mit Schokoladenstückchen, Nüssen, Kakao- oder Zimtgeschmack, die für abends empfohlen werden. Fachleute raten von solchen Breien jedoch aus Gründen der Allergieprophylaxe ab. Besser geeignet sind

reine, speziell für Säuglinge vorbehandelte Vollkornflocken, die zur Selbstherstellung von Babybrei mit und ohne Milch geeignet sind. Zum anderen findet sich im Handel löffelfertige Beikost auf Obst- und Gemüsebasis. Gemüsebreie sind insbesondere als Mittagsmahlzeit gedacht und sollten zur Versorgung mit Eisen einen Zusatz an Fleisch haben. Empfehlenswert sind Produkte, die höchstens fünf Zutaten enthalten, nämlich Gemüse, Kartoffeln, Vollkornreis oder Vollkornnudeln, Fleisch, Öl und etwas Fruchtsaft. Doch auch vegetarische Breie sind möglich, wenn sie eisenreiches Vollkorngetreide enthalten. Herzhafte Gläschen sind vergleichbar mit Konserven und damit vitaminärmer als selbst zubereitete Säuglingsnahrung. Reine Obstbreie sind wegen des geringen Nährstoffgehalts nicht als alleinige Mahlzeit ausreichend, das Püree eignet sich aber als Zusatz zu selbst hergestellten Obstbreien mit Getreide.

Schimmelpilze

Schimmelpilze stellen in Babynahrung immer wieder ein Problem dar. Vor allem so genannte Fusarien sind in der Vergangenheit in die Schlagzeilen geraten. Die Schimmelpilze befallen überwiegend lebende Getreidepflanzen und bilden den Giftstoff Deoxynivalenol, kurz DON genannt. DON gehört zu der Gruppe der so genannten Trichothecene, die von Fusarien gebildet werden. Trichothecene haben eine zellschädigende Wirkung. Sie sind hauttoxisch und greifen zunächst den Verdauungstrakt an, beeinträchtigen aber auch das Nervensystem, die Blutbildung und das Immunsystem. DON ist zwar als »nicht krebserzeugend« eingestuft. Nach Verzehr hoch belasteter Produkte können beim Menschen aber Erbrechen, Durchfall und Hautreaktionen auftreten. Weil die Lebensmitteluntersuchungsämter in den vergangenen Jahren regelmäßig auf belastete Getreideprodukte für Babys stießen, die teilweise sogar den von der EU tolerierten Wert für die tägliche Aufnahme überschritten, sind nun gesetzliche Regelungen für Babynahrung in Vorbereitung.

Einige Schimmelpilzgifte zählen zu den stärksten natürlich vorkommenden Giftstoffen und sind in der Lage, Leber, Herz und Nieren zu schädigen und Krebs hervorzurufen. Verschimmelte Lebensmittel sollten in jedem Fall komplett vernichtet werden, auch wenn der Schimmelbefall scheinbar nur eine Stelle betrifft. Vielfach finden sich dann schon in anderen Bereichen noch nicht sichtbare Ansiedlungen der Schimmelpilze, so dass sich auch dort bereits Giftstoffe finden können. Das gilt insbesondere für Lebensmittel wie Brot, aber auch Quark, Joghurt und Obst. Auch Sterilisieren, Backen und andere küchentechnische Verfahren zerstören die Gifte nicht.

Schokolade
siehe Süßigkeiten

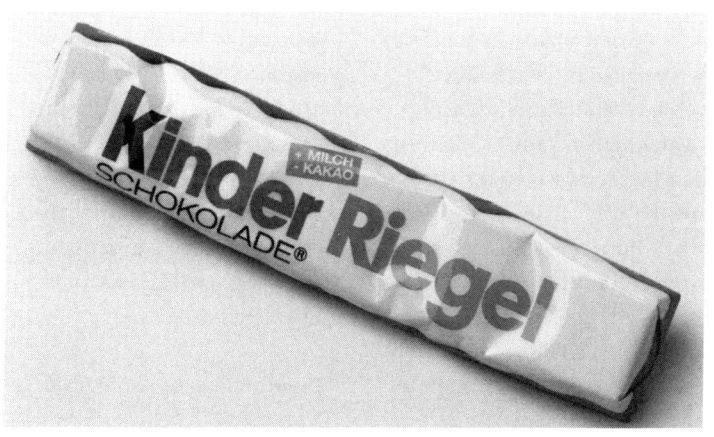

Schokoriegel

siehe Süßigkeiten

Schwermetalle

Schwermetalle sind durchaus
nicht immer schädlich – doch
man sollte auf jeden Fall seinen
Kindern nicht zuviel davon
geben. Einige Schwermetalle
(zum Beispiel Cadmium und
Quecksilber) sind aus derzeitiger
Sicht für den Menschen ausschließlich als giftig anzusehen,
andere wiederum sind lebensnotwendig (zum Beispiel Kobalt,
Kupfer, Mangan und Molybdän).
Allerdings sind die Übergänge
dabei vielfach fließend, weil
bestimmte Schwermetalle wie
zum Beispiel Blei in minimaler
Menge zwar lebensnotwendig
sind, in der Umwelt heute aber in
sehr hoher Konzentration vorkommen, so dass ihre schädlichen Eigenschaften überwie-
gen. Insgesamt hat sich die
Belastung mit vielen Schwerme-
tallen in den letzten Jahren deutlich verringert (zum Beispiel
durch veränderte industrielle
Produktionstechniken, bleifreies
Benzin). Schwermetalle werden
aber im menschlichen und tierischen Körper lange Zeit gespei-
chert und reichern sich vor allem
im Fettgewebe an. Beim Stillen
können schädliche Stoffe heraus-
gelöst werden und in die Muttermilch übergehen.

Sekundäre Pflanzenstoffe

Obst und Gemüse sind gesund.
An welchen Substanzen das im
Einzelnen liegt, ist aber noch gar
nicht im Detail erforscht. Eine
wichtige Rolle spielen die so
genannten sekundären Pflanzenstoffe. Darunter wird eine große
Gruppe unterschiedlicher Pflan-
zeninhaltsstoffe verstanden, die
in sehr kleinen Mengen vorkommen und die Gesundheit des
Menschen günstig beeinflussen
können. Im Gegensatz zu den pri-
mären Pflanzenstoffen (→ Kohlenhydrate, → Fett, Eiweiß, Vitamine, → Mineralstoffe) wurde
die Bedeutung der sekundären
Pflanzenstoffe für die Ernährung
des Menschen erst in den letzten
Jahren erkannt, nachdem sich
gezeigt hatte, dass Menschen die
viel Obst und Gemüse verzehren,
einen besseren Gesundheitszu-
stand aufweisen und weniger
unter bestimmten Erkrankungen
leiden als solche, die wenig
davon essen. Sekundäre Pflanzenstoffe sind oft spezifisch für
bestimmte Pflanzen und verleihen ihnen den jeweiligen
Geschmack, Geruch oder die
Farbe. Inzwischen wurden mehr
als 10 000 verschiedene sekundäre Pflanzenstoffe beschrieben;
nur von den wenigsten ist bisher
ihre genaue Wirkung bekannt.
Insgesamt nimmt der Mensch pro
Tag nur etwa 1,5 Gramm dieser

Stoffe auf – und dennoch wirken sie auch in solch kleinen Mengen. Zu den bekanntesten sekundären Pflanzenstoffen zählen Carotinoide (zum Beispiel Beta-Carotin aus Möhren, Lycopin aus Tomaten), Polyphenole (zum Beispiel rote Farbstoffe der Trauben, Quercetin aus den Randschichten von Obst), Sulfide (zum Beispiel die scharf schmeckenden Inhaltsstoffe von Knoblauch und Meerrettich) sowie die Phytoöstrogene aus Soja, Roggen oder Leinsamen.

Je nach Substanz besitzen sie unter anderem krebsschützende, antimikrobielle, antioxidative, immunmodulierende, entzündungshemmende sowie verdauungsfördernde Wirkungen und nehmen einen günstigen Einfluss auf Blutdruck, Cholesterin- und Blutzuckerspiegel. Es ist deshalb sinnvoll, Obst und Gemüse in vielerlei Form zu genießen – so ist die ganze Palette an Schutzwirkungen gesichert. Inzwischen gibt es auch Gummibärchen für Kinder, die mit sekundären Pflanzenstoffen angereichert sind. Ob die Stoffe in dieser Form ebenfalls ihre Wirkung entfalten, wurde nicht abschließend geklärt.

Spaghetti
siehe Nudeln

Spinat
Spinat war Generationen von Kindern verhasst. Seitdem es breiartige Zubereitungen mit Sahne aus der Tiefkühltruhe gibt, ist es das beliebteste Gemüse bei Kindern. Spinat enthält viele → Mineralstoffe und Vitamine. Er kann sowohl roh, zum Beispiel als Salat, aber auch gekocht gegessen werden. Roher Spinat enthält vergleichsweise große Mengen an → Vitamin C, des weiteren → Folsäure, Vitamin A, B_2, Kalium und Magnesium. Es ist allerdings ein weitverbreiteter Irrtum, dass Spinat besonders viel → Eisen enthalte. Zudem kann das im Spinat enthaltene Eisen nur schlecht vom Körper verwertet werden. Aufgrund eines Fehlers, der zu der Angabe des überhöhten Eisengehalts führte, wurden Generationen von Kleinkindern gezwungen, reichlich Spinat zu essen. Ein mögliches Problem des Spinats besteht darin, dass er von Natur aus viel → Nitrat enthält und durch übermäßig belastete Böden weiteres Nitrat aufnimmt. Nitrat kann durch Bakterien in → Nitrit umgewandelt werden, welches sich im Körper zu den krebsauslösenden → Nitrosaminen verbinden kann. Werden Reste von zubereitetem Spinat zum Abkühlen in der Küche gelagert, können auch geringe Men-

gen an Nitrat von Mikroorganismen in das schädliche Nitrit umgewandelt werden. Spinatreste müssen darum sofort nach dem Essen in den Kühlschrank, an die kühle Luft oder in einen kalten Keller gestellt werden. Säuglinge dürfen gar keinen Spinat essen, da in den ersten Lebensmonaten die Gefahr einer Blausucht besteht. Bei dieser Vergiftung wird der rote Blutfarbstoff Myoglobin verändert (oxidiert), die Babys laufen blau an und können ersticken. Bei Säuglingen verläuft die »Entgiftung« sehr viel langsamer als bei Erwachsenen, daher sind sie besonders gefährdet.

Sprue
siehe Zöliakie

Stillen
siehe Muttermilch

Süßigkeiten
Kinder mögen Süßes. Die Vorliebe dafür ist angeboren, denn schon die Muttermilch ist süß. Geschickte Werbung aber verführt zu einem Übermaß an Süßwarenkonsum – und das ist nicht gut für die Kinder. Denn aufgrund des hohen Gehalts an → Zucker und teilweise auch des hohen → Fettgehalts sind Süßwaren sehr kalorienreich. So enthält beispielsweise ein Riegel Duplo (18 Gramm) 100 Kilokalorien, 50 Gramm Lakritzschnecken enthalten 145 Kilokalorien und 1 Riegel Mars (60 Gramm) 275 Kilokalorien (siehe die Liste der Dickmacher im Anhang, S. 259 ff.).

Für Diabetiker (→ Diabetes mellitus) sind zuckerfreie (aber nicht kalorienfreie) Süßwaren im Handel erhältlich. Diese verdanken ihren Süßgeschmack den → Zuckeraustauschstoffen wie Fructose, Sorbit und → Süßstoffen wie → Saccharin. Süßigkeiten sollten nicht im Übermaß verzehrt werden, da sie zur Überernährung und damit zu → Übergewicht beitragen. Der hohe Zuckergehalt begünstigt insbesondere bei klebrigen Produkten die Entstehung von → Karies (siehe Kapitel 6, S. 108 ff.). Kindern sollten Süßigkeiten nicht vorenthalten, sondern ihnen sollte ein maßvoller Umgang damit vermittelt werden. Hin und wieder nach dem Essen oder nachmittags spricht nichts gegen eine kleine Leckerei. Danach sollten aber die Zähne geputzt werden.

Süßstoffe
Als Süßstoffe werden künstlich hergestellte oder natürliche Verbindungen bezeichnet, die einen süßen Geschmack besitzen – aber keinen oder nur einen sehr

geringen Kaloriengehalt. Süßstoffe zählen zu den → Zusatzstoffen; in Deutschland dürfen
zum Beispiel Acesulfam K,
Aspartam, Cyclamat und → Saccharin eingesetzt werden. Für die
gleiche Süßwirkung muss bei
Süßstoffen nur zwischen einem
Dreißigstel und einem Dreitau-
sendstel der entsprechenden
Haushaltszuckermenge eingesetzt werden. Auch bei der
Herstellung von Diabetikerle-
bensmitteln (→ Diabetes mellitus) können Süßstoffe eingesetzt
werden, da sie den Insulinspiegel
nicht beeinflussen. Ein weiterer
Vorteil der Süßstoffe gegenüber
der → Saccharose liegt darin,
dass sie keine → kariesfördernde
Wirkung besitzen. Auf einen
Nachteil weisen Untersuchungen
hin: Einige Süßstoffe stimulieren
das Hungergefühl und induzieren
damit eine erhöhte Nahrungsaufnahme, die wiederum das Risiko
des → Übergewichts in sich
birgt. Nicht bestätigt hat sich der
Verdacht, dass Süßstoffe Krebs
auslösen können (→ Saccharin).
Lebensmittel, die mit
Süßstoff(en) gesüßt sind, müssen entsprechend gekennzeichnet werden. Sie tragen die Aufschrift »mit Süßungsmittel(n)«
auf der Verpackung, bei lose ver-
kauften Produkten erfolgt der
Hinweis auf dem Warenschild.
Produkte, die mit Aspartam

gesüßt sind, müssen zusätzlich
mit der Warnung »enthält eine
Phenylalaninquelle« versehen
werden, da Personen mit → Phenylketonurie diese Aminosäure,
die Bestandteil des Aspartams
ist, meiden müssen. Für Kinder
empfiehlt es sich nicht, auf süß-
stoffhaltige Lebensmittel umzu-
steigen. Es sollte vielmehr ver-
sucht werden, sie nicht zu stark
an den Süßgeschmack zu gewöhnen und hierdurch eine
Beschränkung der Zuckerauf-
nahme zu erreichen.

Tafelwasser
siehe Mineralwasser

Tee
Tee ist kein Getränk für Kinder.
Zumindest nicht, wenn er wie
Schwarztee Koffein enthält. Koffein macht Kinder zappelig. Der
Koffeingehalt schwankt bei den
meisten Tees zwischen 2,5 und
5,5 Prozent. Je nach Sorte und
Aufgussstärke enthält eine Tasse
Tee etwa 20 bis 60 Milligramm
Koffein, also weniger als → Kaffee (60 bis 80 Milligramm Koffein
pro 150 Milliliter). *Grüner Tee*
enthält ebenso viel Koffein wie
schwarzer und ist deshalb für
Kinder ebenfalls ungeeignet. *Aromatisierte Tees* bestehen meist
aus schwarzem Tee, der mit
getrockneten Blüten, Schalen-
oder Fruchtstücken versetzt oder

mit Pflanzenölen oder Aromen besprüht wird. Da die Basis Schwarztee ist, eignen sich auch aromatisierte Tees nicht als Getränk für Kinder. Zur Herstellung von *Instanttee* wird aus den Teeblättern ein Extrakt hergestellt. Dieser Extrakt wird dann zu Pulver oder Granulat getrocknet. Es gibt heiß- und kaltlösliche Instanttees, die wohl bekannteste Variante ist der »Zitronentee« – ein mit → Zucker, Traubenzucker, Zitronensäure oder → Vitamin C versetztes Teegranulat. Doch auch für Babys gibt es Instanttees, die vor allem Zucker enthalten. Weil Zucker die Zähne schädigt, dick macht und der frühzeitige Verzehr der weißen Kristalle die Geschmacksschwelle für süß unnötig hoch setzt, sind Instanttees für Babys und Kleinkinder ungeeignet. Günstiger sind *Kräuter- und Früchtetees* wie zum Beispiel Hagebuttentee, Fencheltee, Kamillentee oder Pfefferminztee, die aus getrockneten Pflanzenblättern, -blüten oder -früchten bestehen und kein Koffein enthalten. Sie können heiß und kalt getrunken werden. Auch der inzwischen beliebte *Rooibos-Tee* (gesprochen: »Roibusch«; auch Rotbusch genannt) enthält kein Koffein. Er wird durch Fermentation der nadelähnlichen Blätter des südafrikanischen Rot-

busches (Aspalathus linearis) gewonnen. *Babytees* sind für Säuglinge bestimmt und unterliegen damit der Diätverordnung. Sie schreibt vor, dass im zubereiteten Produkt praktisch keine Rückstände von Pflanzenschutz- und Schädlingsbekämpfungsmitteln (→ Pestizide) mehr nachzuweisen sein dürfen. Babytees waren lange Zeit stark mit Zucker gesüßt und lösten das so genannte Baby-Bottle-Syndrom (engl. wörtlich: Kleinkind-Flaschen-Syndrom) aus, das durch verfaulte Zähne gekennzeichnet ist. Nachdem Tees auf Eiweißbasis ohne Zucker ein Ladenhüter blieben, sind inzwischen wieder zuckerhaltige Instanttees (s. o.) auf dem Vormarsch. Doch ob Tee mit oder ohne Zucker: Babys und Kleinkinder sollten nicht ständig an Trinkflaschen »nuckeln«, weil die Zähne durch das ständige Umspülen mit Flüssigkeit, auch mit Wasser, an Härte verlieren und leichter von kariesauslösenden Säuren angegriffen werden können. Auch die in Kindertees und Zitronentees enthaltene Zitronensäure kann die Zähne angreifen.

Tiefkühlkost

Tiefkühlkost (TK-Kost) gilt als gesund. Doch das trifft nur bedingt zu. Zur Herstellung von Tiefkühlgemüse wie Erbsen,

Karotten oder Blumenkohl wird die Rohware direkt nach der Ernte verlesen, gewaschen, geputzt, eventuell geschält und zerkleinert und kurz in reichlich Wasser erhitzt, also blanchiert. Durch den Blanchiervorgang kommt es zu einem Verlust an wasserlöslichen Vitaminen und Mineralstoffen. Jedoch bleiben Farbe und die restlichen Vitamine während der anschließenden Lagerzeit weitgehend erhalten. Zusätzlich werden durch das Erhitzen Bakterien abgetötet, so dass Tiefkühlgemüse bis zu einem Jahr haltbar ist. Nach dem Auftauen im Haushalt muss TK-Gemüse wie frisches gedünstet werden. Die Garzeiten sind etwas verkürzt, da das Gemüse bereits blanchiert wurde.

Häufig wird behauptet, TK-Kost sei gesünder als frisch zubereitetes Gemüse. Richtig ist, dass Gemüse für TK-Kost meist sofort nach der Ernte verarbeitet und eingefroren wird und es dadurch zu geringeren Verlusten an Vitaminen kommt, als wenn das Gemüse tagelang im Supermarkt herumliegt und anschließend im Haushalt. Doch Tiefkühlgemüse wird, anders als im Haushalt zubereitetes, zweimal erhitzt. Zunächst wird es in der Fabrik blanchiert, dabei geht ein Teil der wasserlöslichen Vitamine ins Kochwasser über. Und auch

Mineralstoffe gehen an die Garflüssigkeit verloren. Beim Zubereiten von TK-Kost, dem Dünsten oder Kochen im Haushalt, kommt es zu weiteren Einbußen an Vitaminen und Mineralstoffen. Wird Gemüse im Haushalt frisch zubereitet, wird es hingegen nur einmal gegart. Zudem kann das Kochwasser mitverwendet werden, so dass man in den Genuss der darin gelösten Vitamine und Mineralstoffe kommt. In Untersuchungen wurde meist nur der Gehalt an → Vitamin C in frischem Gemüse und TK-Kost verglichen, der Verlust an anderen Vitaminen und an → Mineralstoffen durch Garen hingegen nicht weiter berücksichtigt. Es ist jedoch nichts dagegen einzuwenden, wenn in den Wintermonaten mit ihrem teilweise spärlichen Angebot an frischem Gemüse hin und wieder TK-Gemüse verwendet wird. Tiefkühlkost ist frei von → Konservierungsstoffen, die Haltbarkeit beruht allein auf einer Absenkung der Temperatur. Allerdings enthalten viele Tiefkühlfertiggerichte eine Vielzahl an → Zusatzstoffen, etwa → Aromastoffe. Die Herstellung von Tiefkühlkost und die Einhaltung der Kühlkette sind nicht zuletzt mit einem hohen Energieaufwand verbunden und daher aus ökologischer Sicht ungünstig zu bewerten. Eine Alternative zu

Tiefkühlkost kann das Einfrieren von Obst und Gemüse aus eigenem Anbau oder von Bauernmärkten sein, auf denen Produkte aus der Region frisch angeboten werden.

Trinkwasser

Trinkwasser ist das wichtigste Lebensmittel. Die Qualitätsanforderungen sind deshalb besonders hoch. Dabei sind auch Grenzwerte für den Gehalt an Schadstoffen (→ Schwermetalle), Rückständen (beispielsweise → Pestizide) sowie die Keimgehalte festgelegt. Danach darf Trinkwasser keine Krankheitserreger enthalten. Es muss frei von gesundheitsschädlichen Keimen, klar, kühl, geruch- und farblos sowie geschmacklich einwandfrei sein. Im Bedarfsfall – also bei hoher Keimbelastung – darf Chlor zur Desinfektion zugesetzt werden. Das Trinkwasser muss auch zum Gebrauch für den Menschen, das heißt zur Verarbeitung von Lebensmitteln, zur Reinigung der dazu benötigten Gegenstände und zur Körperpflege, geeignet sein. In vielen Gegenden stellt der hohe Gehalt des Trinkwassers an → Nitrat ein Problem für Säuglinge dar. Zulässig ist ein Gehalt von 50 Milligramm Nitrat pro Liter. Der Nitratgehalt des Wassers kann (wie auch die Wasserhärte) bei den örtlichen Versorgungseinrichtungen erfragt werden. Bei hohen Gehalten empfiehlt es sich, für die Zubereitung von Säuglingsnahrung auf → Mineralwasser auszuweichen. Mineralwasser, das den Zusatz »geeignet für die Zubereitung von Säuglingsnahrung« trägt, darf nicht mehr als 10 Milligramm Nitrat pro Liter enthalten. Jenseits des Säuglingsalters aber ist Leitungswasser der ideale Durstlöscher für Kinder.

Tütensuppen

siehe Conveniencekost

Übergewicht

In Deutschland leidet mittlerweile mehr als jeder Zweite an Übergewicht, jeder Fünfte ist sogar als adipös (fettsüchtig) einzustufen. Von Übergewicht sind zunehmend auch Kinder betroffen. Die Ursachen dafür sind vielfältig. Es entsteht im Wesentlichen dann, wenn die Kleinen zu viel essen und sich zu wenig bewegen. Die Entstehung von Übergewicht wird allerdings auch durch bestimmte erbliche Faktoren begünstigt, die bisher nur teilweise bekannt sind. Und schließlich können zahlreiche Zutaten in industriellen Lebensmitteln das Übergewicht fördern. Zur Bestimmung des Übergewichts wird der *Korpermasse-index* (Body Mass Index = BMI) verwendet. Der BMI errechnet sich wie folgt:

$$BMI = \frac{\text{Körpergewicht (kg)}}{\text{Körperlänge (m) x Körperlänge (m)}}$$

Bei einem Gewicht von 65 Kilogramm und einer Größe von 1,70 Meter ergibt sich also beispielsweise ein BMI von 22,5. Als »normal« gilt bei Erwachsenen ein BMI von 18,5 bis 25. Bei Werten über 25 liegt Übergewicht vor, über 30 spricht man von Adipositas. Liegt der BMI unter 18,5, ist die entsprechende Person untergewichtig. Auch bei Kindern muss neben dem Geschlecht insbesondere das Alter sowie die Körpergröße berücksichtigt werden, da sich das Gewicht aufgrund von Wachstumsschüben innerhalb kurzer Zeit stark verändern kann. Bei leicht übergewichtigen Kindern sollte nicht so sehr die Gewichtsverringerung im Vordergrund stehen – vielmehr sollte darauf geachtet werden, dass das Gewicht nicht weiterhin ansteigt, so dass sich das leichte Übergewicht durch den nächsten Wachstumsschub normalisiert. Stark übergewichtige Kinder aber sollten in Kooperation mit Ärzten und Ernährungsberatern ihr Gewicht senken. Spezielle kindgerechte Programme zum Abnehmen bzw. zur Gewichtsstabilisierung und zur Ernährungsumstellung (bei-

spielsweise *Moby Dick*) erleichtern diesen Schritt.

Mit steigendem Körpergewicht erhöht sich das Risiko für verschiedene Erkrankungen wie beispielsweise → Diabetes mellitus (Zuckerkrankheit), Herzinfarkt und Schlaganfall, aber auch für Krebserkrankungen teilweise dramatisch. Ein besonders hohes Risiko besteht für Menschen, die schon als Kinder übergewichtig waren. Eine langfristige Gewichtsverringerung ist nur dann zu erreichen, wenn die Ernährungsweise verändert (pflanzlich orientierte, fettarme und ballaststoffreiche Ernährung) und die körperliche Aktivität gesteigert wird. Auch sollten die industriellen Lebensmittelzusätze gemieden werden, die das Übergewicht begünstigen: namentlich → Aroma und → Geschmacksverstärker. Die Neigung zu Übergewicht wird früh festgestellt: Kinder, die gestillt wurden, neigen weniger dazu. Mütter sollten deshalb, wenn sie stillen können, auf künstliche Ersatzmilch verzichten. Auch könnten die Gläschen mit Fertigmenüs, nach Beobachtungen von Kinderernährungsspezialisten, ein Risiko darstellen – was durch wissenschaftliche Studien allerdings nicht belegt ist (siehe Kapitel 4, S. 60 ff.).

Vegetarische Ernährung

In Zeiten von Fleischskandalen und unappetitlichen Produktionsmethoden wollen sich viele Verbraucher vegetarisch ernähren. Das ist auch für Kinder möglich, wenn bestimmte Grundsätze beachtet werden.

Vegetarier essen neben pflanzlicher Nahrung nur solche Lebensmittel tierischen Ursprungs, die ohne das Töten von Tieren gewonnen werden können (→ Milch und Milcherzeugnisse, Eier). Der Vegetarismus existiert in sehr unterschiedlichen Ausprägungen. Am häufigsten finden sich Lakto-Ovo-Vegetarier, die pflanzliche Nahrung, Milch(produkte) und Eier verzehren, aber kein Fleisch und keinen Fisch. Veganer klammern alle vom Tier stammenden Produkte aus ihrer Ernährung aus, oftmals auch Honig. Viele verwenden zudem auch keine Gebrauchsgegenstände vom Tier (zum Beispiel Lederschuhe, Wolle). Eine vielseitig gestaltete lakto-(ovo-)vegetarische Ernährung sichert entgegen früheren Behauptungen die Versorgung mit allen Nährstoffen. Sie ist der üblicherweise praktizierten Ernährung vielfach sogar deutlich überlegen und kommt den Empfehlungen für eine gesunderhaltende Ernährung sehr nahe. Eine vegetarische Ernährung mit Milch und Milchprodukten ist auch für Säuglinge und Kleinkinder geeignet. Den Eltern ist dabei allerdings zu empfehlen, sich anhand von Büchern und Broschüren vorher eingehend zu informieren (siehe Literatur im Anhang, S. 273 ff.). Zahlreiche Studien belegen, dass Vegetarier seltener an einigen ernährungsabhängigen Krankheiten leiden als die Durchschnittsbevölkerung. Hierfür ist aber nicht nur die Ernährung verantwortlich, sondern auch die Tatsache, dass viele Vegetarier mehr Sport treiben, nicht rauchen und kaum oder gar keinen → Alkohol trinken.

Eine vegane Ernährung birgt das Risiko für verschiedene Nährstoffmangelerscheinungen (zum Beispiel Vitamin B_{12}, → Vitamin D, → Kalzium) und ist für Säuglinge, Kleinkinder, Schwangere und Stillende nicht geeignet. Sie kann zu schwerwiegenden Schäden bei Babys führen bis hin zum Tod durch Verhungern, weil lebenswichtige Nährstoffe fehlen.

Verdickungsmittel

Verdickungsmittel sind → Zusatzstoffe, die viel Wasser binden und dadurch die Viskosität oder Festigkeit eines Produkts erhöhen können. Sie werden in der Lebensmittelherstellung als

250

Binde-, Quell- und Dickungsmittel in Saucen, Suppen, Füllungen, Konfitüren, Puddingen und Getränken eingesetzt, können aber auch als Füllstoffe in kalorienreduzierten Lebensmitteln verwendet werden. Das bekannteste Verdickungsmittel ist Speisestärke. Weite Verwendung finden auch Alginate (E 400–405), Agar Agar (E 406, Gewinnung aus Algen), Johannisbrotkernmehl (E 410), Carrageen (E 407) oder Pektin (E 440, Gewinnung aus Äpfeln) sowie die schon erwähnte Stärke und Stärkederivate. Verdickungsmittel, die in Lebensmitteln eingesetzt werden dürfen, galten bislang als nicht gesundheitsschädlich. Sie können jedoch, neueren Untersuchungen zufolge, die Darmwand angreifen (siehe Kapitel 8, S. 154 ff.). Für Allergiker können sie ebenfalls ein Problem darstellen.

Vitamin C

Vitamin C ist das → Kinderlebensmitteln am häufigsten zugesetzte Vitamin. Obwohl der Bedarf der Kinder durch natürliche Lebensmittel gedeckt werden kann und meist auch wird, setzt die Industrie → Milchprodukten, Bonbons, → Gläschenkost mit Obst, → Säften und sogar Wurst Vitamin C zu. Ascorbinsäure (Vitamin C) ist von

Natur aus vor allem in pflanzlichen Lebensmitteln, also → Gemüse, → Obst und → Kartoffeln enthalten. In Lebensmitteln tierischer Herkunft ist der Vitamin-C-Gehalt meist bedeutend geringer als in pflanzlichen, lediglich Leber und Nieren können als gute Quellen angesehen werden, sind aber wegen der darin enthaltenen Schadstoffe für Kinder, schwangere und stillende Frauen ungeeignet. Für den Menschen ist Vitamin C lebensnotwendig. Er kann es nicht selber herstellen und muss es (wie alle Vitamine) mit der Nahrung aufnehmen. Vitamin C reagiert sehr empfindlich gegenüber Licht und Luftsauerstoff, einigen metallischen Substanzen wie zum Beispiel Kupfer, ferner ist es hitzeempfindlich. Dies erklärt die großen Verluste bei der Lagerung, Zubereitung und beim Erhitzen der Lebensmittel. Vitamin C übernimmt im menschlichen Organismus vielfältige Funktionen. So ist es an der Bildung des Bindegewebes beteiligt und für die Herstellung einiger Hormone notwendig. Zudem wird es für Entgiftungsreaktionen benötigt. Vitamin C kann die Aufnahme von → Eisen verbessern und hemmt die Bildung der krebserregenden → Nitrosamine. Es wird außerdem diskutiert, dass Vitamin C der Entstehung von Zellschäden und damit Krebserkrankungen vorbeugt. Das klassische Symptom eines schweren Vitamin-C-Mangels ist der Skorbut mit Blutungen in Zahnfleisch, Haut, Muskulatur und in den Gelenken. Er war im Mittelalter unter Seefahrern, aber auch der Landbevölkerung weit verbreitet und findet sich wegen der guten Versorgungslage heute praktisch nicht mehr. Ein leichter Mangel zeigt Auswirkungen auf das allgemeine Wohlbefinden (Müdigkeit, erhöhte Infektionsanfälligkeit, rasche Ermüdung). Die Deutsche Gesellschaft für Ernährung empfiehlt derzeit für Kinder je nach Alter 60 bis 100 Milligramm Vitamin C am Tag. Diese Mengen sind bereits in einer Kiwi-Frucht enthalten. Für Jugendliche und Erwachsene wird eine Zufuhr von 100 Milligramm Vitamin C pro Tag empfohlen.

Vitamin D

Vitamin D ist eines der wenigen Vitamine, das im Säuglingsalter mittels Präparaten zugeführt werden sollte. Es zählt zu den fettlöslichen Vitaminen, bei denen die Versorgung häufig kritisch ist. Das Vitamin dient im menschlichen Organismus als Vorstufe für Hormone, die regulierend in den → Kalzium- und Phosphathaushalt eingreifen.

Hierbei sind sie für eine ausreichende Kalziumresorption aus dem Darm unentbehrlich und unterstützen so unter anderem den Aufbau von Knochen und Zähnen. Zur Versorgung mit Vitamin D trägt die Ernährung nur teilweise bei. Nur einige wenige Lebensmittel enthalten nennenswerte Mengen an Vitamin D. Vergleichsweise gute Quellen sind Fischleber und → Lebertran (Fischleberöl), Lachs, Sardinen, Aal und Heringe, die aber als Lebensmittel für Babys ungeeignet sind. Vitamin D ist außerdem empfindlich gegenüber Sauerstoff, Licht und Hitze, woraus Verluste bei der Zubereitung von Lebensmitteln resultieren. Neben der Aufnahme über die Nahrung ist der Organismus auch in der Lage, selbst Vitamin D zu bilden. Ein Schritt in der körpereigenen Bildung von Vitamin D findet in den obersten Schichten der Haut unter Einwirkung von UV-Strahlung statt. In den dunklen Wintermonaten oder bei wenig Aufenthalt im Freien ist die Bildung deshalb nur sehr eingeschränkt möglich. Ein ausgeprägter Vitamin-D-Mangel führt bei Kleinkindern zum Krankheitsbild der Rachitis. Sie ist dadurch gekennzeichnet, dass die Knochen zu wenig Mineralstoffe einlagern und deshalb weich werden und sich verformen. Darum sollte bereits im Säuglingsalter mit der Gabe von Vitamin-D-Tabletten begonnen werden. Der Gehalt der → Muttermilch und auch von → Muttermilchersatzprodukten reicht für die Versorgung des Säuglings nicht aus. Die Deutsche Gesellschaft für Ernährung empfiehlt die Zufuhr von täglich 10 bis 12,5 Mikrogramm Vitamin D (400 bis 500 Internationale Einheiten). Wurde die ausreichende Versorgung des Kindes im Säuglingsalter sichergestellt, entsteht beim Kleinkind nur sehr selten eine Rachitis. Die Bildung von Vitamin D über die Haut durch Aufenthalt im Freien und die Zufuhr über Nahrungsmittel ist dann zur Versorgung mit dem Vitamin ausreichend. Bei Jugendlichen und Erwachsenen erhöht ein Vitamin-D-Mangel das Risiko, im Alter an → Osteoporose zu erkranken.

Vitaminpillen
siehe Nahrungsergänzungsmittel

Vollkornbrot
siehe Vollkornprodukte

Vollkornnudeln
siehe Vollkornprodukte

Vollkornprodukte
Schon Babys können → Beikost essen, die mit Vollkornprodukten

hergestellt wird. Im Handel gibt es spezielle Vollkorngetreideflocken für die Zubereitung des Milch-Getreide- oder Obstbreis, die mittels Hitze aufgeschlossen und darum von Babys gut vertragen werden. Herzhafte Breie können mit Vollkornreis oder -nudeln hergestellt werden. Zum Ende des ersten Lebensjahres hin dürfen Kinder auch fein gemahlenes Vollkornbrot essen. Vollkornprodukte sind Lebensmittel aus Vollkornmehl, Vollkorngrieß oder ganzen Getreidekörnern. Das können Trockenerzeugnisse (zum Beispiel Flocken, Nudeln, Reis), Dauerbackwaren (zum Beispiel Zwieback, Keks, Knäckebrot) oder Brot sein. Vollkornnudeln werden aus dem Mehl des vollen Korns von Weizen, Dinkel oder Roggen hergestellt. Ein Vollkornbrot besteht zu mindestens 90 Prozent aus Vollkornmahlerzeugnissen, Vollkornbrötchen nur zu mindestens 30 Prozent. »Schwarzbrote« sind meist mit Zuckerkulör gefärbt. Aufgrund der enthaltenen → Ballaststoffe rufen Vollkornbrote eine bessere und längere Sättigung hervor. Vollkornmehle haben einen hohen Ausmahlungsgrad. Das bedeutet, dass das Mehl noch reichlich die ernährungsphysiologisch sehr wertvollen äußeren Randschichten des Korns und den Keim enthält. Der Ausmahlungsgrad eines Mehls wird durch die Typzahl angegeben. Vollkornmehle haben Typzahlen von 1050, 1600 oder werden ohne Typzahl angeboten, Weißmehle dagegen sehr viel niedrigere Werte (zum Beispiel Weizenmehl Typ 405). Je höher die Typzahl, umso höher ist auch der Gehalt an → Mineralstoffen, Vitaminen (insbesondere der Vitamin-B-Komplex) und → Ballaststoffen.

Vollwerternährung

Die Vollwerternährung baut vor allem auf frische Zutaten auf, Konserven und andere industriell verarbeitete Nahrungsmittel werden gemieden. Sie ist wissenschaftlich untersucht und entspricht allen Anforderungen, die an eine gesunderhaltende Ernährung zu stellen sind. Das heißt, sie liefert nicht nur alle notwendigen Nährstoffe wie Vitamine und → Mineralstoffe, sondern auch die zur Vermeidung vieler Erkrankungen notwendigen Schutzstoffe (zum Beispiel → sekundäre Pflanzenstoffe). Es wird empfohlen, etwa die Hälfte der Nahrung in Form unerhitzter »Frischkost« zu verzehren (dies schließt auch → Milch mit ein: Vorzugsmilch). Grundsätzlich sollten Lebensmittel nur so weit be- und verarbeitet werden, wie dies notwendig ist, um sie für den Menschen genießbar zu machen. Bei der Lebensmittelauswahl liegt die Betonung auf pflanzlichen Lebensmitteln, insbesondere → Vollkornprodukten, → Obst und → Gemüse. Daneben haben Milch, → Milcherzeugnisse und Eier ihren Platz. → Fleisch und → Wurst sind nicht verboten, werden aber sparsam verwendet. Viele Anhänger der Vollwerternährung praktizieren diese Ernährungsweise aber auch als → vegetarische Variante.

Vorzugsmilch
siehe Milch

Wasser
siehe Trinkwasser

Zöliakie

Zöliakie ist eine durch Reaktionen des Immunsystems bedingte Erkrankung des Dünndarms, bei der das in den meisten Getreidearten vorkommende und für die Backqualität wesentliche Klebereiweiß Gluten nicht vertragen wird. Tritt diese Erkrankung bei Erwachsenen auf, wird sie Sprue genannt.

Die Aufnahme von Gluten (enthalten in Roggen, Grünkern, Dinkel, Weizen, Hafer und Gerste) verursacht bei Zöliakiekranken eine Schädigung der Dünndarmschleimhaut, bei der sich die sonst aufgefaltete Oberfläche der Darmschleimhaut verändert und abflacht. Hierdurch ist die Aufnahme von Nährstoffen aus der Nahrung stark verschlechtert, und es kommt zu mehr oder weniger starkem Durchfall. Eine streng glutenfreie Ernährung verhindert die Schleimhautveränderungen und damit die starken Durchfälle. Säuglinge mit nicht-diagnostizierter Zöliakie leiden oftmals unter einem vorgewölbten Unterleib, schlaffer Muskulatur, Appetitlosigkeit, Erbrechen und Durchfällen. Auch Missmut und Weinerlichkeit sowie ein nur mäßiges Körperwachstum bzw. ein Wachstumsrückstand können beobachtet werden. Im Erwachsenenalter treten neben diesen Symptomen auch Blutungsneigungen, Nervosität und Depressionen sowie Knochenschmerzen auf. Wird die glutenfreie Diät lebenslang eingehalten, ist ein ansonsten völlig normales Leben ohne gesundheitliche Störungen möglich. Lebensmittel, die für Personen mit Zöliakie bzw. Sprue geeignet sind, zählen zu den diätetischen Lebensmitteln und sind entsprechend als »glutenfrei« gekennzeichnet.

Zucker
siehe Süßigkeiten

Zuckeraustauschstoffe

Zuckeraustauschstoffe werden häufig in »zuckerfreien« Bonbons oder »zahnschonenden« Süßigkeiten für Kinder eingesetzt. Austauschstoffe haben, mit Ausnahme von Fruktose, keine → kariesfördernde Wirkung, so dass solche Süßwaren vielfach mit einem besonderen Symbol gekennzeichnet sind (»dem Zahnmännchen«: ein weißer Zahn, über dem ein weißer Regenschirm aufgespannt ist vor rotem Hintergrund). Im Gegensatz zu → Süßstoffen liefern Zuckeraustauschstoffe → Kalorien. »Zuckerfrei« bedeutet deshalb keinesfalls kalorienfrei. Die wichtigsten Zuckeraustauschstoffe sind Fruktose, Isomalt (E 953), Lactit (E 966), Maltit, Mannit (E 421), Sorbit (E 420) und Xylit (E 967). Die meisten haben eine abführende Wirkung, so dass sie nur in begrenztem Maß genossen werden sollten. So werden zum Beispiel als tägliche Höchstmengen für Sorbit und Xylit 20 bis 30 Gramm empfohlen. Wenn ein Lebensmittel mehr als 10 Prozent dieser Stoffe enthält, muss auf der Verpackung folgender Hinweis abgedruckt sein: »Kann bei übermäßigem Verzehr abführend wirken.« Zuckeraustauschstoffe sind auch für Diabetiker geeignet. Nach neueren Erkenntnissen bieten mit Zuckeraustauschstoffen gesüßte Lebensmittel und auch die Austauschstoffe selbst für Diabetiker aber keine gesundheitlichen Vorteile.

Zusatzstoffe

Zusatzstoffe sind für die industrielle Nahrungsmittelproduktion unentbehrlich; der Verbraucher hingegen hat von ihnen keine Vorteile. Sie dienen in der Regel technischen Zwecken oder der Beeinflussung von Eigenschaften wie Geschmack oder Aussehen. Ernährungsphysiologisch wünschenswerte Wirkungen haben sie nicht, können aber gesundheitliche Risiken befördern, nicht nur für Allergiker.

Zusatzstoffe können zum einen natürlicher Herkunft sein (zum Beispiel natürliche Farbstoffe, natürliche Aromastoffe), zum anderen aber auch synthetisch hergestellt werden wie zum Beispiel die synthetischen → Farb- und → Aromastoffe, synthetische Süßungsmittel, → Konservierungsstoffe. Oft werden auch natürliche Rohstoffe so umgebaut, dass ihre Herkunft nicht mehr erkennbar ist, etwa wenn aus Soja oder Erdnussrohstoffen Fleischaromen produziert werden.

Die Verwendung von Zusatzstoffen in Lebensmitteln ist reglementiert. Es dürfen nur zugelassene Substanzen eingesetzt werden, von denen in den erlaubten Mengen selbst bei lebenslangem Verzehr keine Gesundheitsgefahr ausgeht. Allerdings basieren die Verzehrmengen nur auf Schätzungen, da die Behörden weder über den Umfang verzehrter Industrieprodukte noch über die Menge der eingesetzten Zusatzstoffe Statistiken führen. Zudem erfolgt die Zulassung weltweit ohne Rücksicht auf regionale Verzehrmengen. Durch den Einsatz von Zusatzstoffen darf der Verbraucher eigentlich nicht getäuscht werden. So ist beispielsweise die Gelbfärbung von Eierlikör nicht zugelassen, da dies beim Verbraucher die Annahme wecken würde, dass dieser Eierlikör besonders viel Ei enthalte. Aromastoffe sind aber dennoch erlaubt, obwohl sie die Konsumenten über die Zusammensetzung der Nahrungsmittel täuschen (siehe Kapitel 2, S. 20 ff.). Wenn einem Lebensmittel Zusatzstoffe zugesetzt werden, müssen diese in der → Zutatenliste vermerkt sein: mit Angabe der Gruppenbezeichnungen und des Namens bzw. der → E-Nummer. Allerdings sind nicht alle verwendeten Zutaten deklarationspflichtig, was vor allem für Allergiker zu Problemen führen kann.

Zutatenliste

Die Lebensmittel-Kennzeichnungsverordnung schreibt gesetzlich vor, dass auf jeglichen abgepackten Lebensmitteln alle Zutaten und Zusatzstoffe aufgeführt sein müssen. Die Reihenfolge in der Zutatenliste richtet sich nach dem Anteil des jeweiligen Stoffes: Der Inhaltsstoff, von dem am meisten drin ist, steht am Anfang der Liste, die anderen folgen in absteigender Reihenfolge. Auf Lebensmitteln, die nur aus einer Zutat bestehen, sowie auf → Aromen, alkoholischen Getränken mit mehr als 1,2 Prozent Alkohol (etwa Wein, Likör), → Honig, → Kaffee-Extrakt, → Kakaoerzeugnissen sowie → Zucker müssen nicht alle Zutaten aufgeführt werden, die enthalten sind. Hilfsstoffe, die im Zuge der Herstellung eingesetzt, aber im Endprodukt nicht oder nur in sehr geringen Mengen enthalten sind, müssen ebenfalls nicht deklariert werden, beispielsweise → Alkohol als Lösemittel und Konservierungsstoff in Süßigkeiten.

Kinder und Kalorien: Die Liste der Dickmacher

Eis, Hamburger, Schokoriegel: In der nachfolgenden Liste können Sie
sehen, wie viel Kalorien die Erzeugnisse haben, die bei Kindern und
Jugendlichen besonders beliebt sind.

Auswahl	Portion in Gramm	Kalorien pro Portion	Fett Gramm	Kalorien pro 100 Gramm
Süßwaren				
Balisto Müsli Mix	41	**214**	6	522
Baumkuchen	50	**214**	11	428
Bounty	30	**145**	8	483
Duplo	18	**100**	6	556
Eiskonfekt	12	**63**	4	525
Gummibärchen	50	**170**	0	340
Hanuta	22,5	**120**	7	533
Happy Hippo Snack	25	**141**	10	564
Hartkaramelle, Bonbon	5	**20**	0	400
Kinderschokolade	12,5	**75**	4	600
Kit-Kat	45	**235**	12	522
Lakritzschnecken	50	**145**	0	290
Lion	45	**220**	10	489
Mars	60	**275**	11	458
Milka Lila Pause, Nougat-Crisp	37	**210**	14	568
Milka Lila Pause, Alpenmilch	37	**200**	12	541
Milky Way	30	**135**	5	450
Negerkuss	20	**90**	3	450
Nussini Schoko Riegel, Milka	37	**210**	14	568
Nuts	55	**260**	11	473
Pingui	30	**135**	9	450
Popcorn, süß	40	**150**	2	375
Schaumware, weiße Mäuse	50	**165**	0	330
Snickers	60	**310**	17	517

Auswahl	Portion in Gramm	Kalorien pro Portion	Fett Gramm	Kalorien pro 100 Gramm
Twix	58	**280**	14	483
Weingummi	10	**35**	0	350

Speiseeis Langnese pro Stück

Auswahl	Portion in Gramm	Kalorien pro Portion	Fett Gramm	Kalorien pro 100 Gramm
Calippo Zitrone/ Erdbeer		**110**	+	-
Cornetto Classico Vanille		**210**	13	-
Cornetto Erdbeer		**155**	7	-
Magnum Classic		**295**	20	-
Magnum Mandel		**325**	23	-
Nogger Choc		**270**	21	-
Solero Waldfrucht		**140**	6	-
Blutorange Eis, Mövenpick	70	**124**	4	177
Cremissimo Vanille	70	**76**	4	109

Schokolade

Auswahl	Portion in Gramm	Kalorien pro Portion	Fett Gramm	Kalorien pro 100 Gramm
Alpenmilch, Milka, Tafel	100	**540**	32	540
Die Weiße, Nestle, Tafel	100	**540**	31	540
Die Weiße, pro Stück	6	**30**	2	500
Ganznuß, Milka, Tafel	100	**550**	37	550
Mokka-Sahne, Milka, Tafel	100	**570**	37	570
Mokka-Sahne, pro Stück	6	**30**	2	500
Toblerone Mini	12	**65**	4	542

Pralinen

Auswahl	Portion in Gramm	Kalorien pro Portion	Fett Gramm	Kalorien pro 100 Gramm
After Eight	8	**45**	1	563
Mon Chéri	10	**50**	2	500
Toffee	5	**25**	1	500

Auswahl	Portion in Gramm	Kalorien pro Portion	Fett Gramm	Kalorien pro 100 Gramm
Desserts & Milchprodukte				
„Der Fruchtige", Nestlé, 1,5 %	125	**115**	2	92
Actimel natur	100	**93**	2	93
Bioghurt, 3,7 %, Glas	150	**90**	5	60
Buttermilch	200	**72**	1	36
Dany plus Sahne, Schoko	200	**134**	5	67
Dickmilch 3,5 % Fett	150	**96**	5	64
Ecke des Monats, Müller Apfel-Zimt-Joghurt, 3,8 %	160	**201**	6,4	126
Erdbeermilch	200	**156**	3	78
Früchtequark	150	**155**	1	103
Fruchtjoghurt 3,5 %, Bauer	250	**95**	2,6	38
Fruchtkaltschale	250	**140**	0	56
Fruchtzwerge, Danone	50	**63**	1,75	126
Götterspeise Wackel Goofy	125	**85**	0	68
Grießpudding, Landliebe	150	**153**	8,6	102
Hüttenkäse 20 % Fett	150	**153**	6	102
Joghurtkaltschale	250	**240**	3	96
Kaffeecreme Dessert	200	**266**	9	133
Karamellcreme	200	**216**	6	108
LC1, Nestlé, Vanille	125	**125**	4	100
Milchreis, Müller, Schoko	200	**230**	6	115
Milchreis, Müller, Zimt	200	**240**	3	120
Milchschnitte	30	**123**	8	410
Obstgarten, Danone	125	**137**	5,7	110
Sahne-Joghurt mit Frucht	150	**215**	13	143

Auswahl	Portion in Gramm	Kalorien pro Portion	Fett Gramm	Kalorien pro 100 Gramm
Schlemmerjoghurt, Müller	175	**184**	6,5	105
Schoko-Dessert	200	**104**	2,3	52
Schokoshake, McDonald's	250	**290**	8	116
Tiramisu	150	**365**	17	243
Fleisch- und Fischgerichte				
Bifi	25	**130**	12	520
BigMäc	212	**505**	26	238
Bockwurst	115	**340**	30	296
Brötchen mit Kalbs-leberwurst	80	**215**	9	269
Butterbrot	50	**140**	5	280
Cabanossi	50	**226**	22	452
Champignon-Baguette, Iglo	250	**575**	24	230
Cheeseburger	117	**305**	13	277
Chicken McNuggets, 6 Stück	100	**255**	16	255
Fisch Mäc	145	**450**	26	310
Fischfrikadelle	120	**190**	7	158
Fischstäbchen, Iglo, 5 Stück	150	**275**	11	183
Fleischsalat	100	**360**	37	360
Frikadellen	150	**280**	15	187
Geflügelsalat, Du darfst	150	**231**	14	154
Hähnchen gegrillt	250	**435**	25	174
Hähnchen-Sticks	25	**54**	2,3	216
Heringsfilet in Dill-sauce, Tino	90	**250**	22	278
Heringsfilet in Tomatensauce, Tino	90	**200**	16	222
Hot dog	100	**247**	15	247
McChicken	178	**460**	23	258

Auswahl	Portion in Gramm	Kalorien pro Portion	Fett Gramm	Kalorien pro 100 Gramm
McRib	209	**475**	21	227
Salami-Baguette, Iglo	250	**605**	22	242
Schinkenbrot	80	**255**	15	319
Wiener Würstchen, 1 Paar	70	**215**	20	307
Kartoffelprodukte				
Kartoffelpuffer, 3 Stück	150	**310**	18	207
Pommes frites, McDonald's	105	**320**	17	305
Schweizer Rösti	200	**245**	7	123
Nüsse				
Cashewnüsse	50	**285**	21	570
Erdnüsse geröstet	50	**290**	25	580
Kastanien, Maronen, 5 Stück	125	**240**	2	192
Mandeln, 10 Kerne	15	**90**	8	600
Pistazienkerne	25	**145**	13	580
Studentenfutter	25	**125**	7	500
Obst				
Apfel, mittelgroß	150	**75**	1	50
Apfelsine	150	**60**	+	40
Banane, mittelgroß	150	**110**	+	73
Birne	150	**75**	+	50
Clementine, Mandarine	40	**20**	+	50
Wassermelone	150	**55**	+	37
Weintrauben	125	**85**	+	68
Getreide-zubereitungen				
Müsli 50 g mit 100 ml Milch, 3,5% Fett Bircher Art, Dr. Ritter	150	**230**	4	153
Nusskern, Dr. Ritter	150	**265**	11	177

i

Auswahl	Portion in Gramm	Kalorien pro Portion	Fett Gramm	Kalorien pro 100 Gramm
Brötchen	45	125	1	278
Cornflakes mit Milch	220	160	5	73
Croissants, McDonald's, Stück	55	235	14	470
Knäckebrot	10	36	0	360
Laugenbrezel	50	125	1	250
Mehrkorn-Knäckebrot, Stück	14	40	+	286
Pumpernickel	40	75	+	188
Risotto	200	350	7	175
Backwaren				
Aachener Printen	20	90	4	450
Amerikaner	100	220	8	220
Apfelkuchen (Hefeteig)	100	140	3	140
Apfelkuchen (Rührteig)	100	270	12	270
Apfelpfannkuchen	250	360	19	144
Apfeltasche, McDonald's	80	220	12	275
Bienenstich	75	220	11	293
Biskuit-Plätzchen	5	20	+	400
Biskuitrolle	100	273	3	273
Buttercremetorte	100	316	19	273
Butterhörnchen	50	151	4	302
Butterkeks	5	20	1	400
Crêpes Suzette	200	378	16	189
Croissant mit Schokolade	60	247	16	412
Dominosteine	12	55	2	458
Donauwellen	100	310	16	310
Doppelkeks mit Kakaocreme	25	120	5	480
Doughnut, Zucker, McDonald's	68	295	17	434
Dresdener Stollen	100	408	22	408
Dukatenplätzchen	50	258	16	516
Erdnussflips	25	140	9	560

Auswahl	Portion in Gramm	Kalorien pro Portion	Fett Gramm	Kalorien pro 100 Gramm
Gewürzkuchen	60	**240**	10	400
Honigkuchen	70	**251**	4	359
Kaffeegebäck	70	**302**	19	431
Kartoffelchips	50	**268**	20	536
Käsesahnetorte	120	**315**	14	263
Kirschtasche, McDonald's	78	**240**	13	308
Kräcker	5	**20**	+	400
Linzer Torte	70	**315**	19	450
Marmorkuchen	70	**265**	12	379
Mohrenkopf mit Schlagsahne	100	**260**	21	260
Muffin	60	**130**	2	217
Negerkuss-Brötchen	65	**215**	4	331
Nürnberger Lebkuchen	40	**165**	5	413
Obsttörtchen	100	**225**	6	225
Pfeffernüsse	6	**20**	0	333
Rosinenschnecke	65	**180**	4	277
Salzstangen	5	**1,5**	+	30
Schweinsröllchen	50	**235**	15	470
Spekulatius	10	**45**	2	450
Yes, Kakao	38	**170**	10	447
Fertiggerichte				
Bami Goreng	400	**640**	32	160
Bohnentopf, Maggi	300	**27**	8	9
Chili con Carne, Maggi	310	**345**	11	111
Chop Suey, Maggi	340	**425**	15	125
Currybratwurst	150	**410**	38	273
Eiersalat, Du darfst	150	**234**	17	156
Eintopf Erbsen mit Würstchen	450	**405**	19	90
Feine Kartoffeln mit Pilzen	91	**370**	13	406
Gyros Pitta	400	**628**	14	157

Auswahl	Portion in Gramm	Kalorien pro Portion	Fett Gramm	Kalorien pro 100 Gramm
Gyrosteller: Gyros, Krautsalat, Pommes frites und Zaziki	680	**1114**	60	164
Kaiserschmarren	250	**475**	24	190
Nudeln in Brokkoli-Creme	71	**310**	10	437
Pizza	420	**1259**	52	300
Pizza Bistro, TK-Iglo:				
Pizza Blattspinat-Champignon	290	**580**	27	200
Pizza Classica	290	**700**	38	241
Pommes frites, Currywurst rot-weiß (Ketchup + Mayo)	390	**1110**	90	285
Ravioli in pikanter Sauce	250	**225**	8	90
Spaghetti »Bolognese«, Maggi	310	**315**	11	102

Die Liste beruht auf Angaben des Deutschen Instituts für Ernährungs-medizin und Diätetik (DIET) in Aachen.

E-Mail: info@diet-aachen.de

Internet: www.diet-aachen.de

Quellenangaben:

»Kalorien mundgerecht«, 10. überarbeitete und erweiterte Auflage, Frankfurt/Main, Umschau-Buchverlag, 1996/97

»Bundeslebensmittelschlüssel (BLS)«, Bundesinstitut für gesundheit-lichen Verbraucherschutz und Veterinärmedizin (BgVV), Berlin 2000

Mealus, Pfefferminz Agentur für Kommunikation GmbH, Mittelweg 89, 20149 Hamburg

Was steckt drin in BigMäc & Co.?

Die Zutatenliste von McDonald's

Die folgende Liste enthält die Inhaltsstoffe der McDonald's Happy Meal Produkte. Es handelt sich um eine Auswahl aus der McDonald's Produktpalette. Die Zutatenliste stammt von McDonald's Deutschland. Die Firma betont, dass die Liste »nach bestem Wissen« auf Basis der Angaben von Lieferanten erstellt wurde. Es könne jedoch keine Garantie für die hundertprozentige Vollständigkeit der Liste übernommen werden. Rezepturänderungen seien möglich, aber auch unvermeidbare unbeabsichtigte Verunreinigungen einzelner Produkte.

Hamburger

Brötchen:
Weizenmehl, Wassser, Invertzuckersirup und Saccharose, Hefe, Sojaöl, fraktioniertes Kokosöl auf Glycerin, Salz, Sojamehl, Malzmehl, Dextrose, Emulgatoren: E 472 (e) (Mono- und Diglyceride von Fettsäuren, verestert mit Genusssäuren), E 471 (Mono- und Diglyceride von Fettsäuren), E 481 (Stearolyllactylate); E 300 (Ascorbinsäure), E 516 (Calciumsulfat), E 262 (Natriumacetate), Backenzyme

Patty:
100 % Rinderhackfleisch

Ketchup:
Tomatenmark, Wasser, Glucosesirup, Branntweinessig, Salz, Gewürzmischung (Sojaöl, Knoblauchextrakt, Nelkenextrakt, Zimtextrakt, Zwiebelextrakt, fraktioniertes Kokosöl)

Senf(-sauce):
Branntweinessig, Wasser, Senfmehl, Salz, Gewürze (Sonnenblumenöl, Paprika, Curcuma, Kümmel, Koriander, Majoran, Lorbeer, Nelke, Thymian)

Gurkenscheibe:
Gurken, Branntweinessig, Salz, Konservierungsmittel: E 210 (Benzoesäure), Säureregulator: E 327 (Calciumlactat), Gewürzmix (Sonnenblumenöl, Pfeffer, Knoblauch, Dill, Curcuma), Zwiebel

Cheeseburger

Brötchen:

Weizenmehl, Wasser, Invertzuckersirup und Saccharose, Hefe, Sojaöl, fraktioniertes Kokosöl auf Glycerin, Salz, Sojamehl, Malzmehl, Dextrose, Emulgatoren: E 472 (e) (Mono- und Diglyceride von Fettsäuren, verestert mit Genusssäuren), E 471 (Mono- und Diglyceride von Fettsäuren), E 481 (Stearolyllactylate); E 300 (Ascorbinsäure), E 516 (Calciumsulfat), E 262 (Natriumacetate), Backenzyme

Patty:

100 % Rinderhackfleisch

Schmelzkäsezubereitung:

Chester, Wasser, Butter, Schmelzsalz: E 331 (Natriumacetate) und E 450 (c) (Polyphosphate): Lactose, Salz, Molkenproteine, Magermilchpulver, Chesteraroma EMC (natürliches Aroma), Farbstoff: E 160 (a) (Beta-Carotin), Paprikaextrakt

Ketchup:

Tomatenmark, Wasser, Glucosesirup, Branntweinessig, Salz, Gewürzmischung (Sojaöl, Knoblauchextrakt, Nelkenextrakt, Zimtextrakt, Zwiebelextrakt, fraktioniertes Kokosöl)

Senf(-sauce):

Branntweinessig, Wasser, Senfmehl, Salz, Gewürze (Sonnenblumenöl, Paprika, Curcuma, Kümmel, Koriander, Majoran, Lorbeer, Nelke, Thymian)

Gurkenscheibe:

Gurken, Branntweinessig, Salz, Konservierungsmittel: E 210 (Benzoesäure), Säureregulator: E 327 (Calciumlactat), Gewürzmix (Sonnenblumenöl, Pfeffer, Knoblauch, Dill, Curcuma)

Fischstäbchen

Alaska Seelachs, Panade, Pflanzenöl, Weizenmehl, Wasser, Stärke, Salz, Gewürze

Chicken McNuggets

Hähnchenfleisch, Haut, Wasser, Salz, Weizenmehl, modifizierte Weizenstärke, Sojaöl, Rapsöl, Maismehl, Stärke, Pfeffer, Sellerie, Stabilisator: E 450 (Phosphate); Backtriebmittel: E 500 (Natriumcarbonate); Maltodextrin, Molkenpulver, E 327 (Calciumlactat), Antioxidationsmittel; E 341 (Calciumphosphate)

Shake mit Erdbeergeschmack

Shakemix:

Vollmilch, Sahne, Magermilchpulver, Zucker, Glucosesirup, Traubenzucker, Stabilisatoren: E 412 (Guarkernmehl), E 407 (Carrageen), E 410 (Johannisbrotkernmehl)

Erdbeersirup:

Zucker, Erdbeersaftkonzentrat, Rote-Bete-Saft, Apfelextrakt, E 330 (Zitronensäure), natürliches Erdbeeraroma, Vanillin

Mögliche Veränderungen in der Zusammensetzung sollten bei McDonald's erfragt werden:

McDonald's Deutschland Inc., Tel.: 089/78 59 40

Wie gut ist der Brei?

Der Qualitätsvergleich zwischen Gläschen und selbstgemachtem Brei, gemessen anhand von Biophotonen

Am besten ist der selbstgemachte Brei, mit frischen Zutaten vom Markt. Dies ist das Ergebnis einer neuartigen Methode der Qualitätsprüfung, bei der minimale Lichtmengen in Lebensmitteln nachgewiesen werden, die so genannten Biophotonen.

Besonders deutlich wird dies beim Apfel-Bananen-Püree, das üblicherweise im Haushalt mit rohen Äpfeln und Bananen zubereitet wird: Die Gläschen von Hipp und Alete, bei denen die Zutaten mehrfach erhitzt werden, schnitten weitaus schlechter ab, ebenso eine Probe mit haushaltsmäßig zubereiteten, aber ebenfalls gegarten Rohstoffen (siehe Grafik 1). Beim Karottenpüree, das auch im Haushalt üblicherweise gedünstet wird, war wiederum das selbstgemachte mit frischen Möhren vom Markt qualitativ am besten (siehe Grafik 2). Beide Analysen hat der Pionier der deutschen Biophotonenforschung, Professor Fritz-Albert Popp aus Neuss, für dieses Buch durchgeführt.

Bei den Untersuchungen werden die Proben kurz mit einer Lichtquelle angestrahlt, anschließend wird das abklingende Licht gemessen. Je mehr davon nachweisbar ist, desto höher ist nach Ansicht der Wissenschaftler die Qualität des Lebensmittels. Die Methode, in den Achtzigerjahren entwickelt, war anfangs sehr umstritten, wurde inzwischen aber auch von Firmen wie Nestlé und Bahlsen erprobt und weltweit weiterentwickelt, in Japan und mittlerweile auch in der Bundesrepublik Deutschland mit staatlicher Förderung in Millionenhöhe (siehe Kapitel 4, S. 60 ff.).

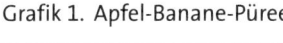

Grafik 1. Apfel-Banane-Püree

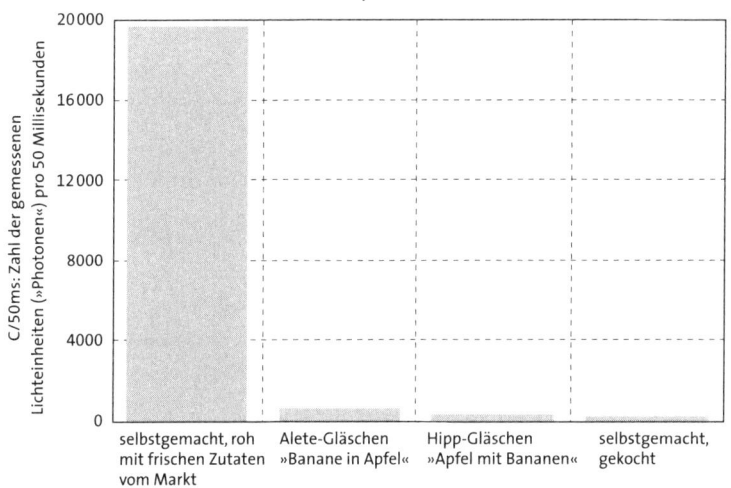

Y-Achse: C/50ms: Zahl der gemessenen Lichteinheiten (»Photonen«) pro 50 Millisekunden

| selbstgemacht, roh mit frischen Zutaten vom Markt | Alete-Gläschen »Banane in Apfel« | Hipp-Gläschen »Apfel mit Bananen« | selbstgemacht, gekocht |

Grafik 2. Karottenpüree

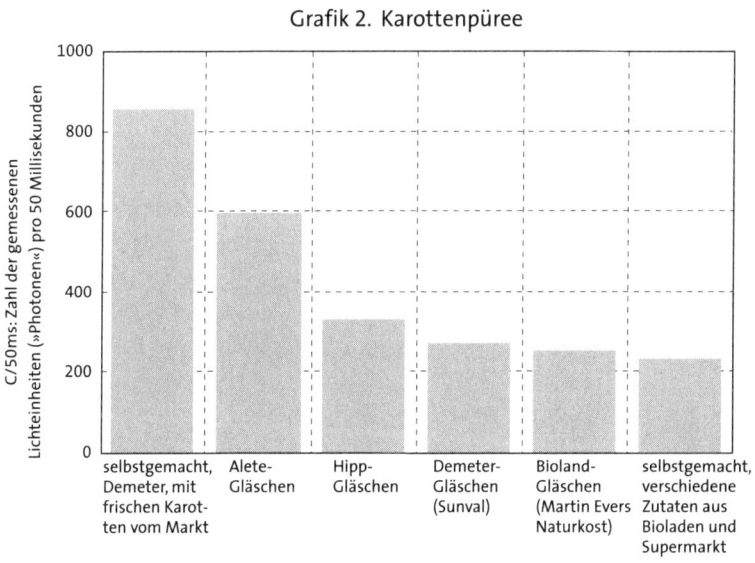

Y-Achse: C/50ms: Zahl der gemessenen Lichteinheiten (»Photonen«) pro 50 Millisekunden

| selbstgemacht, Demeter, mit frischen Karotten vom Markt | Alete-Gläschen | Hipp-Gläschen | Demeter-Gläschen (Sunval) | Bioland-Gläschen (Martin Evers Naturkost) | selbstgemacht, verschiedene Zutaten aus Bioladen und Supermarkt |

Lesen, Informieren, Surfen – Literatur, Adressen, Webadressen

Lesen

● *Allgemein*

Deutsche Gesellschaft für Ernährung: *Referenzwerte für die Nährstoffzufuhr*, Frankfurt/Main 2000

Deutsche Gesellschaft für Ernährung: *Ernährungsbericht 2000*, Frankfurt/Main 2000

Deutsche Gesellschaft für Ernährung: *Essen und Trinken 2000, Kurzfassung des Ernährungsberichts 2000*, Frankfurt/Main 2000

Deutsche Forschungsanstalt für Lebensmittelchemie (Hrsg.): *Der kleine Souci-Fachmann-Kraut. Lebensmitteltabelle für die Praxis*, Wissenschaftliche Verlagsgesellschaft, Stuttgart 1991

Furtmayr-Schuh, Anneliese: *Postmoderne Ernährung. Food-Design statt Esskultur. Die moderne Nahrungsmittelproduktion und ihre verhängnisvollen Folgen*, Stuttgart 1993

Grimm, Hans-Ulrich: *Die Suppe lügt. Die schöne neue Welt des Essens*, Stuttgart 1997/München 1999

Grimm, Hans-Ulrich: *Aus Teufels Topf. Die neuen Risiken beim Essen*, Stuttgart 1999/München 2001

Hofmann, Inge/Hilgers, Arnold: *Food Intolerance. Die neu entdeckte Krankheit*, München 1997

Kasper, Heinrich/Kluthe, Reinhold: *Süßwaren in der modernen Ernährung. Ernährungmedizinische Betrachtungen*, Stuttgart 1999

Kollath, Werner: *Der Vollwert der Nahrung*. Nachdruck der Gesamtausgabe, Heidelberg 1983

Pollmer, Udo/Hoicke, Cornelia/Grimm, Hans-Ulrich: *Vorsicht Geschmack. Was ist drin in Lebensmitteln?*, Stuttgart 1997/Reinbek 1999

Pollmer, Udo/Fock, Andrea/Gonder, Ulrike/Haug, Karin: *Prost Mahlzeit! Krank durch gesunde Ernährung*, Köln 1994

● *Stillen*

Gosch, Gwen: *Stillen – einfach nur stillen*, La Leche Liga, München 1999

Guóth-Gumberger, Márta/Hormann, Elisabeth: *Stillen. Rat und praktische Hilfe für alle Phasen der Stillzeit*, München 2000

Lothrop, Hannah: *Das Stillbuch*, München 2001

Peters, F./Flick-Filliés, D./Diemer, P.: »Stillberatung – auch eine Angelegenheit der Ärzteschaft«, in: *gyn* (5) 2000

Robert Koch-Institut: *Stillen in Deutschland*, Berlin 1995

Stütz, W./Scherbaum, V.: »Rückläufige Belastung der Muttermilch durch chlororganische Verbindungen«, in: *Ernährungs-Umschau* 47 (2000), Heft 10

● *Baby- und Kinderernährung, Essen und Trinken*

Barlovic, Ingo: »Kinder in Deutschland: Konsumwelt und Ernährung«, Teil 1 und 2, in: *Ernährungs-Umschau* 46 (1999), Heft 2 und 3, Frankfurt/Main 1999

Chahda, Christa/Kerstin, Mathilde/Bock, Antje/Eckstädt, Kerstin von/Schöch, Gerhard: »Neues vom Lebensmittelmarkt – eine Übersicht über das derzeitige Angebot von ›Kinderlebens-

mitteln‹«, in: *Ernährungs-Umschau* 44 (1997), Sonderheft, Frankfurt/Main 1999

Deutsche Gesellschaft für Ernährung/Forschungsinstitut für Kinderernährung/AID: *Empfehlungen für die Ernährung von Säuglingen*, aid-Vertrieb DVG, Birkenmaarstr. 8, 53340 Meckenheim. Tel. 02225/92 61 46. E-Mail: aid@dvg.dsb.net; 4 Mark/2,05 Euro plus Porto und Verpackung.

Deutsche Gesellschaft für Ernährung/Forschungsinstitut für Kinderernährung/AID: *Optimix – Empfehlungen für die Ernährung von Kindern und Jugendlichen*, aid-Vertrieb DVG, Birkenmaarstr. 8, 53340 Meckenheim. Tel. 02225/92 61 46. E-Mail: aid@dvg.dsb.net; 4 Mark/2,05 Euro plus Porto und Verpackung.

Fachhochschule Fulda, Fachbereich Haushalt und Ernährung: *Fühlen, wie's schmeckt*, Fulda/Künzell 1999

Kersting, Mathilde/Alexy, Ute/Schultze, Bernadette: »Kommerzielle Säuglingsnahrung unter der Lupe. Produktangebot und Ernährungspraxis in der DONALD-Studie«, in: *Kinderärztliche Praxis* (2000), Nr. 2

Verbraucher-Initiative: *Info: Babys erste Kost. Ernährungstips für Säuglinge und Kleinkinder*, Berlin, o. J.

Verbraucher-Zentrale Nordrhein-Westfalen: *Gesundheitskost – gesunde Kost?*, Düsseldorf 2001

Verbraucher-Zentrale Nordrhein-Westfalen: *Bärenstarke Kinderkost*, Düsseldorf 2001

Verbraucher-Zentrale Nordrhein-Westfalen: *Gesunde Ernährung von Anfang an*, Düsseldorf 2000

Verband für Unabhängige Gesundheitsberatung: *Von klein auf – Vollwert-Ernährung*, Wettenberg-Gießen 1997

Wissenschaftlicher Informationsdienst des Europäischen Instituts für Lebensmittel- und Ernährungswissenschaften (EU.L.E): *Säuglingskost: Mit dem ersten Schrei ins Leben*, Hochheim, Oktober 1999

● *Testberichte Kinderkost*

Öko-Test-Magazin: »Ratgeber Kleinkinder, Teil 1 und 2«, Frankfurt/Main 2001

Öko-Test-Magazin: »Kinder. Ratgeber Schwangerschaft und Geburt«, Frankfurt/Main 2000

Stiftung Warentest: »Den Mund zu voll genommen, Kinder-molkereiprodukte«, in: *test* 11/2000, Berlin

Stiftung Warentest: »Sonderheft Ernährung«, Berlin 2001

● *Asthma und Allergien*

Deutscher Allergie- und Asthmabund: *Einkaufsratgeber Neurodermitis & Nahrungsmittelallergien*, Mönchengladbach 2001

Forschungsinstitut für Kinderernährung: *Empfehlungen für die Ernährung von allergiegefährdeten Säuglingen*, Dortmund 1998

Weiland, Stephan K.: »Intake of trans fatty acids and prevalence of childhood asthma and allergies in Europe«, in: *The Lancet* 1999, Vol. 353, no. 9169, S. 2040–2041

● *Diabetes*

Hürter, Peter/Lange, Karin: *Kinder und Jugendliche mit Diabetes. Medizinischer und psychologischer Ratgeber für Eltern*, Berlin 2001

Moser, Sabine: *Kochen macht uns Kindern Spaß. Kochbuch für Kinder mit und ohne Diabetes*, München 2001

● *Hilfe für den Zappelphilipp*

Aust-Claus, Elisabeth/Hammer, Petra-Marina: *Das A-D-S-Buch. Neue Konzentrations-Hilfen für Zappelphilippe*

und *Träumer*, Oberstebrink
1999
Lauth, Gerhard W./Schlottke,
Peter F.: *Rastlose Kinder,*
ratlose Eltern, Hilfen bei
Überaktivität und Aufmerk-
samkeitsstörungen,
München 2000
Murphy-Witt, Monika: *Wie Zap-*
pelkinder ruhig werden.
Spielerische Förderung für
unruhige und hyperaktive
Kinder, Freiburg i. Br. 2000

● *Werbung und Gesetze*
Arbeitsgemeinschaft freier Stillgruppen (Hrsg.): *Report über*
die Verstöße gegen den inter-
nationalen Kodex zur Ver-
marktung von Muttermilch-
ersatzprodukten in
Deutschland, Würzburg 1998
Bundesgesetzblatt: »Gesetz über
die Werbung für Säuglingsanfangsnahrung und Folgenahrung (Säuglingsnahrungs-
Werbegesetz)«, Bonn 1994
Kersting, Mathilde: »Die Lebens-
mittelgesetzgebung der EG
und der Kinderernährung in
Deutschland«, Teil 1 und 2,
in: *Ernährungs-Umschau* 47
(2000), Heft 10 und 11

Informieren

● *Stillen*
Aktionsgruppe Babynahrung
(AGB), Untere Masch-Str. 21,
37073 Göttingen, Tel.: 0551/
53 10 34, E-Mail: actionbaby-
food@oln.comlink.apc.org
Arbeitsgemeinschaft Freier Still-
gruppen, Rüngsdorfer Str. 17,
53173 Bonn, Tel.: 0228/
3 50 38 71. E-Mail: geschaefts-
stelle@afs-stillen.de
Berufsverband Deutscher Lakta-
tionsberaterinnen IBCLC e.V.,
Saarbrückener Str. 172, 38116
Braunschweig, Tel.: 0531/
2 50 69 90. E-Mail: bdl-sekre-
tariat@t-online.de
Bund Deutscher Hebammen e.V.,
Postfach 17 24, 76006 Karls-
ruhe, Tel.: 0721/98 18 90.
E-Mail: info@bdh.de
La Leche Liga Deutschland e.V.,
Postfach 65 00 96, 81214 Mün-
chen, Infoline: 06851/25 24;
Versand von Infomaterial:
Dannenkamp 25, 32479 Hille,
Tel.: 0571/4 89 46. E-Mail:
mail@lalecheliga.de
Verein zur Unterstützung der
WHO/UNICEF-Initiative Still-
freundliches Krankenhaus,
Homburger Str. 22, 50969
Köln

● *Baby- und Kinderernährung,*
  Essen und Trinken
Deutsche Gesellschaft für Ernährung, Godesberger Allee 18,
  53175 Bonn, Tel.: 0228/3 77 60
Deutsches Institut für Ernährungsmedizin und Diätetik
  (DIET), Kurbrunnenstraße 5,
  52066 Aachen, Tel.: 0241/
  6 08 08 30. Fax: 0241/
  6 08 08 34. E-Mail:
  info@diet-aachen.de, Internet: www.diet-aachen.de
Eurotoques, Winnender Str. 10,
  73667 Ebnisee/Schwäbischer
  Wald, Tel.: 07184/29 21 02,
  E-Mail: Info@Eurotoques.de
Forschungsinstitut für Kinderernährung, Heinstück 11,
  44225 Dortmund,
  Tel.: 0231/7 92 21 00
Slow Food Deutschland, Geist-
  str. 81, 48151 Münster, Tel.:
  0251/79 33 68, E-Mail: slow-
  food@t-online.de

● *Asthma und Allergie*
Arbeitsgemeinschaft allergiekrankes Kind – Hilfen für Kinder mit Asthma, Ekzem oder
  Heuschnupfen, Nassaustr. 32,
  35745 Herborn, Tel.: 02772/
  9 28 70, E-Mail: aak-ev@t-
  online.de
Deutscher Allergie- und Asthmabund, Hindenburgstr. 110,
  41061 Mönchengladbach,
  Tel.: 02161/81 49 40, E-Mail:
  info@daab.de

● *Diabetes*
Deutscher Diabetiker-Bund, Dan-
  ziger Weg 1, 58511 Lüden-
  scheid, Tel.: 02351/98 91 53,
  E-Mail: deutscherdiabetiker-
  bund.bv@t-online.de
Deutscher Diabetiker-Verband,
  Hahnbrunner Str. 46,
  67659 Kaiserslautern,
  Tel.: 0631/7 64 88, E-Mail:
  diabeteskl@aol.com

● *Hilfe für den Zappelphilipp*
AdS, Bundesweite Elterninitiative für Kinder mit Aufmerk-
  samkeitsdefizit-Syndrom,
  Postfach 11 65, 73055 Ebers-
  bach, E-Mail: ads-ev@z.zgs.de
Arbeitskreis Überaktives Kind,
  Postfach 41 07 24, 12117 Berlin, Tel.: 030/85 60 59 02,
  E-Mail: bv.auek@t-online.de
Bundesverband Aufmerksam-
  keitsstörung/Hyperaktivität,
  ehemals Bundesverband der
  Elterninitiative zur Förderung
  hyperaktiver Kinder, Postfach
  60, 91291 Forchheim, Tel.:
  09191/3 48 74, E-Mail: BV-
  AH@t-online.de
Kinderklinik und Poliklinik der
  Technischen Universität München, Neurologische Spezialambulanz für hyperkinetische
  Kinder, Migränepatienten und
  ketogene Diät, Kölner Platz 1,
  80804 München, Tel.: 089/
  30 68 23 71

i

Surfen

● *Baby- und Kinderernährung, Essen & Trinken*

Deutsche Gesellschaft für Ernährung:

    www.dge.de

Deutsches Ernährungsberatungs- und Informationsnetz (DEBInet):

    www.ernaehrung.de

Deutsches Institut für Ernährung und Diätetik:

    www.diet-aachen.de

Eurotoques:

    www.Eurotoques.de

Forschungsinstitut für Kinderernährung:

    www.fke-uni-dortmund.de

Slow Food Deutschland:

    www.slowfood.de

Öko-Test-Magazin:

    www.oekotest.de und www.carechannel.de

Talking Food – Wissen, was auf den Tisch kommt:

    www.talkingfood.de

Verband für Unabhängige Gesundheitsberatung (UGB):

    www.ugb.de

Verbraucher-Zentrale Nordrhein-Westfalen:

    www.vz-nrw.de

● *Stillen und Muttermilchersatzprodukte*

Aktionsgruppe Babynahrung und Internationaler Kodex für die

    Vermarktung von Muttermilchersatzprodukten:

    www.ibfan.org

Arbeitsgemeinschaft freier Stillgruppen:

    www.afs-stillen.de

Berufsverband Deutscher Laktationsberaterinnen IBCLC:

    www.bdl-stillen.de

Bund Deutscher Hebammen:

    www.bdh.de

La Leche Liga Deutschland:

    www.lalecheliga.de

Nationale Stillkommission beim Bundesinstitut für gesundheitlichen

    Verbraucherschutz:

    www.bgvv.de

Verein zur Unterstützung der WHO/UNICEF-Initiative Stillfreundliches
  Krankenhaus:
  www.stillfreundlich.de
Studie zu den potenziellen Gefahren des Stillens:
  www.bmj.com/cgi/content/full/322/7287/643
  (Leeson, C./Kattenborn, M./Deanfield, J./Lucas, A.: »Duration of
  breast feeding and arterial distensibility in early adult life: popula-
  tion based study«, in: *BMJ* 2001, 322: 643–647 [17 march])
Gegenrede der La Leche Liga Deutschland:
  www.lalecheliga.de/reaktion.html

● *Asthma und Allergie*
Deutscher Allergie- und Asthmabund:
  www.daab.de
Arbeitsgemeinschaft allergiekrankes Kind:
  www.aak.de

● *Hilfe für den Zappelphilipp*
Arbeitskreis Überaktives Kind:
  www.auek.de
AdS, Bundesweite Elterninitiative für Kinder mit Aufmerksamkeits-
  defizit-Syndrom:
  www.s-line.de/homepages/ads
Bundesverband Aufmerksamkeitsstörung/Hyperaktivität:
  www.osn.de/user/hunter/badd.htm

Register